ALIMENTATION VIVANTE

Remarquez votre
niveau d'énergie qui
augmente ↑ !

Bravo!

Distribution pour le Canada:

QUÉBEC·LIVRES

QUEBECOR MEDIA

2185, autoroute des Laurentides
Laval (Québec) H7S 1Z6
Téléphone: (450) 687-1210
Télécopieur: (450) 687-1331

ALIMENTATION VIVANTE

PAR SOLANGE LAURIN N.D.

160 délicieuses recettes santé

LES ÉDITIONS
PUBLISTAR
QUEBECOR MEDIA

LES ÉDITIONS
PUBLISTAR
QUEBECOR MEDIA

LES ÉDITIONS PUBLISTAR
Une division des Éditions TVA inc.
7, chemin Bates
Outremont (Québec) H2V 4V7

Directrice des éditions: Annie Tonneau
Direction artistique: Benoît Sauriol
Révision: Paul Lafrance, Corinne De Vailly
Infographie: Roger Des Roches – SÉRIFSANSÉRIF
Couverture: Michel Denommée
Photo de l'auteure, de la couverture et photos de l'intérieur: Guy Beaupré
Stylisme, coiffure et maquillage, stylisme culinaire: Macha Colas
Vaisselle et accessoires: Arthur Quentin, Lucas, Bleu nuit
Cuisiniers: Samir Tidjani et Isabelle Salib, Antonio Varano et Hind Otman, Marie-Pier Charron

Mise en garde:
Les informations et suggestions contenues dans ce livre ne doivent pas être considérées comme avis médical et ne remplacent pas les conseils et diagnostics d'un professionnel de la santé qualifié.
Les auteurs, collaborateurs, éditeurs et/ou distributeurs n'assument aucune responsabilité de quelque manière que ce soit quant aux conséquences jugées négatives de quelque nature que ce soit pouvant résulter de l'adoption du mode de vie et d'alimentation décrits dans ce livre.

Nous reconnaissons l'aide financière du gouvernement du Canada par l'entremise du Programme d'aide au développement de l'industrie de l'édition (PADIÉ) pour nos activités d'édition.

Gouvernement du Québec — Programme de crédit d'impôt pour l'édition de livres — Gestion SODEC.

Dépôt légal: troisième trimestre 2003
Bibliothèque nationale du Québec
Bibliothèque nationale du Canada
ISBN: 2-89562-078-4

MOT DE L'AUTEURE

Chers lecteurs,

Il me fait un immense plaisir de vous présenter ce livre de recettes tout à fait nouveau et complètement différent de ce que l'on connaît en cuisine.

L'alimentation vivante est un courant s'enracinant dans plusieurs pays, en particulier aux États-Unis où l'on peut trouver dans certaines grandes villes des restaurants servant uniquement des repas délicieux voire gastronomiques qui n'ont subi aucune cuisson. Cette façon de s'alimenter s'implante aussi en Angleterre et en France, notamment.

Il existe de nombreuses maisons de santé, aux États-Unis, à Porto Rico et ailleurs dans le monde, accueillant des gens atteints de maladies très graves et souvent dans des phases très avancées. Des malades souvent condamnés par la médecine et qui, en désespoir de cause, tentent le tout pour le tout. Ces oasis soignent leurs clients uniquement avec une alimentation végétale fraîche, crue, germée, biologique, des jus verts frais, du jus d'herbe de blé et de l'exercice au grand air! La plupart de ceux qui suivent le programme à la lettre se sentent mieux, et plusieurs guérissent complètement, pourvu qu'ils soient entièrement fidèles à leur nouveau mode de vie, ce qui n'est pas toujours facile, j'en conviens. Un livre de recettes comme celui-ci peut alors rendre de grands services.

Quiconque se soucie de sa santé aurait intérêt à s'initier tranquillement à ce mode d'alimentation qui fait de plus en plus ses preuves, réduisant tout au moins les malaises et guérissant souvent toutes sortes de maladies, dont l'obésité n'est pas la moindre.

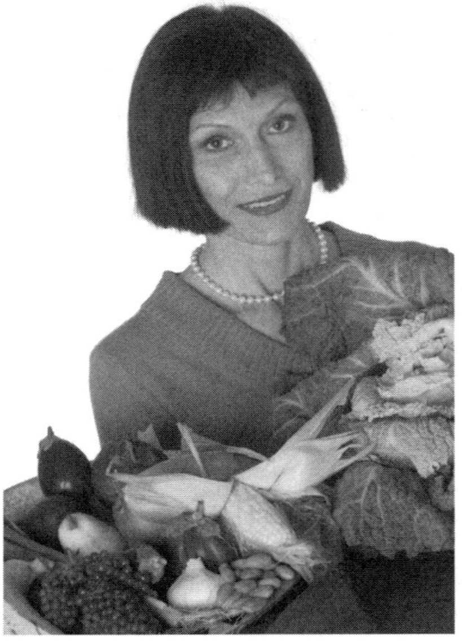

Avant de vous y mettre, je vous conseille de lire la partie théorique, qui vous expliquera en détail pourquoi le corps aime l'alimentation vivante, c'est-à-dire tous les végétaux dont certains germés, donc en plein processus de croissance et de vie.

Je souhaite à tous le plaisir de découvrir de nouvelles saveurs, et en bonus, d'améliorer votre santé pour jouir de la vie à son maximum.

Solange Laurin

Solange Laurin, N.D.

L'ALIMENTATION VIVANTE

Qu'est-ce que l'alimentation vivante?

Nous entendons de plus en plus parler de l'alimentation vivante mais, puisqu'il s'agit d'une idée relativement nouvelle, nous ne savons pas trop ce que cela veut dire, nous qui avons été élevés avec de la viande, des patates pilées, des petits pois et du pouding chômeur. Ce concept peut alors sembler bizarre à la plupart d'entre nous. Je vais donc essayer de vous expliquer de mon mieux ce qu'il en est et pourquoi il serait avantageux pour votre santé de vous y intéresser.

On parle en fait d'aliments, de préférence de culture biologique, qui n'ont subi aucune transformation ni aucune cuisson à température plus haute qu'à 40 °C (104 °F) afin de conserver toutes leurs enzymes intactes, car grâce à celles-ci les aliments s'autodigèrent très facilement et tous les processus de digestion, d'assimilation et d'élimination sont facilités, laissant la sensation d'être vraiment nourri tout en se sentant léger.

Les enzymes, la vie des aliments

Voici un exemple facile à saisir à propos du rôle des enzymes. Avez-vous déjà essayé de semer dans votre potager une graine qui a été cuite? Elle ne fera rien pousser, bien sûr, et elle pourrira dans la terre, contrairement à celle qui a été plantée crue, vivante. La différence entre la graine crue et celle qui a été cuite, ce sont les enzymes. Celles-ci sont la vie de l'aliment. Lorsque l'on mange cuit, on absorbe vitamines, minéraux, protéines et hydrates de carbone, mais la vie n'est plus là. Les enzymes sont détruites et l'aliment est mort.

Voici la définition des enzymes tirée du livre du Dr Howell, *Enzyme Nutrition*: «Les enzymes sont les substances qui rendent la vie possible. Elles sont essentielles pour chacune des réactions chimiques qui se produisent dans le corps. Aucun minéral, vitamine ou hormone ne peut accomplir son travail sans enzyme. Notre corps, tous nos organes, tissus et cellules fonctionnent grâce aux enzymes métaboliques.»

Les aliments germés, les fruits et légumes crus contiennent leurs propres enzymes qui sont complètement détruites à partir de 47,8 °C (118 °F). La congélation des aliments, quant à elle, détruirait au moins 30 % des enzymes. Ceux qui possèdent un déshydrateur devraient mettre la chaleur à 40 °C (104 °F) maximum.

Lorsque l'on mange nos aliments cuits, que se passe-t-il dans le corps?

Les enzymes des aliments étant détruites par la cuisson, ce sont le pancréas et tous les organes digestifs qui devront fournir celles nécessaires à la décomposition des aliments dans le tube digestif. Ceci donne beaucoup de travail à l'organisme et consomme beaucoup d'énergie, car ces enzymes sont prélevées des glandes, des muscles, des nerfs et du sang. À la longue, le potentiel enzymatique décroît et les organes internes s'affaiblissent, ouvrant la porte aux allergies et aux maladies diverses.

Après avoir démontré que toute créature vivante possède un nombre d'enzymes fixe (non renouvelables) qui peut être prématurément épuisé, le Dr Howell écrit: «Les êtres humains qui consomment une nourriture sans enzyme utilisent une énorme quantité de leur capital enzymatique venant du pancréas et des organes digestifs. Il en résulte une vie plus courte (65 ans et moins comparée à 100 ans et plus), des maladies et moins de résistance au stress, qu'il soit de nature psychologique ou environnementale.» Donc, plus vite nous utilisons notre réserve d'enzymes, plus courte serait notre vie.

Le Dr Howell fait également le parallèle entre la diète déficiente en enzymes et la diminution de la grosseur ainsi que du poids du cerveau.

La cuisson des aliments: en partie responsable de notre faiblesse immunitaire?

Lorsqu'on mange des aliments cuits, le système immunitaire ne reconnaît pas que ce sont des aliments. Il croit plutôt que c'est un corps étranger qui l'attaque et il se met donc sur un pied de guerre en envoyant immédiatement ses soldats (leucocytes) combattre l'intrus. Ce phénomène s'appelle «leucocytose digestive» et se produit à chaque repas cuit.

Pendant que le système immunitaire est occupé à lutter contre ce qu'il considère comme un envahisseur (aliments cuits), il lui reste peu d'énergie pour défendre l'organisme contre les bactéries, les virus, etc. C'est la raison pour laquelle plusieurs maisons de santé, dont le Ann Wigmore Natural Health Institute Inc. (www.annwigmore.org), à Porto Rico, le Sanoviv Health Retreat (www.sanoviv.com), à 40 minutes de San Diego, en Californie, le Tree of Life Rejuvenation Center (www.treeoflife.nu), aux États-Unis, le Optimum Health Institute à San Diego [tél.: (619) 464-3346], en Californie, le Optimum Health Institute [tél.: (512) 303-1239], au Texas, le L.O.V.I.N.G. (www.naturalusa.com/viktor/sanctuary.html), dirigé par Viktoras Kulvinskas et Youkta, le Creative Health Institute [tél.: (517) 278-6260], au Michigan, l'Institut Hippocrates (www.hippocratesinst.com), en Floride, pour n'en nommer que quelques-unes situées sur le continent américain, on soigne toutes sortes de malades, souvent condamnés par la médecine, uniquement avec l'alimentation vivante et le jus d'herbe de blé. On préconise une diète d'aliments 100 % vivants pour au moins deux ans afin que le système immunitaire, libéré du combat contre la nourriture cuite et renforcé par des aliments hautement minéralisés, puisse s'attaquer aux masses, fibromes, infections, dépôts arthritiques, dépôts de cholestérol, cellules cancéreuses, plaies, etc. Ces maisons obtiennent d'ailleurs des résultats phénoménaux avec la plupart des malades qui suivent leurs recommandations à la lettre.

En fait, l'alimentation vivante, qu'est-ce que c'est?

Lorsqu'on parle d'aliments vivants, on pourrait dire qu'il y a des aliments qui sont plus vivants que d'autres, qui ont le pouvoir d'engendrer la vie; le Dr Bordeaux Szekely les a nommés «aliments biogéniques». Ceux-ci, en processus de germination, sont en pleine explosion de vie. Pendant cette activité intense, leurs vitamines et minéraux se multiplient, rendant les aliments extrêmement nourrissants et régénérateurs.

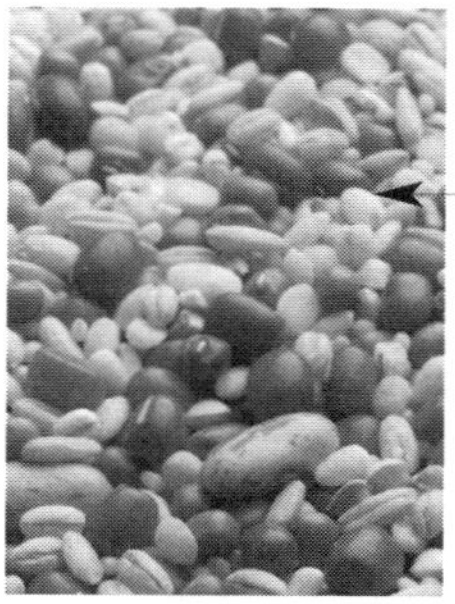

Dans cette catégorie, on trouve des aliments que l'on consomme après les avoir fait germer: le jus d'herbe de blé; **les graines crues**: sésame, lin, tournesol, citrouille, moutarde, graines de légumes (radis, kale, cresson, brocoli, navet, chou, etc.); les noix crues: amande, aveline, noisette, **noix de Grenoble,** de macadamia, de cajou, etc.; les céréales: blé, millet, orge, seigle, kamut, épeautre, quinoa, riz, avoine, maïs, sarrasin, etc.; les légumineuses: pois chiche, lentille, soya, haricot mungo, haricot pinto, dolique à œil noir, cacahuète, haricot azuki, etc.; les germes de luzerne (qu'on trouve maintenant dans la plupart des supermarchés), de trèfle, d'oignon, et les pousses de brocoli, de **sarrasin**, de **tournesol**, de fenugrec, etc.

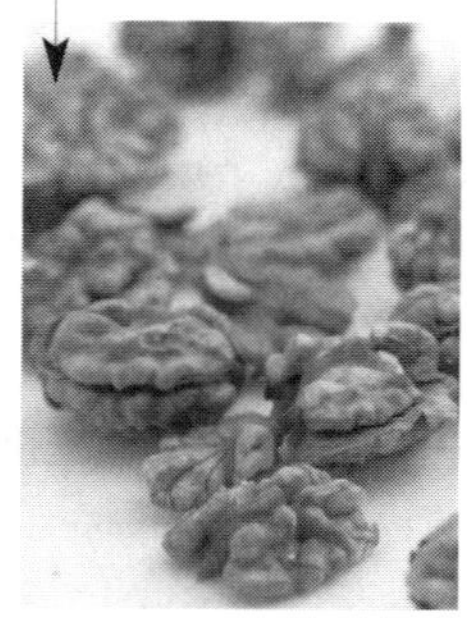

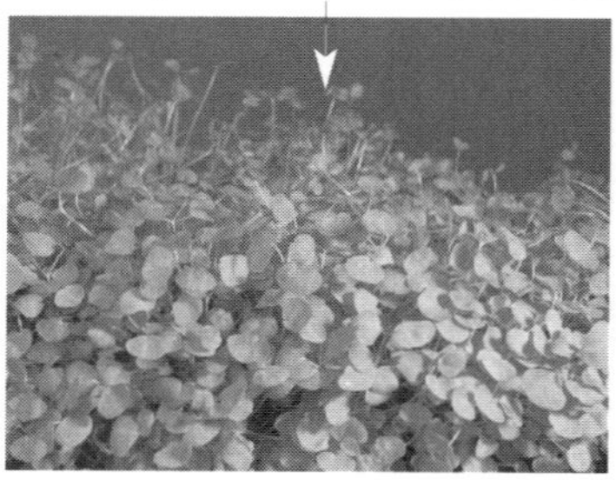

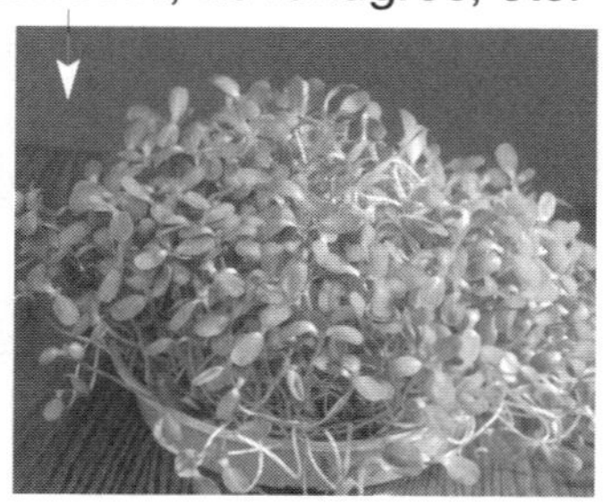

Viennent ensuite les aliments qui, sans être aussi puissants que les germinations, ont le rôle d'entretenir la vie. On les appelle les «aliments bioactifs». Ce sont les fruits et légumes crus, les olives noires séchées au soleil, les algues, les aliments lactofermentés non pasteurisés, les courges, les patates sucrées (yams), les huiles végétales biologiques pressées à froid, le miso non pasteurisé.

Entrent aussi dans la catégorie des aliments bioactifs les fruits secs séchés au soleil ainsi que ceux qui ont été séchés au déshydrateur ou au four à une température pas plus élevée que 40 °C (104 °F) environ. En effet, les enzymes sont très sensibles à la chaleur et sont complètement détruites dès que celle-ci atteint 47,8 °C (118 °F).

Congélation et déshydratation détruisent une certaine quantité d'enzymes, mais on peut néanmoins considérer les aliments ainsi traités comme vivants, c'est-à-dire qu'ils ne dérangeront pas le système immunitaire.

Tous les végétaux crus et les germinations font partie de ce qu'on appelle l'alimentation vivante.

Plus bas dans la chaîne (ici, on ne parle plus d'alimentation vivante), on trouve les aliments de plus en plus difficiles à digérer, qu'on appelle «biostatiques», toujours d'après la définition du Dr Bordeaux Szekely. Ce sont tous les produits et sous-produits animaux, les poissons et fruits de mer, les aliments en conserve, les huiles hydrogénées, les aliments trop cuits, les surgelés, les restes de table qu'on fait réchauffer, les produits pasteurisés. Ces aliments demanderaient plus d'énergie pour être digérés que ce qu'ils donnent en retour.

Enfin, il y a les «aliments biocidiques», dangereux pour la santé des individus lorsque consommés fréquemment ou sur une longue période. Cette catégorie pourrait endommager et même détruire à la longue les cellules et les organes. Ces types d'aliments sont à éviter à tout prix: les colorants artificiels, les fritures, les produits chimifiés, la **viande aux hormones**, les préservatifs qu'on met dans les charcuteries, les plats tout préparés, surgelés et remplis de préservatifs, les aliments cuits dans les chaudrons en aluminium ou dans le papier d'aluminium, les aliments cultivés avec engrais chimiques, herbicides et pesticides, les OGM.

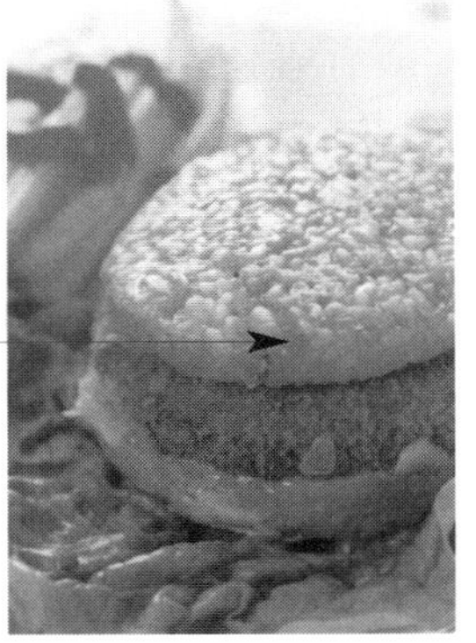

Pourquoi les aliments germés sont-ils si nutritifs?

Une graine, si minuscule soit-elle, contient en elle-même tout le potentiel de devenir une plante.

La graine renferme une foule de vitamines, de minéraux, de protéines et d'hydrates de carbone, qui sommeillent jusqu'à ce que la nature leur fournisse un environnement favorable pour se développer. L'éveil d'une graine en vue de l'exploitation de son potentiel, de sa transformation en plante, c'est précisément ce qu'on appelle la germination.

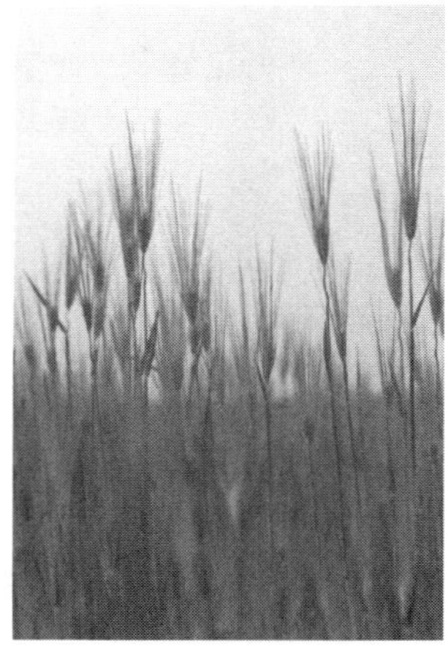

La graine est un aliment; elle nous transmet donc sa vitalité, car on la consomme pendant son processus de croissance, au moment où ses forces sont à leur plus haut niveau. Les germinations sont composées de protéines de la plus grande qualité. Elles se digèrent facilement, ont une très faible teneur en gras et, par conséquent, sont excellentes pour combattre l'embonpoint. Elles ne contiennent pas de cholestérol, contrairement aux matières animales, et renferment une foule de vitamines et minéraux facilement assimilables, ce qui rend souvent inutile le recours à des suppléments alimentaires.

Les germinations contiennent un des éléments les plus précieux pour l'organisme: la chlorophylle. Celle-ci correspond à l'énergie solaire assimilée par la plante, qui oxygène le sang et toutes les cellules du corps.

Nous savons à quel point l'oxygène est important pour maintenir la santé et la vitalité: sans oxygène, nous mourons au bout de quelques minutes. Les germinations ainsi que les végétaux non cuits nous fournissent la chlorophylle. Les germinations, par leur pouvoir nourrissant et désintoxiquant, ont la capacité de renforcer le système immunitaire pour lui permettre de combattre les maladies et de restaurer les cellules malades.

De plus, ces aliments présentent une haute teneur en eau, distillée naturellement. Elle purifie donc nos cellules tout en nous hydratant. En mangeant de cette façon, on a beaucoup moins soif et moins besoin de boire de grandes quantités d'eau que lorsqu'on consomme les aliments cuits.

Manger vivant pour lutter contre la constipation

La santé passe invariablement par un intestin propre. On pourrait dire sans se tromper que l'intestin au complet est le siège de la santé ou de la maladie.

Beaucoup d'entre nous transportons du mucus durci le long des parois de l'intestin. C'est l'un des facteurs de ralentissement du transit des selles. De plus, cette couche durcie rend l'absorption des nutriments pratiquement impossible à travers les parois de l'intestin grêle. À la longue, incapable d'assimiler les éléments nutritifs contenus dans nos repas, le corps se déminéralise.

Comment savoir si nous avons du mucus? La réponse est simple. Avons-nous mangé du blé raffiné, des produits laitiers, du sucre raffiné, des fritures, des aliments chimifiés, transformés, trop cuits, sur une longue période de vie? Si la réponse est oui, il y a de fortes chances que nous soyons dus pour une bonne cure de l'intestin, à moins d'avoir une hérédité à toute épreuve qui nous préserve de toute dégénérescence ou maladie, peu importe nos excès et nos choix alimentaires douteux. Je dois dire que je n'ai encore jamais rencontré une personne à ce point invulnérable! Les mauvaises habitudes alimentaires sur une longue période risquent d'atteindre tout individu, même celui qui est très résistant. La dégénérescence s'effectuerait cependant plus lentement si la personne fait de l'exercice régulièrement et prend de l'air frais tous les jours.

L'alimentation vivante, remplie de fibres, activera l'intestin et aidera à préparer le terrain en balayant doucement ses parois. Retrouver un intestin parfaitement propre est parfois un long cheminement, cependant les résultats en valent la peine. Un grand bien-être et une santé radieuse seront la récompense de nos efforts!

Quelques mots sur les noix et les graines

Lorsqu'on achète des noix et des graines, il faut toujours les choisir crues et de préférence biologiques. Afin de désactiver l'inhibiteur d'enzymes, il est de première importance de les faire tremper avant de les consommer, sauf si on les mange directement au sortir de leur écale.

En clair, cela veut dire que, lorsqu'on sort la noix ou la graine de son écale, elle installe immédiatement un moyen de défense pour conserver son intégrité: c'est ce que l'on appelle l'inhibiteur d'enzymes. Celui-ci met la noix ou la graine dans un état dormant qui lui permet ainsi d'être conservée très longtemps. Le trempage réactive le processus de germination, ce qui rend l'aliment beaucoup plus facile à digérer.

Temps de trempage

En ce qui concerne les noix et les graines crues, on considère qu'elles sont germées lorsqu'elles ont été trempées. Toujours utiliser de l'eau pure et la jeter à la fin du trempage. Plus la noix ou la graine est grosse, plus le trempage sera long, mais pour vous donner une idée:

- les noix de la grosseur de l'amande: de huit heures minimum jusqu'à 24 heures;
- les graines de la dimension du sésame: environ quatre heures;
- les graines de la dimension du tournesol: environ six heures.

Vous pouvez en faire tremper une grande quantité et les faire sécher ensuite plusieurs heures (jusqu'à ce qu'elles soient bien séchées) sur une plaque à biscuits, tout doucement dans le four pas plus chaud que 43 °C (110 °F) ou encore sous un chaud soleil ou au déshydrateur, toujours à très basse température. Elles se conserveront très bien plusieurs mois dans un plat hermétique au frigo et vous les aurez sous la main pour vous faire un lait ou votre recette préférée.

Pour terminer: consommez-les avec modération!

Les noix et les graines bio sont extrêmement riches en protéines d'excellente qualité. Cependant, elles devraient être consommées avec modération (pas plus de deux ou trois fois par semaine), car elles sont lourdes à digérer et nous avons besoin de très peu pour satisfaire nos besoins en protéines. Par exemple, 8 à 10 amandes équivalent à une portion. Si l'on consomme trop de noix ou de graines, le foie sera surchargé et l'on se sentira lourd, endormi, avec une mémoire déficiente. De plus, celles-ci, consommées en trop grande quantité ou trop fréquemment, ralentissent la désintoxication.

Manger bio: une nécessité

Pas si cher que ça...

Lorsqu'on change son alimentation, il est important d'en considérer les divers aspects.

Les aliments biologiques sont bien plus nutritifs, ne contiennent pas d'OGM et sont aussi beaucoup plus délicieux! Une céréale, une graine ou une légumineuse non bio que l'on fait germer démontre une force vitale faible. Ces aliments sont difficiles à faire germer contrairement à ceux qui ont été cultivés dans une bonne terre riche, sans pesticide, herbicide ou engrais chimique d'aucune sorte.

Manger beaucoup de germinations fraîches, c'est important, mais qu'elles proviennent de l'agriculture biologique l'est tout autant!

L'objection souvent rencontrée est que les aliments bio coûtent plus cher. Un peu, c'est vrai. Il y a cependant des moyens de contourner cela, par exemple, faire partie d'une coopérative, acheter ses aliments l'été dans une ferme bio des environs. Il y en a de plus en plus! De plus, manger des aliments que l'on fait germer coûte trois fois rien, car avec 2 ou 3 c. à soupe de graines de luzerne, par exemple, on peut récolter tout un gros bocal qu'on dégustera ensuite dans les sandwichs, salades, etc.

Un exemple comparatif du coût, tiré du livre du Dr Soleil *Graines germées, jeunes pousses,* paru aux éditions Vivez Soleil: «Avec la quantité de céréales qu'il faut pour nourrir une personne à partir de viande, on peut nourrir sept personnes à partir de pain et plus de 20 personnes à partir de graines germées.» Ce livre, peu coûteux et extrêmement facile à lire, explique en détail comment faire la germination et décrit bien ce qu'est l'alimentation vivante. D'autres ouvrages tout aussi instructifs sont offerts dans les librairies et dans les magasins d'aliments naturels. Fréquentez ces derniers régulièrement et informez-vous. Ces magasins gravitent autour du domaine de l'alimentation saine et sont donc au courant des ateliers qui se donnent un peu partout. Si vous êtes intéressé par des cours de germination, ils sauront sûrement où vous diriger.

Quelques règles essentielles pour faire germer

La germination est très facile, pourvu que règnent les conditions favorables. Les céréales, fèves et légumineuses ne demandent qu'à germer.

- Les céréales exigent un temps de trempage de 8 à 12 heures, selon leur grosseur.
- Les fèves et légumineuses, entre 12 et 24 heures, selon leur grosseur.

Mettez-les ensuite dans un pot aéré, sans couvercle, mais avec un filet pour pouvoir les rincer avec de l'eau pure deux fois par jour, et déposez le pot penché de manière à ce que l'eau s'égoutte. Couvrez-le avec un linge afin de garder les germinations à la noirceur. Il leur faut une chaleur tempérée, de l'air pur et un bon rinçage deux fois par jour. Lorsqu'elles ont suffisamment germé (au bout de deux ou trois jours habituellement), mettez-les dans un plat hermétique au frigo pour les conserver. Il serait bon de les rincer tous les jours jusqu'à consommation.

Qu'est ce qu'on mange?

À part les noix, graines, céréales germées, fruits sucrés et non sucrés, légumes, riz sauvage, algues d'eau douce et d'eau salée non cuites à l'achat, germinations en général, que peut-on ajouter à nos aliments pour créer des saveurs?

Voici une liste de condiments considérés comme «vivants»:

- caroube (de préférence crue, se vend surtout aux États-Unis. Voir références à la fin du livre pour obtenir des adresses.)
- miel non pasteurisé
- Sucanat® (sucre de canne extrait à froid)
- stevia vert (plante verte sucrée qui peut être consommée par les diabétiques — le stevia blanc a été traité chimiquement pour le blanchir)
- nama shoyu ou tamari ou sel de mer, flocons de dulse, pour saler
- **piments forts, de style jalapeño**

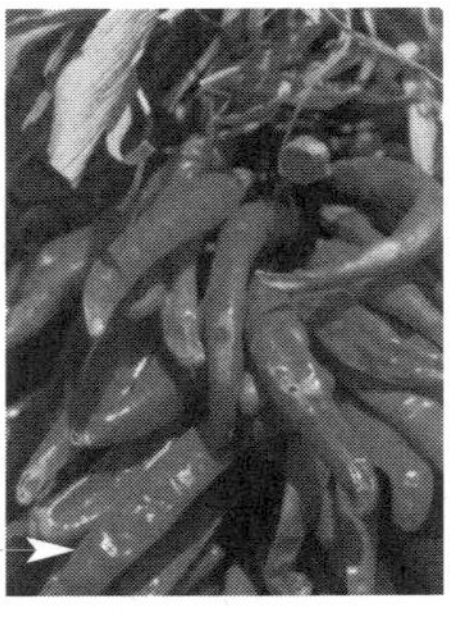

- miso non pasteurisé
- huiles végétales pressées à froid
- olives noires séchées au soleil
- tomates séchées au soleil
- ail frais et en poudre, oignon
- eau et chair de la **«jeune» noix de coco, aussi appelée *Thai coconut*,** qu'on trouve dans les marchés asiatiques

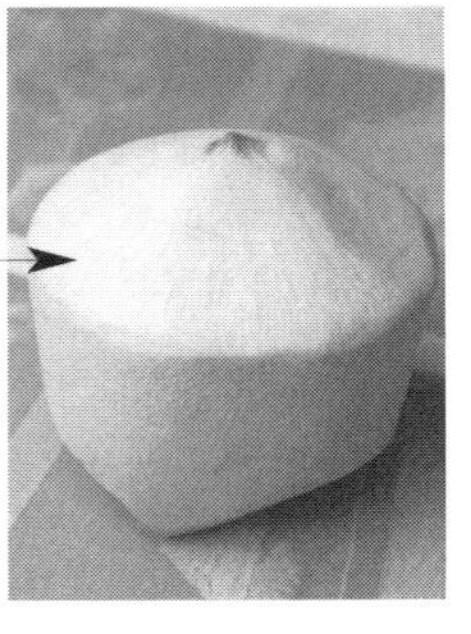

- piment de Cayenne non irradié
- vinaigre de cidre non pasteurisé
- beurres de noix crues (sauf les arachides)

- tahini cru (beurre de sésame)
- **gingembre**
- extrait de vanille
- curcuma

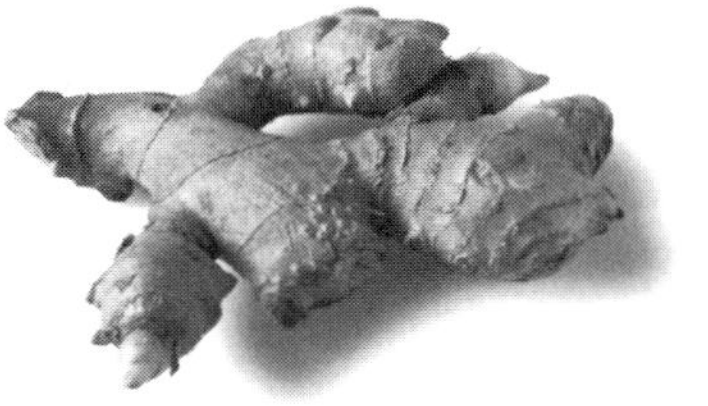

Toutes les herbes (persil, coriandre, thym, basilic, menthe, fenouil, romarin, origan, sauge, marjolaine, etc.) et épices (cumin, cardamome, clou de girofle, cari, moutarde, poudre de chili, etc.) fraîches ou séchées sont également incluses. Bien sûr, ces herbes et épices doivent être non irradiées!

À propos des combinaisons alimentaires

Les recettes de ce livre ont été conçues pour vous faire découvrir des saveurs et des textures nouvelles, pour vous introduire dans le monde de la santé par l'alimentation vivante, mais nous n'avons pas cherché à respecter coûte que coûte les combinaisons alimentaires. Nous sommes par ailleurs convaincu que le simple fait de vous tourner vers ce type d'alimentation constitue en soi un changement plus que positif, qui améliorera grandement la qualité de votre santé et de votre bien-être général.

Cependant, pour ceux qui désireraient savoir comment combiner les aliments, voici quelques règles très simples:

- On ne mélange pas les protéines et les hydrates de carbone (féculents). Par exemple: steak/patates; noix et graines/céréales; noix et graines/fèves et légumineuses germées.
- Les fruits se mangent seuls au repas ou une demi-heure avant le repas.
- Les légumes à feuilles, les algues et les pousses se combinent bien ensemble ainsi qu'avec les protéines (noix, graines).
- Les légumes se combinent bien avec les hydrates de carbone.
- Les aliments épicés (ail, oignon, piment fort, gingembre, etc.) se combinent bien avec un corps gras (huile végétale).
- Tous les types de melons se mélangent bien entre eux mais doivent être consommés seuls, comme repas ou au moins une heure avant le repas.
- Les fruits sucrés (banane, datte fruits secs) ne se mélangent pas avec les fruits acides (agrumes).

- Les fruits mi-sucrés (pomme, poire, figue fraîche, papaye, mangue, etc.) se mélangent soit avec les fruits sucrés soit avec les fruits acides.

Il est préférable de consommer les protéines le midi et les hydrates de carbone le soir, afin de s'assurer de se coucher l'estomac vide. En effet, les protéines prennent quatre heures à être digérées et les hydrates de carbone se digèrent en trois heures seulement!

De quels outils avons-nous besoin?

L'alimentation vivante est très simple à préparer mais, au début surtout, nous sentons le besoin de faire des repas élaborés qui ressemblent à ce que l'on aimait. C'est pourquoi on trouvera des recettes de pains, de soupes, de burgers, de lasagnes, de salades et de desserts comme les gâteaux, baklavas, biscuits, etc., dans ce livre, le tout, version crue, santé et sans produit ou sous-produit animal d'aucune sorte.

Pour faire ces repas élaborés, vous avez surtout besoin d'un bon mélangeur (le Vitamix est idéal), et pour ceux qui peuvent se le permettre, d'un bon déshydrateur. Sinon, vous pouvez toujours déshydrater dans un four tiède, pas plus chaud que 43 °C (110 °F). Si vous avez un robot culinaire, tant mieux, il vous rendra service pour hacher vos légumes et faire vos pâtés de noix en un rien de temps.

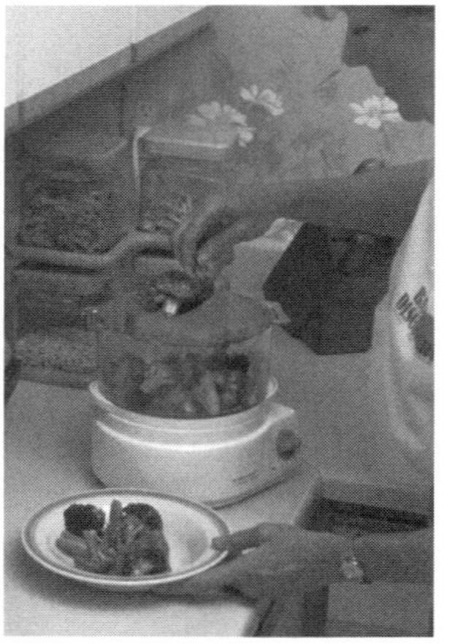

On trouve maintenant sur le marché un petit appareil en plastique qui taille les légumes comme la courgette, par exemple, aussi fin que des «cheveux d'ange»; on peut aussi faire d'autres formes amusantes. Il s'appelle le Saladaco. Très utile pour faire des «pâtes». Je vous indiquerai où vous pouvez vous le procurer dans la section «Références» à la fin du livre.

Bien sûr, il serait important pour vous d'investir éventuellement dans une bonne centrifugeuse (extracteur à jus). Les jus verts sont considérés comme vitaux pour ceux qui sont malades et veulent se rebâtir une santé. Dans les maisons de santé qui soignent avec l'alimentation vivante, on sert deux grands verres de jus verts chaque jour pour oxygéner les cellules. On sait que les cellules malades n'ont plus d'oxygène.

De bons couteaux, de bons contenants hermétiques pour vos plats que vous garderez en réserve, des pots pour faire de la germination pour ceux qui le désirent, et le tour est joué. Allez-y simplement. Et progressivement.

Comment faire la transition?

Le meilleur conseil que je puisse vous donner serait d'y aller progressivement en commençant tous vos repas par des crudités avec trempette crue (dont vous trouverez de délicieuses recettes dans ce livre) ainsi qu'une grosse salade de germinations avec une vinaigrette savoureuse (dont vous découvrirez également de magnifiques recettes, toujours dans ce livre).

Ne partez pas avec un esprit de privation mais plutôt d'abondance. Vous n'êtes pas au régime! Il ne s'agit pas d'enlever des aliments de votre assiette mais plutôt d'en ajouter de nouveaux. Ainsi, il restera moins de faim et d'espace pour les aliments que vous désirerez éventuellement remplacer.

Ce processus doit en être un de plaisir, de découverte, de curiosité, de joie. Rien ne mérite d'être fait dans un sentiment de privation. C'est la raison d'être de ce livre: découvrir un monde de saveurs nouvelles, de textures différentes, de plaisir et encore de plaisir! La santé et le bien-être n'ont pas besoin d'être conquis avec une mine triste, un sentiment de punition ou une volonté déchaînée d'y arriver coûte que coûte! L'alimentation vivante est le contraire de l'autoflagellation. Elle est fraîche, abondante, variée, délicieuse, colorée, vibrante de vie, et elle dégage les odeurs subtiles de la nature, des légumes et fruits frais du potager. Vous n'avez qu'à admirer les magnifiques photos des recettes de ce livre pour vous en convaincre.

De plus, en y allant progressivement, le corps aura le temps de s'adapter et d'apprendre à assimiler ces aliments. Si vous désirez tout changer du jour au lendemain pour l'alimentation vivante, je vous conseille d'aller dans une clinique ou un centre qui prône ce type d'alimentation, équipé et habitué à faire face aux difficultés du début: par exemple, les fameuses crises de désintoxication, qui pourraient inquiéter les personnes non averties ou encore la préparation de bons repas sans passer des heures à la cuisine.

Comment agir en société?

Lorsqu'on découvre un trésor, on désire le partager avec tous. Nous, les êtres humains, avons tendance à vouloir «convertir». Je ne vous le conseille pas. C'est le moyen le plus sûr de créer de la résistance. Après tout, mettez-vous à la place des autres... Faites-le juste pour vous, amusez-vous et respectez profondément ceux qui font un choix différent. C'est la meilleure attitude à adopter si vous voulez être respecté à votre tour. Et cela commence avec votre partenaire de vie et vos enfants.

Vous recevez? Faites à vos invités les plats qu'ils aiment et préparez pour vous-même des plats délicieux, conformes à votre nouvelle orientation. Confectionnez-en un peu plus et que ce soit un jeu. Vos invités désireront certainement goûter et vous poseront plein de questions. S'ils sentent que vous ne les jugez pas et que vous les aimez tels qu'ils sont, ils vous le rendront, j'en suis sûre.

Vous êtes reçu dans un endroit où c'est très difficile d'apporter votre repas? Deux solutions s'offrent à vous: vous appelez l'hôtesse et lui demandez de vous préparer une grosse salade verte et des fruits pour dessert, car vous êtes en ce moment en «pleine expérience diététique»! Une autre solution pour les «purs et durs» serait de manger tout simplement un solide repas avant de partir et de picorer ensuite dans votre assiette comme un oiseau, en prenant des bouchées minuscules et en mélangeant le tout sans que rien ne paraisse. Engagez-vous dans les conversations et montrez-vous heureux d'être là. Vous aurez l'air de quelqu'un qui a un petit appétit, tout simplement.

Vous partez en voyage? En premier lieu, je vous conseille d'emporter des aliments comme des algues. Personnellement, j'emporte plusieurs sacs de dulse (petit goémon), que j'adore, et j'en ajoute dans toutes les salades que je mange au resto. Faites-vous des croustilles (vous trouverez des recettes dans ce livre), apportez avec vous plusieurs sacs de fruits secs (non sulfurés) qui combleront vos besoins de sucre et vous éviteront de succomber aux desserts. Apprêtez-vous une vinaigrette santé que vous adorez et emportez-la dans une bouteille hermétique. Mettez-en une portion au fur et à mesure dans un tout petit contenant et ajoutez-la à la salade que vous aurez commandée avec le *dressing* à côté. Privilégiez surtout les restaurants qui ont un buffet ou un bar à salade. Et munissez-vous d'un sac à main assez grand pour transporter tous ces extras. Faites-en un jeu! Demeurez toujours dans la zone de plaisir. Je crois sincèrement qu'il vaut mieux manger un bon gros steak/patates avec délectation et joie qu'un repas cru et parfaitement équilibré avec frustration. Ne jugez personne qui mange «mal», mais soyez également bon pour vous s'il vous arrive de succomber à la tentation. C'est une question de choix personnel et non d'obligation!

Un mot encore à propos du déshydrateur

Changer ses habitudes alimentaires complètement afin d'opter pour l'alimentation vivante à 100 % est tout un défi! Nos vieilles habitudes reviennent en force au moment où nous nous y attendons le moins, en particulier lorsque nous goûtons à nos anciens plats favoris. La mémoire cellulaire se réveille alors et nous devenons presque compulsifs, un peu comme un alcoolique sobre qui touche quelques gorgées d'un verre d'alcool après plusieurs années d'abstinence.

Pour nous aider la première année que nous mangeons vivant à 100 %, le déshydrateur est quasiment essentiel, car il nous permet de faire des craquelins, toutes sortes de mets délicieux qui nous donnent l'impression de manger «cuit». Avec lui, nous pouvons concocter des plats qui ressemblent à nos anciennes amours. C'est étonnant tout ce que nous pouvons faire avec cet appareil. Plusieurs recettes de ce livre sont d'ailleurs réalisées avec le déshydrateur mais, dans la plupart des cas, un four tiède (pas plus de 43 °C/110 °F) peut à la rigueur le remplacer. Le déshydrateur de marque Excalibur est à mon avis l'un des meilleurs et des plus sécuritaires.

À propos des desserts

Vous trouverez dans ce livre de magnifiques recettes de desserts. Ces desserts ont été conçus afin de vous aider à faire la transition; cependant ils devraient être considérés comme une petite folie occasionnelle que l'on consomme un jour de fête ou lors de trop fortes fringales. Éventuellement, vous ne sentirez plus le besoin de manger du sucre.

Prêts pour une nouvelle aventure?

Bienvenue dans le monde
de la saveur, de la fraîcheur
et d'une nouvelle sensualité gustative!

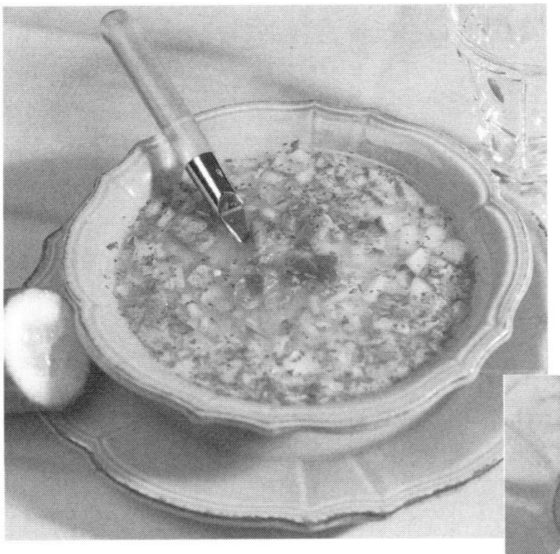

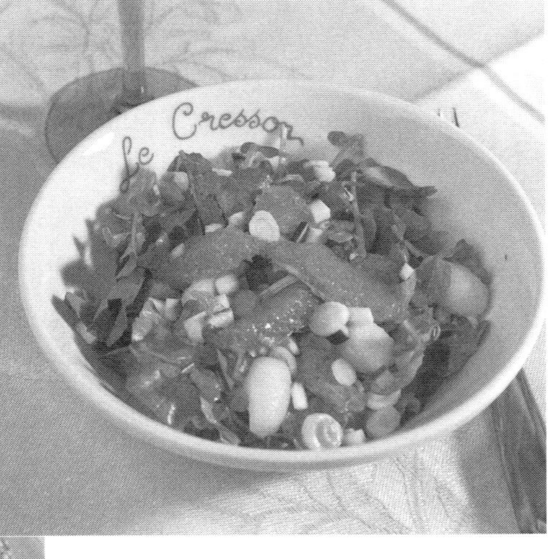

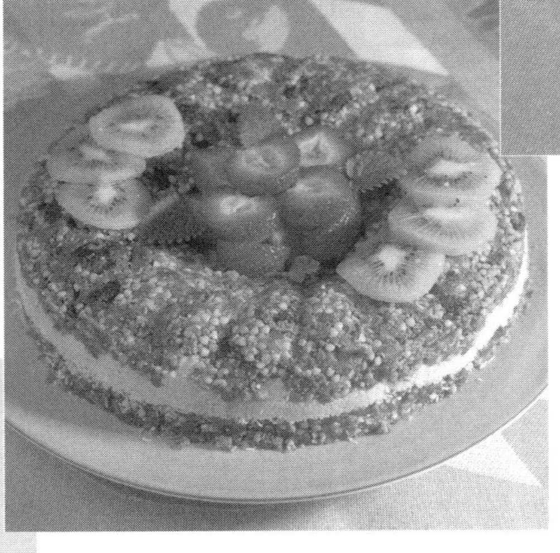

RECETTES
POTAGES

Gaspacho

INGRÉDIENTS

6 portions

- 1 **poivron vert** haché (réserver 15 ml/1 c. à soupe pour garnir)
- 1 **oignon rouge** moyen, haché
- 1 petit **concombre** pelé et tranché (réserver 30 ml/ 2 c. à soupe pour garnir)
- 6 **tomates italiennes** épépinées et coupées en dés
- 60 ml (1/4 tasse) de **basilic** frais, haché
- 2 gousses d'**ail** hachées
- 30 ml (2 c. à soupe) d'**huile d'olive** bio de première pression à froid
- 500 ml (2 tasses) de **jus de tomate** (4 tomates moyennes passées au robot)
- 5 ml (1 c. à thé) de **sel de mer**
- **Poivre du moulin**, au goût

PRÉPARATION

- Au robot, hacher finement le poivron vert, l'oignon rouge et le concombre. Réduire en purée et réserver.
- Réduire en purée les tomates italiennes et le basilic, ajouter l'ail, l'huile d'olive et le jus de tomate. Saler et poivrer.
- Bien mélanger les deux préparations, et réfrigérer.
- Décorer de concombre et de poivron vert, avant de servir.

Gaspacho mexicain

INGRÉDIENTS

2 portions

- 3 **tomates** moyennes
- 45 ml (3 c. à soupe) de **coriandre** fraîche
- 1/2 **oignon rouge** moyen
- **Jalapeño**, au goût
- 15 ml (1 c. à soupe) de **jus de citron** frais
- 45 ml (3 c. à soupe) d'**huile d'olive** bio de première pression à froid
- 3 ml (3/4 c. à thé) de **sel de mer**

PRÉPARATION

- Laver les tomates. Enlever les pédoncules et couper grossièrement les tomates.
- Hacher la coriandre.
- Couper l'oignon rouge en gros dés.
- Hacher le jalapeño.
- Passer tous les ingrédients au mélangeur.
- Ajouter une pincée de sel, au besoin et savourer.

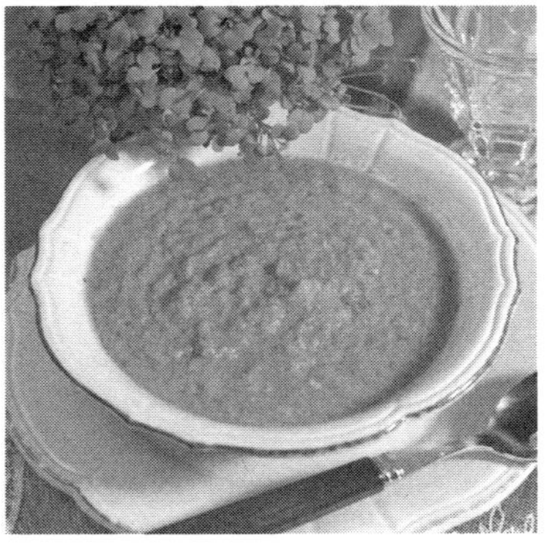

Potage à l'avocat

INGRÉDIENTS

2 portions

- 2 **avocats** moyens
- 1 gousse d'**ail** hachée
- **Jus de 1/2 citron**, fraîchement pressé
- 60 ml (4 c. à soupe) d'**oignon rouge** haché
- 60 ml (4 c. à soupe) d'**eau pure**
- 60 ml (4 c. à soupe) d'**huile d'olive** bio de première pression à froid
- 3 ml (3/4 c. à thé) de **sel de mer**
- 1 **oignon vert** haché
- 5 ml (1 c. à thé) de **ciboulette** hachée
- 10 ml (2 c. à thé) de **persil** haché
- **Zeste de citron**, pour décorer

PRÉPARATION

- Au robot culinaire, réduire en purée les avocats, l'ail, le jus de citron, l'oignon rouge, l'eau pure et l'huile d'olive.
- Saler et, au besoin, ajouter un peu d'eau pure pour obtenir une purée bien homogène.
- Décorer d'oignon vert, de ciboulette, de persil et de zeste de citron. Servir.

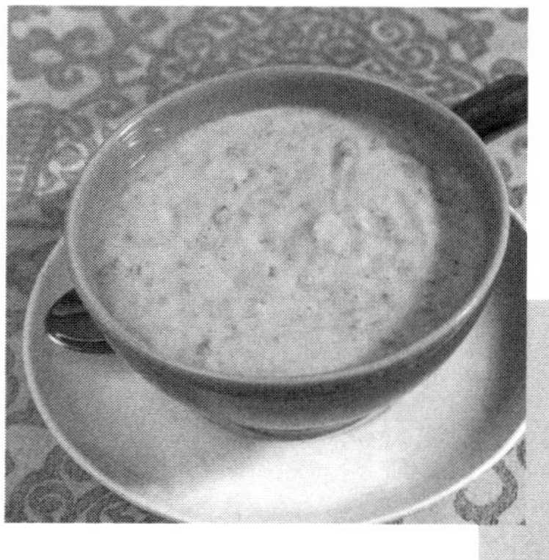

Potage à la courge musquée et à l'avocat

INGRÉDIENTS

2 portions

- 1 **courge musquée** de 1 kg (2 lb)
- 1 **avocat**
- 1 **concombre** moyen
- 5 ml (1 c. à thé) d'**ail haché**
- 15 ml (1 c. à soupe) d'**oignon**
- 5 ml (1 c. à thé) de **jus de citron** frais
- 250 ml (1 tasse) d'**eau de source**
- **Sel de mer** et **piment de Cayenne**, au goût
- 30 ml (2 c. à soupe) de **persil** haché

PRÉPARATION

- Passer la courge, l'avocat, le concombre, l'ail, l'oignon et le jus de citron au robot. Bien faire émulsionner le tout et ajouter graduellement l'eau de source, si nécessaire, de façon à rendre le potage homogène et à la consistance désirée.
- Assaisonner de sel, de piment de Cayenne et de persil haché.

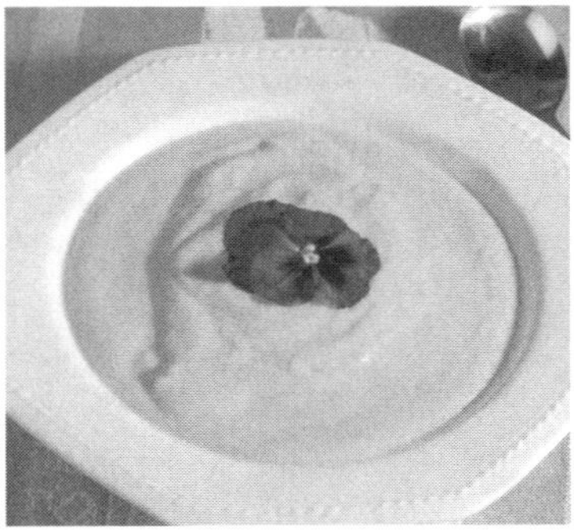

Potage à la tomate

INGRÉDIENTS

6 portions

- 1 kg (2 lb) de **tomates** bien mûres
- 2 **poivrons rouges** moyens
- 6 feuilles de **basilic**
- 1 gousse d'**ail**
- 5 ml (1 c. à thé) de **sel de mer**
- 1 pincée de **piment de Cayenne**
- Feuilles de **basilic**, pour décorer

PRÉPARATION

- Laver puis épépiner les tomates.
- Au mélangeur ou au robot culinaire réduire les tomates en purée en ajoutant 1 poivron rouge coupé en dés, 3 feuilles de basilic, l'ail, le sel de mer et le piment de Cayenne.
- Décorer de feuilles de basilic hachées et de poivrons rouges, en dés, et servir.

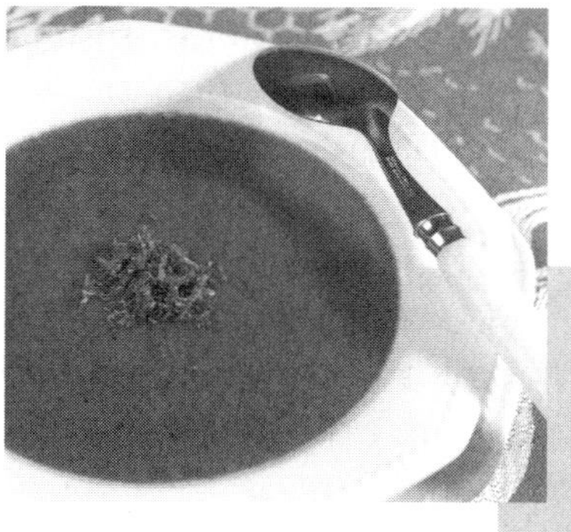

Potage au kamut et à la menthe

INGRÉDIENTS

2 portions

- 45 ml (3 c. à soupe) de **kamut**
- 15 ml (1 c. à soupe) d'**oignon rouge**
- 45 ml (3 c. à soupe) de **tomate**
- 45 ml (3 c. à soupe) de **concombre** épépiné
- 30 ml (2 c. à soupe) de **menthe** fraîche
- 3 ml (3/4 c. à thé) de **sel de mer**
- 1 pincée de **poivre du moulin**
- 300 ml (10 oz) d'**eau pure**

PRÉPARATION

- Tremper le kamut 8 heures.
- Laver les légumes et les couper en petits dés de même volume. Il est important que les dés soient de même grosseur, pour que 4 ou 5 petits dés tiennent dans une même cuillère. C'est de la taille que dépend la saveur.
- Hacher la menthe le plus finement possible (encore une fois pour la saveur).
- Dans une soupière, mélanger les légumes coupés en dés, la menthe hachée, ainsi que le sel de mer et le poivre du moulin. Laisser macérer pour aiguiser les saveurs.
- Pendant ce temps, passer au robot le kamut pour le moudre le plus finement possible. Transférer dans un mélangeur et ajouter dans un premier temps 30 ml (2 c. à soupe) d'eau pure, puis homogénéiser le mélange. Ajouter le reste de l'eau pure et verser ce liquide sur les légumes, ajuster la saveur avec un peu de sel de mer et de poivre du moulin.

Potage aux concombres et aux tomates séchées

INGRÉDIENTS

2 portions

- 3 **demi-tomates séchées**
- 2 **concombres** moyens
- 1/2 **avocat**
- 2 gousses d'**ail**
- 3 ml (3/4 c. à thé) de **sel de mer**
- **Jus de 1/2 citron** fraîchement pressé
- 375 ml (1 1/2 tasse) d'**eau pure**

PRÉPARATION

- Tremper les demi-tomates séchées 2 heures dans 250 ml (1 tasse) d'eau de source. Ensuite, les égoutter et les hacher grossièrement.
- Laver les légumes et égoutter. Épépiner les concombres et les couper en dés.
- Mettre les tomates séchées, l'avocat, les concombres, l'ail, le sel de mer et le jus de citron dans le robot et mélanger jusqu'à l'obtention d'une crème épaisse (un peu comme du tzatziki).
- Ajouter l'eau pure jusqu'à l'obtention d'une crème légère. Déguster.

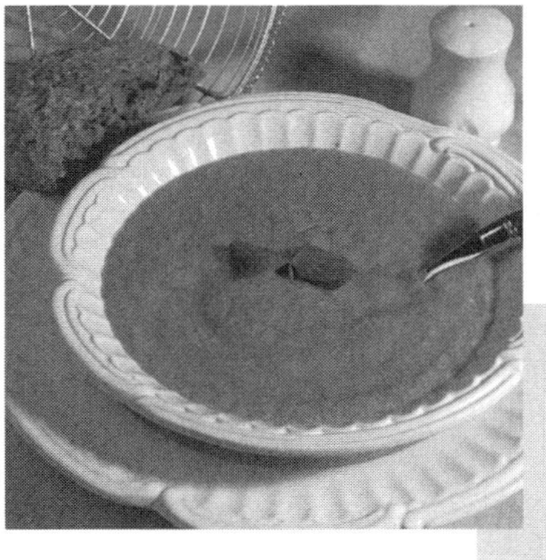

Potage aux fruits

INGRÉDIENTS

2 portions

- 1 **mangue** moyenne, bien mûre, coupée en dés
- 2 **kiwis** moyens, bien mûrs
- 4 grosses **fraises** bien mûres
- 1 **banane** bien mûre
- 1 pincée de **muscade**
- 3 ml (3/4 c. à thé) de **gingembre** finement haché
- 5 ml (1 c. à thé) de **jus de citron** frais
- 125 ml (1/2 tasse) de **jus d'orange** frais
- **Zeste d'orange**, pour garnir
- 2 **fraises** tranchées finement, pour garnir
- 60 ml (1/4 tasse) de **mangue** coupée en petits dés, pour décorer

PRÉPARATION

- Au robot, réduire les 7 premiers ingrédients en purée.
- Ajouter le jus d'orange pour obtenir une préparation homogène.
- Réfrigérer 30 minutes avant de décorer et de servir.

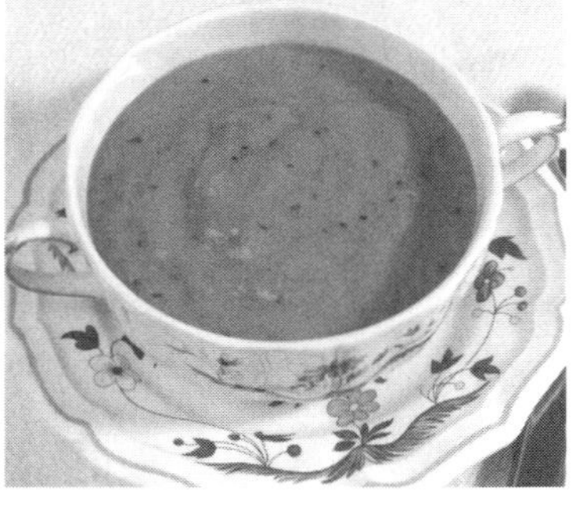

Potage aux poivrons rouges et au tournesol

INGRÉDIENTS

2 portions

- 500 ml (2 tasses) de **poivrons rouges** coupés en dés
- 1/2 **avocat** moyen
- 15 ml (1 c. à soupe) de **jus de citron** fraîchement pressé
- 15 ml (1 c. à soupe) de **coriandre** moulue
- 10 ml (2 c. à thé) de **sel de mer**
- 250 ml (1 tasse) d'**eau pure**
- 125 ml (1/2 tasse) de **graines de tournesol** germées

PRÉPARATION

- À l'exception des graines de tournesol germées, passer tous les ingrédients au robot jusqu'à l'obtention d'une crème fluide.
- Parsemer de graines de tournesol germées et servir.

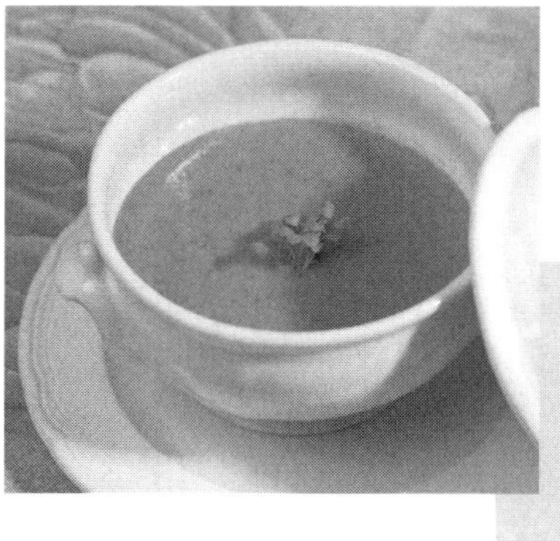

Potage estival

INGRÉDIENTS

6 portions

- 2 **pamplemousses roses** moyens
- 2 **oranges** moyennes
- 6 **abricots** mûrs, dénoyautés
- 125 ml (1/2 tasse) de **feuilles de menthe** fraîches
- **Fraises**, pour décorer

PRÉPARATION

- Au robot, réduire en purée les pamplemousses roses et les oranges, épluchés et débarrassés de toute peau blanche.
- Ajouter les abricots et les feuilles de menthe.
- Décorer de fraises tranchées et de feuilles de menthe, puis servir.

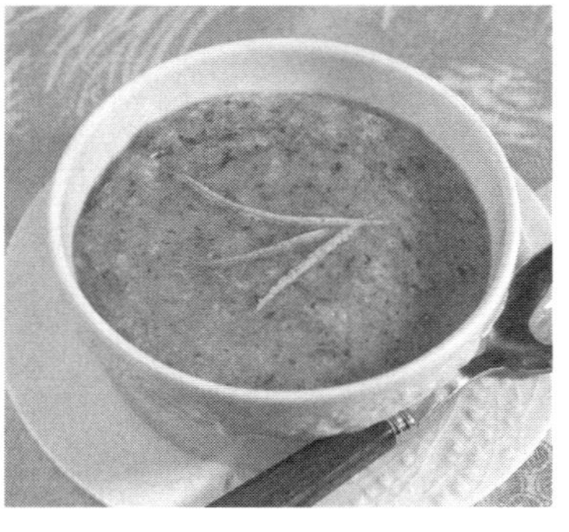

Soupe aux carottes

INGRÉDIENTS

2 portions

- 8 **carottes** moyennes
- 250 ml (1 tasse) de **persil** haché
- 45 ml (3 c. à soupe) de **basilic** frais, haché
- 2 gousses d'**ail** hachées
- 15 ml (1 c. à soupe) de **jus de citron** frais
- 3 ml (3/4 c. à thé) de **sel de mer**
- 3 ml (3/4 c. à thé) de **poivre du moulin** ou de **piment de Cayenne**
- 30 ml (2 c. à soupe) d'**huile d'olive** bio de première pression à froid
- 250 ml (1 tasse) de **courgettes** coupées en dés
- 250 ml (1 tasse) de **poivrons rouges** coupés en dés
- 1/2 **fenouil** moyen coupé en dés
- 4 **oignons verts** hachés
- 30 ml (2 c. à soupe) de brindilles de **fenouil** hachées

PRÉPARATION

- Éplucher les carottes et hacher au robot le plus finement possible.
- Ajouter le persil, le basilic, l'ail, le jus de citron, le sel de mer, le poivre du moulin ou le piment de Cayenne et l'huile d'olive. Réserver.
- Couper tous les légumes en macédoine, et mélanger au jus.
- Réfrigérer 2 heures avant de servir.

Soupe aux poires et aux tomates séchées

INGRÉDIENTS

2 portions

- 3 **poires** moyennes, mûres
- 250 ml (1 tasse) d'**ananas** mûr
- 250 ml (1 tasse) d'**eau pure**
- 60 ml (1/4 tasse) de **miel** non pasteurisé
- 125 ml (1/2 tasse) de **tomates séchées**, réhydratées dans l'eau pure

PRÉPARATION

- Éplucher 2 des poires.
- Au robot, faire une purée avec l'ananas et une des poires épluchées. Ajouter 125 ml (1/2 tasse) d'eau pure et 30 ml (2 c. à soupe) de miel. Réserver.
- Au robot, faire une purée avec l'autre poire épluchée et les tomates séchées. Ajouter le reste de l'eau pure et réserver.
- Évider la poire restante et la trancher dans le sens de la longueur. Déposer la poire dans une assiette à potage en chevauchant les tranches.
- Verser les deux mélanges de chaque côté de la poire.
- Décorer.

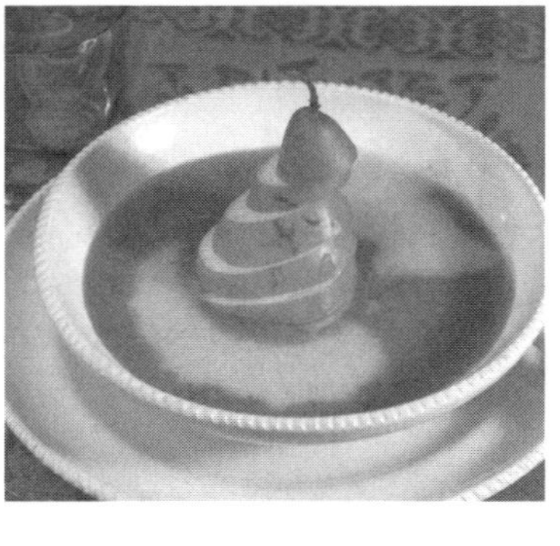

Soupe aux tomates et aux épices libanaises

INGRÉDIENTS

2 portions

- 4 **tomates** moyennes, bien mûres (enlever la pelure)
- 1 **oignon** moyen
- 1 branche de **céleri** prélevée près du cœur
- 2 petites gousses d'**ail**
- 1 **poivron rouge** moyen
- 1 petit bouquet de **coriandre** (environ 10 tiges)
- 1 petit bouquet de **persil** (environ 10 tiges)
- Au goût, **mélange d'épices libanaises** (cannelle, cumin, muscade, curry, carvi, gingembre, cubèbe ou piment de Cayenne)
- 5 ml (1 c. à thé) de **menthe** séchée, bien écrasée
- 250 ml (1 tasse) de **fromage aux amandes et au tournesol** (pour la tartinade)

PRÉPARATION

- Mettre tous les ingrédients (sauf la menthe et les épices) dans un robot ou un mélangeur et mélanger jusqu'à ce que cela devienne liquide. Si on désire une soupe plus liquide, on peut ajouter de 1/2 à 1 verre d'eau pure tiède, au goût, et mélanger à nouveau.
- Couler ensuite dans une passoire extra-fine et laisser égoutter 30 minutes. Réserver ce qui reste dans la passoire pour fabriquer la tartinade au fromage.
- Ajuster l'assaisonnement de la soupe avec le mélange d'épices libanaises et terminer avec la menthe.

Page suivante →

Tartinade au fromage

- Utiliser la pulpe de la soupe aux tomates récupérée de la passoire fine et mélanger avec 250 ml (1 tasse) de fromage aux amandes et au tournesol (voir recette page 167). Ajuster les quantités selon le goût.

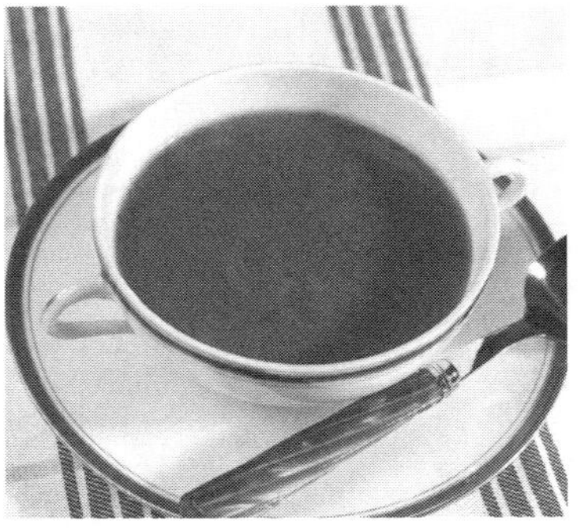

RECETTES
SALADES

Allumettes de légumes aux fruits de la passion

INGRÉDIENTS

2 portions

- 1 **courgette verte** moyenne
- 1 **courgette jaune** moyenne
- 1 petite **carotte**
- 1 branche de **céleri**
- 15 ml (1 c. à soupe) d'**huile d'olive** bio extra-vierge non pasteurisée
- 5 ml (1 c. à thé) de **vinaigre de cidre** bio non pasteurisé
- 5 ml (1 c. à thé) d'**ail** haché
- 5 ml (1 c. à thé) de **persil** haché
- 5 ml (1 c. à thé) d'**aneth** haché
- **Sel de mer**, au goût
- 2 **fruits de la passion**
- Feuilles d'**aneth** pour décorer

PRÉPARATION

- Faire des allumettes avec les légumes et mélanger avec l'huile, le vinaigre de cidre, l'ail, le persil et l'aneth. Saler.
- Évider les fruits de la passion et ajouter aux légumes.
- Laisser mariner environ 5 minutes avant de servir.
- Décorer avec des feuilles d'aneth.

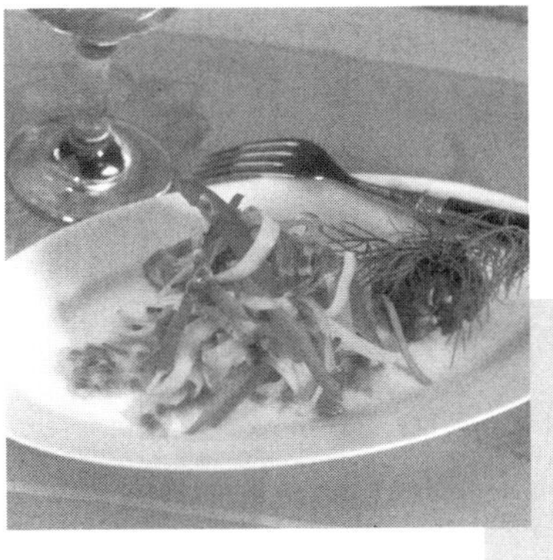

Julienne de chayote épicée

INGRÉDIENTS

4 portions

- 2 **chayotes** bien mûres
- 1 **tomate**, pour décorer
- **Jus de 1/2 citron** fraîchement pressé
- 45 ml (3 c. à soupe) d'**huile d'olive** bio de première pression à froid
- 5 ml (1 c. à thé) de **gingembre** frais, épluché et haché
- 15 ml (1 c. à soupe) de **ciboulette** hachée
- 15 ml (1 c. à soupe) de **persil** haché
- 1 pincée de **sel**
- 1 pincée de **piment de Cayenne**

PRÉPARATION

- Couper les chayotes en julienne fine comme des spaghettis.
- Enlever la pelure de la tomate, comme on éplucherait une orange au couteau, puis la rouler pour faire une fleur pour la décoration.
- Mélanger le reste des ingrédients, puis verser sur la julienne de chayote.
- Touiller plusieurs fois, avant de décorer avec la pelure de tomate en fleur, puis servir.

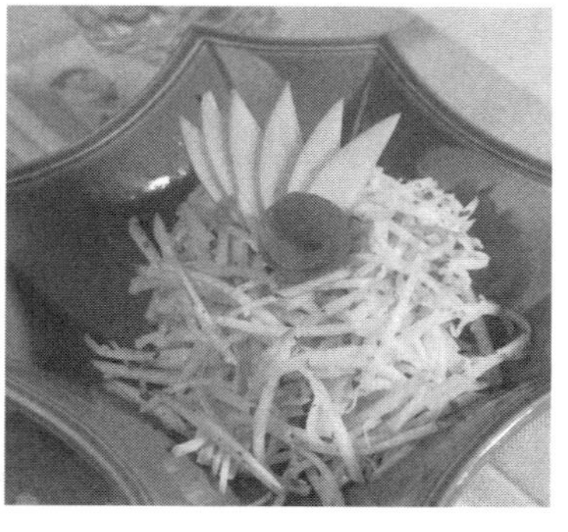

Chayotes farcies à la brunoise arc-en-ciel, chou rouge et navet Tokyo

INGRÉDIENTS

2 portions

- 2 **chayotes** pelées et coupées en deux
- 4 **mini-navets Tokyo** (grosseur d'une balle de golf environ), pelés et coupés en quartiers
- 30 ml (2 c. à soupe) de **jus de citron** fraîchement pressé
- 15 ml (1 c. à soupe) de **mirin**
- 1 pincée de **sel de mer**
- 30 g (1 oz) de **brunoise de carotte** (cubes miniatures)
- 30 g (1 oz) de **brunoise de céleri**
- 125 g (4 oz) de **chou rouge** finement ciselé
- 15 g (1/2 oz) de **brunoise de courgette jaune**
- 15 g (1/2 oz) de **brunoise de poivron rouge**
- 15 g (1/2 oz) d'**échalote grise** ciselée

PRÉPARATION

- Au robot, pulvériser 2 demi-chayotes, 2 navets avec le jus de citron, le mirin et le sel.
- Mariner le reste des ingrédients avec cette sauce pendant 1 heure, en marinant le chou rouge à part.
- Dresser en remplissant les chayotes avec le chou, ensuite les brunoises mélangées puis décorer avec des quartiers de navet.

Cresson au pamplemousse

INGRÉDIENTS

4 portions

- 750 ml (3 tasses) de **cresson**
- 1 **pamplemousse rose**
- 1 petite **courgette,** en petits dés
- 1 **poire** pelée et tranchée finement
- 1 **oignon vert** haché
- 60 ml (1/4 tasse) d'**huile d'olive** bio de première pression à froid
- 5 ml (1 c. à thé) de **jus de citron** frais
- 5 ml (1 c. à thé) de **jus de pamplemousse** frais
- **Sel** et **poivre**, au goût

PRÉPARATION

- Nettoyer et sécher le cresson.
- Diviser dans 4 assiettes de service.
- Peler le pamplemousse en éliminant toute pellicule blanche, puis dégager les quartiers avec un couteau bien aiguisé, tout autour des membranes.
- Diviser en 4 portions la courgette en dés, les quartiers de pamplemousse, la poire tranchée.
- Parsemer d'oignon vert haché.
- Préparer la vinaigrette en mélangeant l'huile, les jus de citron et de pamplemousse et le sel et poivre.
- Servir.

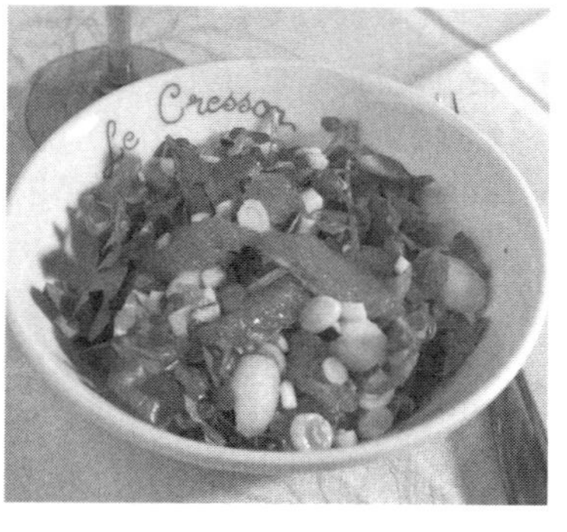

Kiwanos au cresson et au beurre de chanvre

INGRÉDIENTS

2 portions

- 2 **melons à cornes** (kiwanos)
- 1 bouquet de **cresson**
- 90 g (3 oz) de **chanvre**
- 10 ml (2 c. à thé) d'**eau pure**
- 5 ml (1 c. à thé) de **tamari** ou de **nama shoyu** ou de **sel de mer** au goût
- 125 ml (1/2 tasse) de **persil** haché
- 10 ml (2 c. à thé) de **vinaigre de cidre** non pasteurisé

PRÉPARATION

- Évider les melons à cornes, garder la pulpe et la peau.
- Couper le cresson grossièrement.
- Au robot, émulsionner le chanvre, l'eau, le tamari et le persil. On obtient ainsi le beurre de chanvre.
- Mélanger le cresson à la pulpe de melon, ajouter 45 g (1 1/2 oz) de beurre de chanvre et amalgamer le tout.
- Farcir les cavités des melons.
- Diluer le beurre de chanvre restant avec le vinaigre de cidre et napper le fond de l'assiette.
- Dresser les kiwanos sur ce fond.

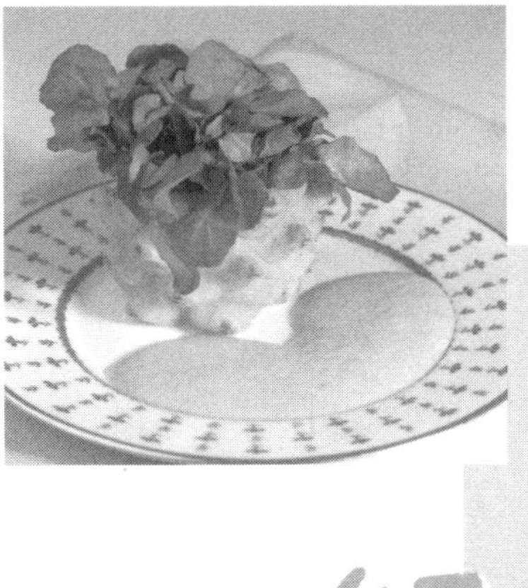

Nid de radicchio au cresson

INGRÉDIENTS

2 portions

- 4 **feuilles de radicchio**
- 1 **avocat**
- 1 **mangue**
- 30 ml (2 c. à soupe) de **jus de citron** frais
- 30 ml (2 c. à soupe) de **jus de lime**
- 1/4 tasse (60 ml) d'**eau pure**
- 1 pincée de **sel de mer**
- 2 bouquets de **cresson**

PRÉPARATION

- Former 2 nids avec le radicchio.
- Pour faire la vinaigrette: au robot, à vitesse maximale, mélanger l'avocat, la mangue, le jus de citron, le jus de lime, l'eau et le sel de mer.
- Dans un cul-de-poule, mélanger le cresson à la vinaigrette.
- Farcir les nids de radicchio avec le cresson mélangé à la vinaigrette.

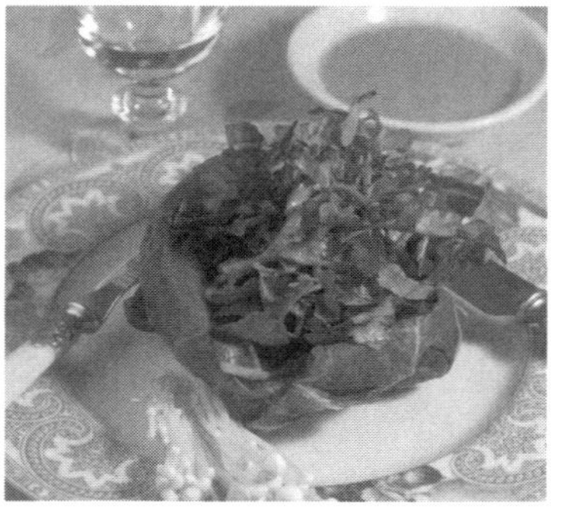

Salade aux algues aramé

INGRÉDIENTS

4 portions

- 250 ml (1 tasse) d'**algues aramé**
- 2 **carottes** moyennes
- 1 petit **oignon rouge**
- 2 branches de **céleri**
- 5 ml (1 c. à thé) de **miel** non pasteurisé
- 3 ml (3/4 c. à thé) de **sel de mer**
- 60 ml (4 c. à soupe) de **vinaigre de cidre** bio
- 30 ml (2 c. à soupe) de **nama shoyu** ou de **tamari**
- 60 ml (4 c. à soupe) d'**huile d'olive** bio de première pression à froid

PRÉPARATION

- Laver les algues à grande eau, puis tremper 30 minutes dans une eau pure et tiède. Égoutter, puis retremper dans une nouvelle eau pure et tiède encore 30 minutes. Réserver.
- Nettoyer les carottes, l'oignon et le céleri, puis couper en lanières les plus fines possible.
- Délayer le miel et le sel de mer dans le vinaigre, ajouter le tamari, puis verser sur les algues et les légumes pour laisser mariner 1 heure en brassant souvent.

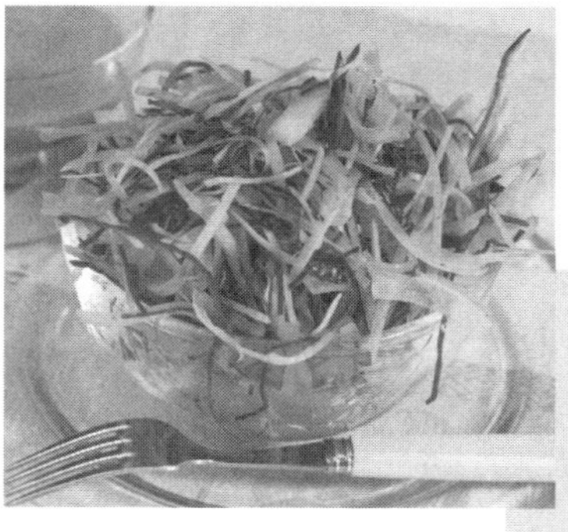

Salade aux algues hijiki

INGRÉDIENTS

6 portions

- 250 ml (1 tasse) d'**algues hijiki**
- 15 ml (1 c. à soupe) de **jus de citron** frais
- 10 ml (2 c. à thé) de **tamari** ou de **nama shoyu**
- 1 pincée de **poudre de chili**
- 10 ml (2 c. à thé) de **miel** non pasteurisé
- 3 ml (3/4 c. à thé) de **sel de mer**
- 15 ml (1 c. à soupe) d'**huile de sésame** de première pression
- 125 ml (1/2 tasse) de **daïkon** (radis oriental) râpé
- 250 ml (1 tasse) de **carotte** râpée
- 250 ml (1 tasse) de **betterave** râpée
- 250 ml (1 tasse) de **jicama** râpé

PRÉPARATION

- Tremper les algues dans de l'eau tiède pendant 30 minutes, puis égoutter, rincer et retremper dans une eau tiède pendant encore 30 minutes.
- Dans un saladier, mettre le jus de citron, le tamari, la poudre de chili, le miel, le sel de mer et l'huile de sésame. Faire tremper dans cette marinade les algues égouttées, pendant 30 minutes.
- Nettoyer, râper les légumes, puis les ajouter aux algues marinées. Bien mélanger tous les ingrédients, et déguster.
- Note: si la salade manque de vinaigrette, ajouter une demi-recette de marinade, c'est-à-dire 7,5 ml (1/2 c. à soupe) d'huile de sésame, 7,5 ml (1/2 c. à soupe) de jus de citron, 5 ml (1 c. à thé) de tamari, 5 ml (1 c. à thé) de miel et du sel de mer au goût.

Salade de chou chinois et d'endive rouge

INGRÉDIENTS

6 portions

- 1 **chou chinois** (bok choy)
- 1 **endive rouge**
- 3 branches d'**estragon** frais
- 1 **poire orientale** (nashi)
- 30 ml (2 c. à soupe) de **persil**
- 60 ml (4 c. à soupe) d'**huile d'olive** bio extra-vierge, pressée à froid
- 60 g (2 oz) de **tomates séchées**, réhydratées et essorées
- 15 ml (1 c. à soupe) de **jus de citron** frais
- 1 gousse d'**ail**
- **Tamari** ou **nama shoyu** ou **sel de mer**, au goût

PRÉPARATION

- Laver le chou chinois et l'endive rouge.

Vinaigrette

- Au robot culinaire, mélanger l'estragon, la poire, le persil, l'huile d'olive, les tomates séchées, le jus de citron, l'ail et le tamari.
- Napper le chou chinois et l'endive rouge de la vinaigrette.
- Dresser et servir.

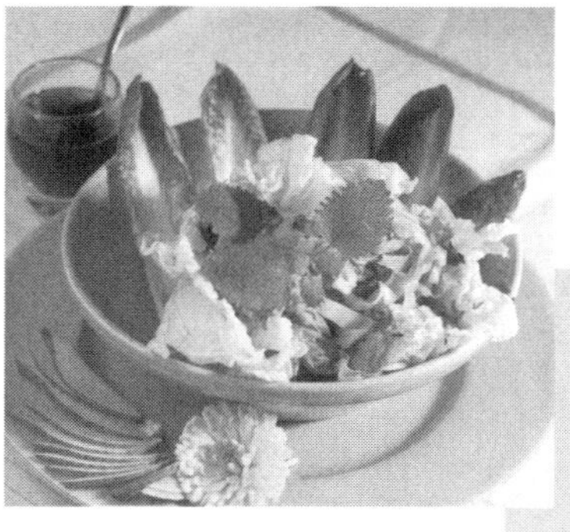

Salade de tomates à l'oignon rouge et à l'origan séché

INGRÉDIENTS

2 portions

- 2 **tomates** moyennes bien mûres
- 1 petit **oignon rouge**
- 5 ml (1 c. à thé) d'**origan séché** en flocons
- 30 ml (2 c. à soupe) d'**huile d'olive** extra-vierge, pressée à froid
- **Sel de mer** ou **Herbamare**, au goût
- 2 ml (1/2 c. à thé) d'**ail** haché
- 1 pincée de **piment de Cayenne**
- 4 belles feuilles de **basilic** émincées
- 15 ml (1 c. à soupe) de **jus de citron** frais

PRÉPARATION

- Couper les tomates en quartiers et émincer l'oignon rouge.
- Mélanger les tomates et l'oignon aux ingrédients restants.
- Laisser macérer au frigo pendant une heure.
- Chambrer et servir.

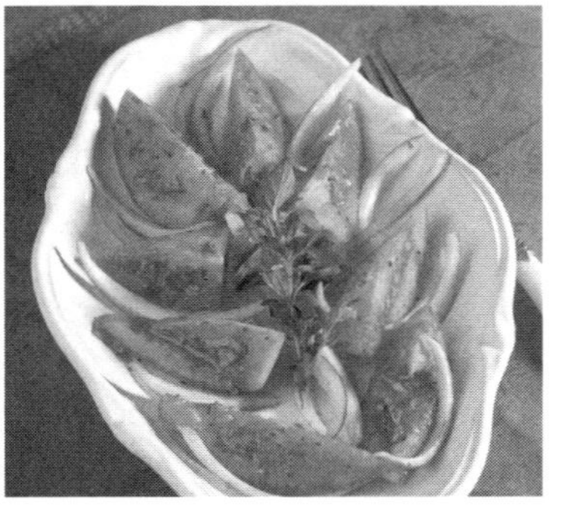

RECETTES

SAUCES ET VINAIGRETTES

Mangonaise à Salim

INGRÉDIENTS

Environ 750 ml (3 tasses)

- 1/2 **avocat**
- 1 **mangue**
- 60 ml (4 c. à soupe) de **jus de citron** frais
- 500 ml (2 tasses) de **jus d'ananas** frais
- 1 pincée de **sel de mer**
- 15 ml (1 c. à soupe) de **poudre de cari**
- 90 ml (6 c. à soupe) d'**huile de noisette** bio de première pression
- 45 ml (3 c. à soupe) d'**huile de lin** bio de première pression

PRÉPARATION

- Passer au mélangeur la chair de l'avocat et de la mangue, additionnée des jus de citron et d'ananas. Mélanger jusqu'à homogénéité. Ajouter le sel de mer et la poudre de cari.
- Incorporer l'huile de noisette puis l'huile de lin, en un mince filet, comme pour monter une mayonnaise.

Salsa aux tomates séchées

4 portions

INGRÉDIENTS

- 500 ml (2 tasses) de **tomates séchées** (*sun dried*)
- 3 gousses d'**ail**
- 45 ml (3 c. à soupe) de **basilic** frais
- 45 ml (3 c. à soupe) d'**huile d'olive** bio de première pression
- 15 ml (1 c. à soupe) de **piments forts séchés**, broyés
- 15 ml (1 c. à soupe) de **sel de mer**
- 250 ml (1 tasse) ou moins d'**eau pure**

PRÉPARATION

- Tremper les tomates séchées de 4 à 6 heures.
- Éplucher l'ail, nettoyer le basilic et le hacher grossièrement.
- Égoutter les tomates séchées, les hacher au couteau d'abord, puis au robot le plus fin possible.
- Transférer dans un mélangeur, ajouter l'ail, le basilic, l'huile, les piments broyés et le sel de mer. Mélanger intimement.
- Quant à l'eau, l'ajouter 30 ml (2 c. à soupe) à la fois jusqu'à la consistance désirée. S'il y a trop d'eau, le mélange se sépare. Ici, l'eau ne sert qu'à faciliter le travail au mélangeur.
- Note: couverte d'huile d'olive de première pression, la salsa se conserve des semaines au frigo. Moins on y a incorporé d'eau, plus elle se conservera. Pour une conservation encore plus longue, remplacer l'eau dans cette recette par de l'huile bio de première pression à froid.

Sauce à la harissa

Au moins 25 portions

- 250 ml (1 tasse) de **piments forts séchés,** entiers
- 5 ml (1 c. à thé) de **carvi** entier
- 30 ml (2 c. à soupe) de **coriandre** entière
- 4 gousses d'**ail**
- 30 ml (2 c. à soupe) de **sel de mer**
- 125 ml (1/2 tasse) d'**huile d'olive** bio de première pression

PRÉPARATION

- Débarrasser les piments de leurs graines et les faire tremper dans de l'eau pure pendant 6 heures. Ne pas utiliser des piments broyés, car ils contiennent trop de graines.
- Tremper le carvi et la coriandre séparément pendant 4 heures. Égoutter et passer au mélangeur pour moudre le plus finement possible. Ajouter l'ail et le sel de mer, et incorporer l'huile d'olive en filet comme pour monter une mayonnaise.
- Note: cette sauce, très piquante et très parfumée, s'utilise avec parcimonie. Recouverte d'huile d'olive, elle se conserve des mois au réfrigérateur.

Sauce au miso brun

INGRÉDIENTS

4 portions

- 5 ml (1 c. à thé) de **moutarde de Dijon**
- 5 ml (1 c. à thé) de **jus de citron** frais
- 3 ml (3/4 c. à thé) de **sel de mer**
- 2 gousses d'**ail** hachées
- 30 ml (2 c. à soupe) de **miso brun**
- 125 ml (1/2 tasse) d'**huile d'olive** bio de première pression

PRÉPARATION

- Dans un bol, délayer la moutarde de Dijon, le jus de citron et le sel de mer, ajouter l'ail et le miso brun.
- Incorporer l'huile en un mince filet en fouettant comme pour monter une mayonnaise.
- Note: avec des sushis aux pleurotes (voir recette page 124) ou sur une salade verte, c'est délicieux.

Sauce au tahini

INGRÉDIENTS

de 2 à 4 portions

- 1 gousse d'**ail**
- 30 ml (2 c. à soupe) de **tahini** (de préférence cru)
- 15 ml (1 c. à soupe) de **coriandre** moulue
- 5 ml (1 c. à thé) de **sel de mer**
- 90 ml (6 c. à soupe) d'**eau pure**

PRÉPARATION

- Hacher l'ail finement.
- Défaire le tahini dans un saladier avec 30 ml (2 c. à soupe) d'eau pure.
- Ajouter l'ail, la coriandre moulue et le sel de mer. Bien mélanger au fouet pour aiguiser la saveur.
- Ajouter les 60 ml (4 c. à soupe) d'eau pure restante. Mélanger jusqu'à l'obtention d'une sauce homogène.
- Note: accompagne les falafels, les burgers et même les pâtés.

Vinaigrette à l'huile d'arachide

INGRÉDIENTS

Environ 425 ml (1 3/4 tasse)

- 60 ml (4 c. à soupe) d'**amandes**
- 60 ml (4 c. à soupe) de **vinaigre de cidre** ou de **jus de citron**
- 15 ml (1 c. à soupe) de **sel de mer**
- 30 ml (2 c. à soupe) de **coriandre** fraîche
- 10 ml (2 c. à thé) de **poudre de cari**
- 375 ml (1 1/2 tasse) d'**huile d'arachide** bio de première pression

PRÉPARATION

- Tremper les amandes 8 heures, puis égoutter et rincer. Les passer au robot pour en faire une pâte fine.
- Ajouter le vinaigre de cidre, le sel de mer, la coriandre finement hachée et finalement le cari. Mélanger jusqu'à l'obtention d'un mélange homogène.
- Incorporer l'huile en filet, lentement, comme pour monter une mayonnaise.

Vinaigrette à l'huile de lin

INGRÉDIENTS

Environ 625 ml (2 1/2 tasses)

- 60 ml (4 c. à soupe) d'**amandes**
- 3 ml (3/4 c. à thé) de **cumin moulu**
- 5 ml (1 c. à thé) de **cannelle moulue**
- 125 ml (1/2 tasse) de **framboises** mûres
- 10 ml (2 c. à thé) de **sel de mer**
- 30 ml (2 c. à soupe) de **jus de citron** frais
- 15 ml (1 c. à soupe) de **miel** non pasteurisé
- 45 ml (3 c. à soupe) d'**huile de lin** bio de première pression
- 375 ml (1 1/2 tasse) d'**huile de tournesol** bio de première pression

PRÉPARATION

- Tremper les amandes 8 heures, puis égoutter et rincer. Les moudre au mélangeur le plus fin possible, puis y ajouter le cumin et la cannelle.
- Passer les framboises au mélangeur, puis filtrer à travers une passoire fine pour ôter les graines.
- Dans le mélangeur, défaire la pâte d'amandes dans le jus de framboise, puis ajouter le sel de mer. Mélanger jusqu'à une texture homogène. Ajouter le jus de citron et le miel.
- Incorporer l'huile de lin puis l'huile de tournesol en filet.

Vinaigrette à l'huile de noisette

INGRÉDIENTS

Environ 625 ml (2 1/2 tasses)

- 60 ml (4 c. à soupe) de **noisettes**
- 60 ml (4 c. à soupe) de **vinaigre balsamique** ou **de cidre** (non pasteurisé)
- 60 ml (4 c. à soupe) de **jus de citron** frais
- 30 ml (2 c. à soupe) de **miel** non pasteurisé
- 5 ml (1 c. à thé) de **sel de mer**
- 60 ml (4 c. à soupe) d'**huile de noisette** bio de première pression
- 250 ml (1 tasse) d'**huile d'olive** bio de première pression

PRÉPARATION

- Tremper les noisettes 8 heures puis égoutter et rincer. Réduire en une pâte homogène au mélangeur.
- Ajouter le vinaigre, le jus de citron, le miel et le sel de mer, et repasser au mélangeur.
- Incorporer l'huile de noisette puis l'huile d'olive, lentement, en un mince filet.

Vinaigrette à l'huile de pépins de raisins

INGRÉDIENTS

Environ 500 ml (2 tasses)

- 30 ml (2 c. à soupe) de **graines de sésame**
- 10 ml (2 c. à thé) d'**ail** haché
- 15 ml (1 c. à soupe) de **gingembre** haché
- 15 ml (1 c. à soupe) de **miso clair**
- 60 ml (4 c. à soupe) de **vinaigre de riz** ou de **jus de citron** frais
- 30 ml (2 c. à soupe) de **tamari** ou de **nama shoyu** ou de **sel de mer,** au goût
- 375 ml (1 1/2 tasse) d'**huile de pépins de raisins** bio de première pression

PRÉPARATION

- Tremper les graines de sésame 1 heure, puis égoutter et rincer. Passer au moulin pour en faire une pâte homogène. On peut utiliser à la place 15 ml (1 c. à soupe) de tahini cru.
- Éplucher l'ail et le gingembre, puis hacher finement.
- Passer au mélangeur la pâte de sésame, l'ail, le gingembre, le miso, le vinaigre de riz ainsi que le tamari.
- Finalement, incorporer l'huile en filet, comme pour monter une mayonnaise.

Vinaigrette à l'huile de sésame

Environ 375 ml (1 1/2 tasse)

INGRÉDIENTS

- 2,5 cm (1 po) de **racine de gingembre**
- 30 ml (2 c. à soupe) de **tahini** (cru de préférence)
- 60 ml (4 c. à soupe) de **vinaigre balsamique** ou de **jus de citron** frais
- 15 ml (1 c. à soupe) de **miel** non pasteurisé
- 30 ml (2 c. à soupe) de **tamari** ou de **nama shoyu**
- 5 ml (1 c. à thé) de **sel de mer**
- 30 ml (2 c. à soupe) d'**huile de noisette** bio de première pression
- 60 ml (4 c. à soupe) d'**huile de sésame** bio de première pression
- 175 ml (3/4 tasse) d'**huile d'arachide** bio de première pression

PRÉPARATION

- Éplucher puis hacher le gingembre le plus finement possible.
- Délayer le tahini dans le vinaigre, puis ajouter le miel, le tamari, le gingembre et le sel de mer.
- Passer au mélangeur et incorporer les huiles de noisette et de sésame, puis d'arachide en un mince filet.

Vinaigrette à l'huile d'olive et à la marjolaine

INGRÉDIENTS

Environ 425 ml (1 3/4 tasse)

- 15 ml (1 c. à soupe) de **graines de moutarde**
- 60 ml (4 c. à soupe) de **jus de citron** frais
- 10 ml (2 c. à thé) de **sel de mer**
- 30 ml (2 c. à soupe) de **marjolaine** fraîche, hachée
- 15 ml (1 c. à soupe) d'**ail** haché
- 375 ml (1 1/2 tasse) d'**huile d'olive** bio de première pression

PRÉPARATION

- Tremper les graines de moutarde 6 heures, égoutter, puis moudre au moulin à café.
- Passer au mélangeur le jus de citron, la pâte de moutarde, le sel, la marjolaine et l'ail.
- Incorporer l'huile en un fin filet.

Vinaigrette au tahini, à la coriandre et au cumin

INGRÉDIENTS

4 portions

- 1 gousse d'**ail**
- 60 ml (4 c. à soupe) de **tahini** (cru de préférence)
- 15 ml (1 c. à soupe) de **miso pâle** non pasteurisé
- 30 ml (2 c. à soupe) de **jus de citron** frais
- 15 ml (1 c. à soupe) de **coriandre** en poudre
- 7 ml (1 1/2 c. à soupe) de **cumin** moulu
- 250 ml (1 tasse) d'**eau pure**
- 15 ml (1 c. à soupe) de **sel de mer**

PRÉPARATION

- Hacher l'ail, puis passer tous les ingrédients au mélangeur.
- Ajuster la saveur avec une pincée de sel, au besoin, et savourer sur une salade de fèves germées.

Vinaigrette au tahini, à la coriandre et au fenugrec

INGRÉDIENTS

Environ 375 ml (1 1/2 tasse)

- 15 ml (1 c. à soupe) de **coriandre** en grains
- 15 ml (1 c. à soupe) de **fenugrec** en grains
- 15 ml (1 c. à soupe) de **sel de mer**
- 30 ml (2 c. à soupe) de **thym** frais
- 30 ml (2 c. à soupe) de **tahini** (cru de préférence)
- 60 ml (4 c. à soupe) de **jus d'orange** frais
- 60 ml (4 c. à soupe) de **jus de citron** frais
- 15 ml (1 c. à soupe) de **miel** non pasteurisé
- 1 pincée de **muscade**
- 250 ml (1 tasse) d'**huile d'arachide** bio de première pression

PRÉPARATION

- Tremper les grains de coriandre et de fenugrec 6 heures, égoutter, rincer, puis passer au moulin en y incorporant le sel de mer.
- Hacher le thym finement, puis réserver.
- Délayer le tahini dans les jus d'orange et de citron, ajouter la pâte de coriandre et de fenugrec, e miel, la muscade ainsi que le thym. Passer au mélangeur.
- Quand la pâte est très homogène, incorporer l'huile d'arachide.
- Note: le tahini ayant une saveur amère, on peut diminuer celle-ci en ajoutant 5 ou 10 ml (1 ou 2 c. à thé) de miel, pour une saveur plus douce, ou tout simplement d'eau pure.

Vinaigrette au tamari

INGRÉDIENTS

Environ 750 ml (3 tasses)

- 2 gousses d'**ail**
- 45 ml (3 c. à soupe) de **moutarde de Dijon**
- 15 ml (1 c. à soupe) de **sel de mer**
- 125 ml (1/2 tasse) de **tamari** ou de **nama shoyu**
- 60 ml (4 c. à soupe) de **jus de citron** frais
- 500 ml (2 tasses) d'**huile d'olive** bio de première pression

PRÉPARATION

- Nettoyer puis hacher l'ail aussi fin que possible.
- Délayer la moutarde de Dijon, le sel de mer et le tamari dans le jus de citron, jusqu'à l'obtention d'un liquide homogène.
- Ajouter l'ail puis incorporer l'huile d'olive lentement comme pour monter une mayonnaise. Cela donne une vinaigrette liée.
- Note: pour une saveur plus acide, ajouter 15 ou 30 ml (1 ou 2 c. à soupe) de jus de citron.

Vinaigrette au tournesol et au gingembre

INGRÉDIENTS

4 portions

- 1 tasse (250 ml) de **graines de tournesol**
- 1 cm (1/2 po) de **racine de gingembre**
- 15 ml (1 c. à soupe) de **miso brun** non pasteurisé
- 3 ml (3/4 c. à thé) de **sel de mer**
- 30 ml (2 c. à soupe) de **jus de citron** frais
- 125 ml (1/2 tasse) d'**eau pure**

PRÉPARATION

- Tremper les graines de tournesol 8 heures. Égoutter et rincer.
- Éplucher le gingembre et hacher le plus finement possible.
- Dans un robot, moudre les graines de tournesol et le gingembre jusqu'à l'obtention d'une pâte fine et ferme. Utiliser une spatule en plastique pour racler les bords du robot. Si la pâte est trop ferme, ajouter 30 ml (2 c. à soupe) d'eau pure.
- Continuer à moudre jusqu'à l'obtention d'une pâte lisse.
- Incorporer le miso brun, le sel de mer puis le jus de citron.
- Finalement, incorporer l'eau pure, 30 ml (2 c. à soupe) à la fois.
- Vérifier l'assaisonnement et déguster.

Vinaigrette aux framboises et au vinaigre de cidre

INGRÉDIENTS

Environ 625 ml (2 1/2 tasses)

- 250 ml (1 tasse) de **framboises** mûres
- 45 ml (3 c. à soupe) de **moutarde de Dijon**
- 125 ml (1/2 tasse) de **vinaigre de cidre** bio non pasteurisé
- 15 ml (1 c. à soupe) de **miel** non pasteurisé
- 5 ml (1 c. à thé) de **sel de mer**
- 375 ml (1 1/2 tasse) d'**huile de tournesol** bio de première pression

PRÉPARATION

- Passer les framboises au mélangeur, puis les filtrer dans une passoire fine pour en retirer les graines.
- À ce jus, ajouter la moutarde de Dijon, le vinaigre de cidre, le miel et le sel de mer.
- Repasser au mélangeur pour homogénéiser, puis incorporer l'huile de tournesol en filet comme pour monter une mayonnaise.

Vinaigrette aux noix de cajou et à l'estragon

INGRÉDIENTS

4 portions

- 250 ml (1 tasse) de **noix de cajou**
- 15 ml (1 c. à soupe) d'**estragon** frais
- 15 ml (1 c. à soupe) de **persil** haché
- 30 ml (2 c. à soupe) de **vinaigre de riz**
- 15 ml (1 c. à soupe) de **mirin**
- 125 ml (1/2 tasse) d'**eau pure**
- 10 ml (2 c. à thé) de **sel de mer**

PRÉPARATION

- Tremper les noix de cajou 8 heures dans 3 fois leur volume d'eau pure. Égoutter et rincer.
- Hacher l'estragon le plus finement possible pour en extraire le plus de saveur.
- Passer au robot les noix de cajou, le persil et l'estragon, jusqu'à l'obtention d'une pâte fine et ferme. S'aider d'une spatule en plastique pour bien racler les bords du robot.
- Incorporer tous les liquides, 30 ml (2 c. à soupe) à la fois, pour bien homogénéiser. Saler et faire tourner le robot encore un moment.
- Note: sur une salade aux épinards, c'est exquis!

Vinaigrette aux tomates séchées et au basilic

INGRÉDIENTS

8 portions

- 250 ml (1 tasse) de **tomates séchées** (*sun dried*)
- 3 gousses d'**ail**
- **Sel de mer**, au goût
- 45 ml (3 c. à soupe) de **basilic** frais, haché
- 30 ml (2 c. à soupe) d'**eau pure**
- 250 ml (1 tasse) d'**huile d'olive** bio de première pression à froid

PRÉPARATION

- Tremper les tomates séchées pendant 4 heures dans de l'eau pure. Les égoutter puis les hacher au robot le plus finement possible.
- Ajouter l'ail, le sel de mer et le basilic. Continuer à moudre, en ajoutant 30 ml (2 c. à soupe) d'eau pure.
- Incorporer l'huile en filet, comme pour monter une mayonnaise.
- Note: ne contenant pas de lécithine, cette vinaigrette va toujours se séparer; on n'a qu'à la passer au mélangeur avant chaque utilisation.

RECETTES
ENTRÉES

Asperges marinées aux deux sésames

INGRÉDIENTS

2 portions

- 12 **asperges** extra fines
- 30 ml (2 c. à soupe) d'**huile d'olive** extra-vierge de première pression à froid
- 30 ml (2 c. à soupe) d'**huile de sésame** pressée à froid
- **Jus de 1 citron** fraîchement pressé
- **Sel de mer**, au goût
- 1 **avocat** bien mûr
- 30 ml (2 c. à soupe) d'**eau pure**
- 60 ml (1/4 tasse) d'un **mélange de graines de sésame noires et blanches**
- 125 ml (1/2 tasse) de **luzerne germée**

PRÉPARATION

- Faire mariner les asperges dans l'huile d'olive, l'huile de sésame et le jus de citron. Ajouter le sel de mer et réserver pendant 30 minutes.
- Passer au robot l'avocat et l'eau jusqu'à l'obtention d'une sauce lisse. Réserver.
- Enrober les asperges dans le mélange de graines de sésame.
- Déposer sur un lit de luzerne et verser un peu de sauce autour. Décorer.

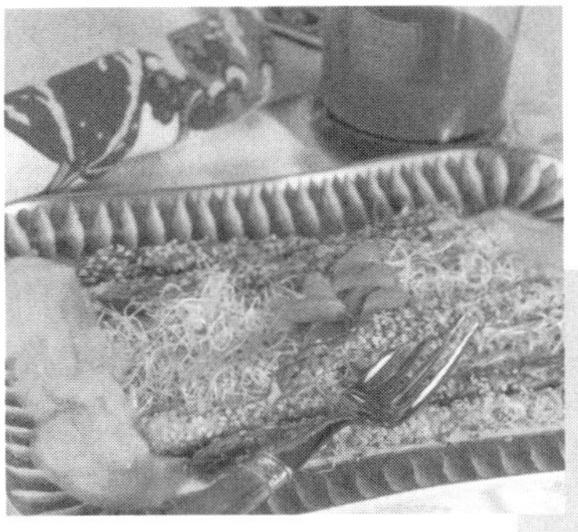

Aubergine marinée à l'italienne

INGRÉDIENTS

2 portions

- 1 **aubergine** moyenne
- 15 ml (1 c. à soupe) de **vinaigre de cidre** bio non pasteurisé
- 45 ml (3 c. à soupe) d'**huile d'olive** extra-vierge pressée à froid
- 15 ml (1 c. à soupe) de **basilic** frais
- 15 ml (1 c. à soupe) de **romarin** frais
- **Sel de mer**, au goût
- 60 ml (1/4 tasse) de **poivron rouge,** en julienne
- **Romarin**, pour décorer

PRÉPARATION

- Éplucher l'aubergine, trancher des rondelles d'environ 5 mm (1/4 po) d'épaisseur et faire de minces lanières.
- Ajouter le vinaigre de cidre, l'huile d'olive, le basilic et le romarin hachés.
- Assaisonner de sel de mer et réfrigérer une nuit.
- Avant de servir, ajouter la julienne de poivrons rouges.
- Décorer avec une branche de romarin.

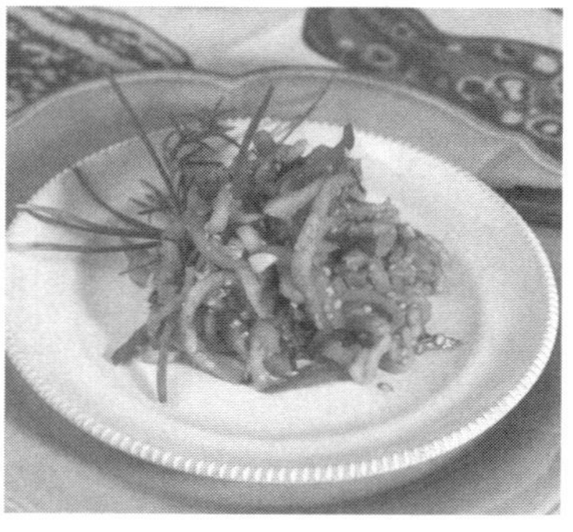

Courge musquée déshydratée surprise

INGRÉDIENTS

2 portions

- 1 **courge musquée**
- 1 **avocat**
- 30 ml (2 c. à soupe) d'**eau pure**
- 25 ml (5 c. à thé) de **jus de citron** frais
- **Tamari** ou **nama shoyu** ou **sel de mer**, au goût
- 8 **morilles**
- 8 **pleurotes**
- 5 ml (1 c. à thé) de **gingembre** frais haché
- 125 ml (1/2 tasse) de **chou vert** émincé fin
- 125 ml (1/2 tasse) de **pousses de chou rouge**

PRÉPARATION

- Peler la courge musquée et la couper en tranches fines. Former quatre rectangles de 14 cm sur 14 cm (6 po sur 6 po), les placer au déshydrateur, sur une feuille teflex ou sur du papier-parchemin, à 40 °C (104 °F) pendant 3 heures ou au four, sur une plaque à biscuits, à 43 °C (110 °F) 4 ou 5 heures.
- Au robot, réduire en purée le reste des ingrédients, sauf les pousses de chou rouge, en gardant 4 morilles et 4 pleurotes pour garnir.
- Réhydrater les rectangles en les vaporisant d'eau assaisonnée de tamari, assez pour qu'ils puissent plier.
- Mélanger les pousses de chou rouge, la sauce, les morilles et les pleurotes réservés.
- Placer ce mélange au centre des rectangles de courge et plier afin d'obtenir quatre portefeuilles.

Guacamole

INGRÉDIENTS

4 portions

- 2 **avocats** mûrs, pelés et dénoyautés
- **Jus de 1/2 citron** fraîchement pressé
- 1 **tomate** moyenne, épépinée et coupée en dés
- 30 ml (2 c. à soupe) d'**huile d'olive** bio de première pression à froid
- 2 **oignons verts** finement hachés
- 30 ml (2 c. à soupe) de **coriandre** fraîche, hachée finement
- 2 gousses d'**ail** hachées finement
- 1/4 de **piment jalapeño** haché
- **Sel et poivre**, au goût

PRÉPARATION

- Écraser les avocats à la fourchette et incorporer le jus de citron.
- Ajouter le reste des ingrédients hachés le plus finement possible et mélanger.
- Servir avec des crudités.

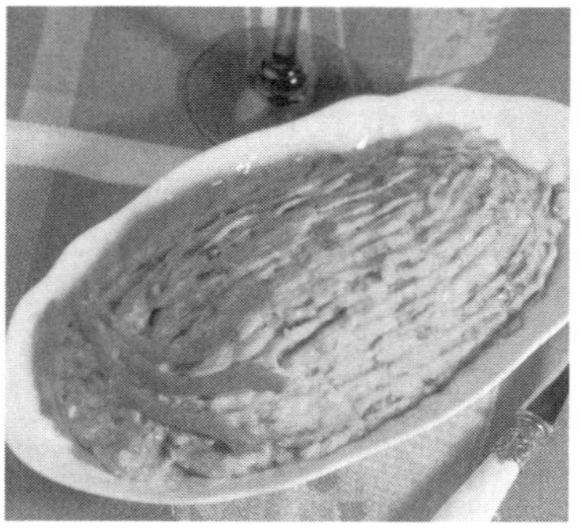

Makis aux chanterelles jaunes et aux asperges

INGRÉDIENTS

2 portions

- 14 **chanterelles jaunes**
- 12 **asperges** moyennes, pelées
- 90 g (3 oz) d'**amandes crues**, trempées 8 heures (enlever la pelure)
- 90 ml (6 c. à soupe) de **tamari** ou de **nama shoyu** ou de **sel de mer,** au goût
- 45 g (1 1/2 oz) de **gingembre** frais, en julienne
- 1 **poivron** moyen
- 25 ml (5 c. à thé) de **jus de lime**
- 1/2 petit **chou rouge**
- 3 feuilles de **nori**

PRÉPARATION

- Au robot, réduire en purée 6 chanterelles jaunes, 8 asperges, les amandes crues, 20 ml (4 c. à thé) de tamari, 25 g (1 oz) de gingembre. Réserver.
- Pour préparer la sauce: au robot, émulsionner le poivron, le jus de lime, le chou rouge et le reste du gingembre.
- Pour former les makis: garnir le fond des algues avec la purée obtenue à la première étape. Au centre, disposer les chanterelles et asperges restantes et rouler en forme de saucisson.
- Napper le fond de deux assiettes de la sauce obtenue à la deuxième étape et disposer les makis, qui peuvent être coupés en forme de sushis, si désiré.
- Décorer de 30 ml (2 c. à soupe) de tamari.

Méli-mélo de champignons portobello, shiitake et enoki

INGRÉDIENTS

2 portions

- 1 gros **champignon portobello** (environ 200 g ou 1/2 lb)
- 4 **champignons shiitake** (environ 100 g ou 1/4 lb)
- 2 **champignons enoki** (environ 200 g ou 1/2 lb)
- 7 ml (1 1/2 c. à thé) d'**huile de sésame** pressée à froid
- 15 ml (1 c. à soupe) de **tamari** ou de **nama shoyu** ou de **sel de mer,** au goût
- 5 ml (1 c. à thé) de **gingembre** frais
- 22 ml (1 1/2 c. à soupe) de **jus d'orange** fraîchement pressé
- 2 ml (1/2 c. à thé) d'**ail** haché
- 100 g (1/4 lb) de **pousses de tournesol**

PRÉPARATION

- Au robot, mélanger 100 g (1/4 lb) de portobello, 50 g (1/8 lb) de shiitake et 1/4 lb (100 g) d'enoki, l'huile de sésame, le tamari, le gingembre, le jus d'orange et l'ail.
- Ajouter cette sauce aux champignons restants et laisser macérer environ 1/2 heure.
- Ajouter ensuite les pousses de tournesol, dresser et servir.

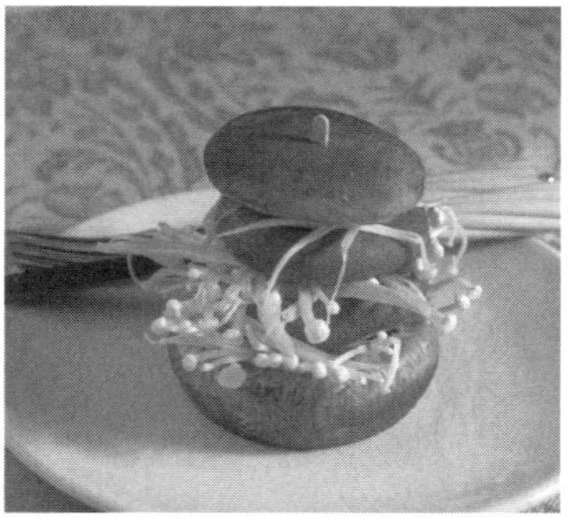

Pitaya surprise

INGRÉDIENTS

2 portions

- 1 **pitaya** (fruit du dragon)
- 1 **papaye** moyenne
- 1 **poire orientale** (nashi)
- **Pétales de souci**, pour décorer

PRÉPARATION

- Évider la pitaya. Réserver la pulpe du fruit.
- Faire une purée avec la papaye et la moitié de la chair de la pitaya. Conserver l'autre moitié intacte.
- Former des parisiennes (boules de la grosseur d'une noisette) de poire orientale. Les enrober de purée de papaye et pitaya. Conserver un peu de purée pour en napper l'assiette.
- Farcir l'une des moitiés de la pitaya évidée de cette préparation. Déposer la chair de la pitaya conservée intacte dans l'autre moitié de la coquille et la napper d'un peu de la purée.
- Napper le fond de l'assiette du reste de la purée et y déposer les deux moitiés ouvertes de la pitaya. Décorer de pétales de souci.

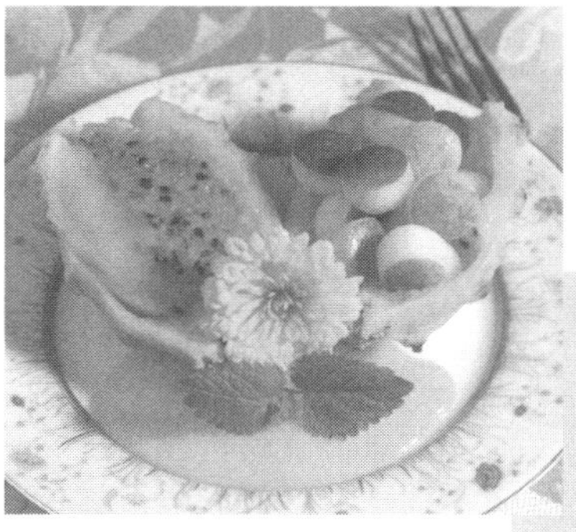

Ratatouille de poivrons

INGRÉDIENTS

2 portions

- 2 **poivrons rouges** moyens
- 2 gousses d'**ail**
- 5 ml (1 c. à thé) de **sel de mer**
- 5 ml (1 c. à thé) de **piment jalapeño** ou au goût
- 15 à 30 ml (1 ou 2 c. à soupe) d'**huile d'olive** bio de première pression à froid

PRÉPARATION

- Mélanger au robot tous les ingrédients, sauf l'huile, jusqu'à consistance granuleuse, mais pas en purée.
- Ajouter ensuite l'huile d'olive. Bien mélanger doucement à la cuillère.
- Note: délicieux sur des craquelins ou en trempette avec des légumes.

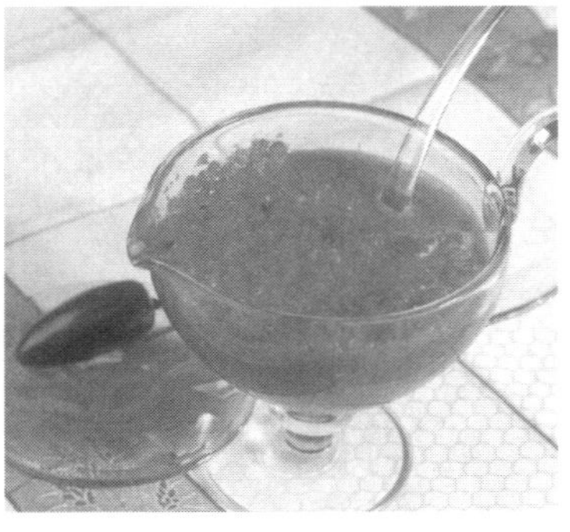

Tartare de légumes aux deux courgettes

INGRÉDIENTS

2 portions

- 30 g (1 oz) de **brunoise** (cubes miniatures) **de courgette verte**
- 30 g (1 oz) de **brunoise de courgette jaune**
- 30 g (1 oz) de **brunoise de carotte**
- 30 g (1 oz) de **brunoise de céleri-rave**
- 30 g (1 oz) de **brunoise de navet**
- 60 g (2 oz) de **pignons crus**, préalablement trempés 4 heures (jeter l'eau de trempage)
- 60 g (2 oz) de **persil**
- 60 g (2 oz) de **basilic**
- 1 gousse d'**ail** hachée
- **Sel de mer** ou **Herbamare**, au goût
- **Poivre moulu**, au goût
- 45 ml (3 c. à soupe) d'**huile de carthame** pressée à froid
- 20 ml (4 c. à thé) de **vinaigre balsamique**
- 1 **courgette verte** moyenne
- 1 **courgette jaune** moyenne
- **Ciboulette** hachée et branches de **thym**, pour décorer

Page suivante →

PRÉPARATION

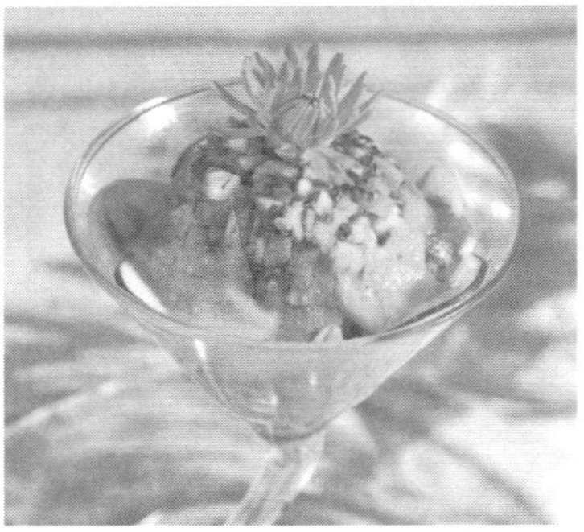

- Combiner toutes les brunoises crues.
- Faire un pesto d'herbes en passant au robot les pignons, le persil et le basilic. Ajouter l'ail et assaisonner.
- Ajouter les brunoises au pesto et arroser de 15 ml (1. c. à soupe) d'huile de carthame.
- Faire une vinaigrette en mélangeant le reste de l'huile et le vinaigre balsamique, puis assaisonner.
- Couper les courgettes vertes et jaunes en tranches fines (comme une feuille). Les faire mariner avec un peu de vinaigrette 5 minutes.
- Disposer les tranches de courgettes dans un emporte-pièce de la grosseur d'une petite tasse à café, en laissant dépasser celles-ci sur les bords. Remplir de brunoise et replier les bords des tranches de courgettes pour fermer le tout. Enlever ensuite délicatement l'emporte-pièce.
- Napper d'un peu de vinaigrette le fond de l'assiette et y déposer le tout.
- Décorer de ciboulette hachée et de quelques tiges de thym frais.

Terrine de légumes trois couleurs

INGRÉDIENTS

2 portions

- 250 ml (1 tasse) de **haricots verts**
- 90 g (3 oz) de **pignons crus,** trempés pendant 4 heures
- 250 ml (1 tasse) de **tomates séchées** (*sun dried*) et réhydratées
- 1 **carotte** moyenne, épluchée
- **Sel et poivre**, au goût
- 90 g (3 oz) de **noix de Grenoble crues,** trempées pendant 8 heures
- 250 ml (1 tasse) de **pousses de sarrasin**
- 1 **banane**
- 2 **tomates** mûres

PRÉPARATION

- Passer les haricots et les pignons crus au robot pour obtenir une pâte homogène. Assaisonner et réserver.
- Toujours au robot, passer les tomates séchées et la carotte. Assaisonner et réserver.
- Encore au robot, passer les noix de Grenoble crues et les pousses de sarrasin. Ajouter la banane à la toute fin pour qu'elle ne noircisse pas. Assaisonner et réserver.
- Placer une pellicule plastique autour d'un moule au choix. Verser un

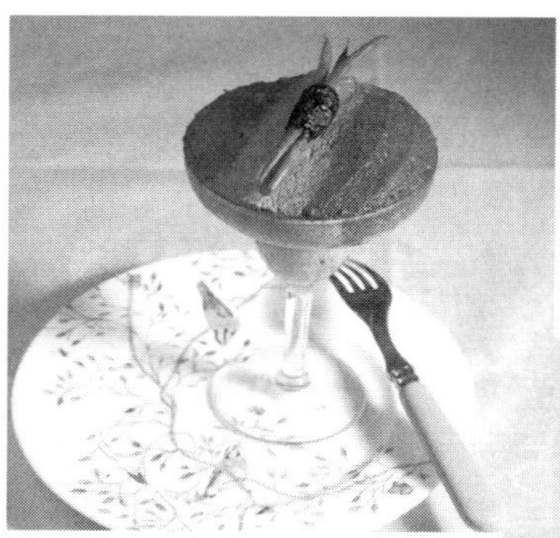

Page suivante →

peu de chacun des mélanges en commençant par celui aux haricots, suivi de celui à la banane et finir avec celui aux tomates séchées.

- Réfrigérer 1 heure pour que tous les mélanges soient fermes.
- Passer les 2 tomates mûres au robot. Assaisonner, au goût, de sel et de poivre.
- Napper le fond d'une assiette avec cette sauce et y démouler la terrine.
- Décorer à volonté.
- Servir en trempette avec des légumes crus ou des craquelins, si désiré.

RECETTES
PLATS PRINCIPAUX

Asperges marinées, sauce au cresson et à la pomme cortland, panachée de carottes filées

INGRÉDIENTS

2 portions

- 12 **asperges** moyennes
- 150 g (5 oz) de **filaments de carottes**
- 15 ml (1 c. à soupe) d'**huile d'olive** extra-vierge pressée à froid
- 15 ml (1 c. à soupe) de **jus de citron** frais
- 1 **pomme cortland** épluchée et épépinée
- 1 botte de **cresson**
- 2 ml (1/2 c. à thé) de **gingembre** frais
- 60 ml (1/4 tasse) d'**eau pure** environ
- 1 ml (1/4 c. à thé) de **sel de mer**
- 1 pincée de **poivre**

PRÉPARATION

- Faire mariner les asperges et les carottes dans l'huile d'olive et le jus de citron environ 20 minutes.
- Au robot culinaire, émulsionner la pomme, le cresson et le gingembre. Diluer avec de l'eau pure jusqu'à consistance homogène mais pas trop liquide. Commencer lentement et ajouter de l'eau au besoin.

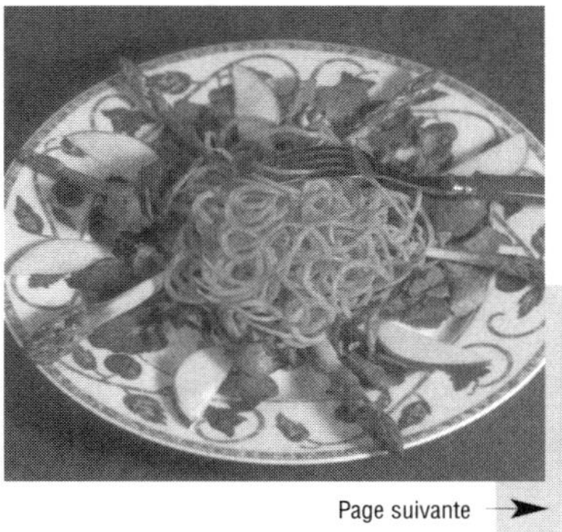

Page suivante →

- Assaisonner la sauce de sel de mer et de poivre.
- Enrober les asperges et carottes marinées avec une partie de la sauce au cresson.
- Dresser en déposant au fond de l'assiette 30 ml (1 oz) de la sauce au cresson, les asperges et enfin les carottes.
- Décorer avec des quartiers de pomme, si désiré.

Avocat à la coque

INGRÉDIENTS

2 portions

- 2 **avocats** moyens, mûrs
- 30 ml (2 c. à soupe) d'**oignon** haché finement
- 15 ml (1 c. à soupe) de **ciboulette** émincée
- 30 ml (2 c. à soupe) de **jus de citron** frais
- 1 pincée de **piment de Cayenne**
- **Sel de mer**, au goût
- 15 ml (1 c. à soupe) de **miel** non pasteurisé
- 2 **tomates cerises** pelées

PRÉPARATION

- Couper les avocats en deux.
- Enlever le noyau et retirer la pulpe sans casser la pelure.
- Dans un bol, écraser à la fourchette la pulpe d'avocat et ajouter l'oignon, la ciboulette, le jus de citron, le piment de Cayenne, le sel de mer et le miel.
- Répartir ce mélange dans les deux calottes de pelure et placer une tomate cerise dans chacune.

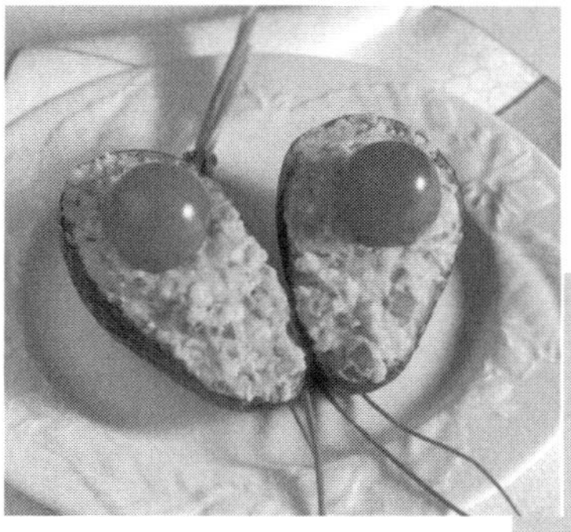

Boulettes de dattes et de pignons

INGRÉDIENTS

2 portions

- 125 ml (1/2 tasse) de **cœur de brocoli** (tige)
- 125 ml (1/2 tasse) de **dattes déshydratées**
- 125 ml (1/2 tasse) de **figues déshydratées**
- 1 **avocat** bien mûr
- **Jus de 1/2 citron** fraîchement pressé
- 30 ml (2 c. à soupe) de **persil** frais, haché
- 30 ml (2 c. à soupe) d'**eau pure**
- 60 ml (1/4 tasse) de **pignons**

PRÉPARATION

- Éplucher le cœur de brocoli et en faire une brunoise (cubes miniatures). Réserver.
- Au robot, faire une purée avec les dattes et les figues, ajouter l'avocat, le jus de citron, le persil haché et l'eau. Obtenir un mélange homogène.
- Avant de servir, ajouter la brunoise de brocoli et les pignons.
- Mélanger bien à la spatule et façonner de petites boulettes. Décorer au goût.

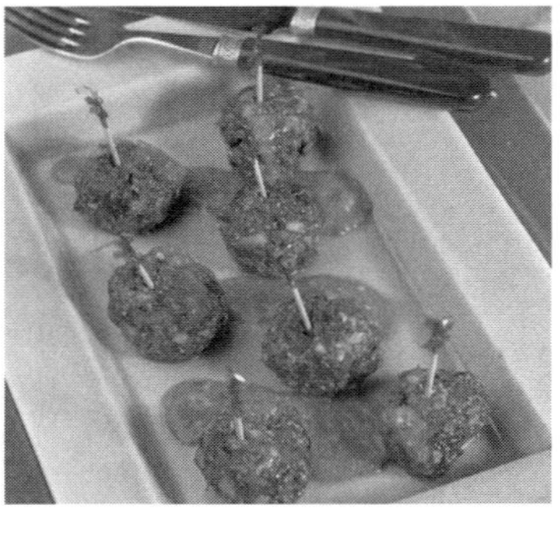

Burgers

INGRÉDIENTS

4 portions

- 250 ml (1 tasse) de **graines de tournesol**
- 6 **tomates séchées** hachées
- 45 ml (3 c. à soupe) de **graines de lin**
- 30 ml (2 c. à soupe) de **persil** haché
- 3 **carottes** moyennes
- 2 branches de **céleri**
- 1/2 **oignon rouge** moyen, haché
- 1/2 **poivron rouge** moyen, haché
- 15 ml (1 c. à soupe) de **sel de mer**
- 15 ml (1 c. à soupe) de **psyllium**

PRÉPARATION

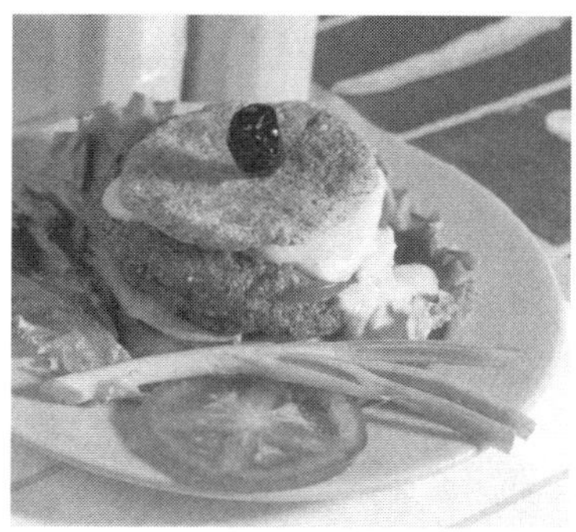

- Tremper les graines de tournesol 8 heures, puis les faire germer 2 ou 3 jours ou jusqu'à ce que le germe atteigne la longueur de la graine.
- Tremper les tomates 2 heures, puis hacher au couteau.
- Tremper les graines de lin 15 minutes.
- Passer les graines de tournesol germées au robot, ajouter les graines de lin, puis les tomates et enfin le persil finement haché.
- Passer à la centrifugeuse les carottes, le céleri, l'oignon et le poivron rouge. Ensuite réincorporer le jus avec les légumes — le but est de hacher les légumes le plus finement possible pour une meilleure texture. Se débarrasser des gros morceaux qui ne passent pas dans la centrifugeuse.

Page suivante →

- Incorporer les légumes et leur jus, le sel de mer et le psyllium. Mélanger à la main intimement.
- Former des boulettes sur une toile allant au déshydrateur, puis aplatir à la main ou avec une spatule de façon à obtenir des burgers de 1 cm (1/2 po) d'épaisseur. Déshydrater 6 heures à 30 °C (86 °F), puis transférer sur une toile trouée et assécher encore 2 heures.
- Note: avec de la sauce au tahini (voir recette page 59), c'est un heureux mélange!

Cannellonis de courge musquée semi-déshydratée, sauce tomate aux amandes

INGRÉDIENTS

2 portions

- 8 tranches rectangulaires de **courge musquée** (butternut) de 0,5 cm (1/4 po) d'épaisseur
- 30 ml (1 oz) d'**ail** haché
- 100 ml (3 1/2 oz) d'**oignon**
- 2 **tomates** moyennes, en cubes
- 12 **amandes** préalablement trempées toute une nuit (8 h ou plus; jeter l'eau de trempage)
- **Tamari** ou **nama shoyu** ou **sel de mer**, au goût
- **Ciboulette** hachée, au goût
- 125 ml (1/2 tasse) de **pousses de pois mange-tout**
- 125 ml (1/2 tasse) de **pousses de chou rouge**
- 125 ml (1/2 tasse) de **lentilles** germées
- **Sel de mer** ou **Herbamare**, au goût

PRÉPARATION

- Déshydrater les tranches de courge musquée au déshydrateur ou au four (étendues sur une plaque à biscuits) pas plus élevé que 43 °C (110 °F) 2 ou 3 heures.
- Au robot, liquéfier l'ail, l'oignon, la moitié des tomates, les amandes, le tamari et la ciboulette pour faire la sauce.
- Mélanger les pousses de pois mange-tout et de chou rouge avec les lentilles, puis enrober dans 1/3 de la sauce tomate.

Page suivante →

- Former des cannellonis avec les tranches de courge semi-déshydratées et le mélange de légumes obtenu.
- Napper les cannellonis de la sauce et des cubes de tomate qui restent.
- Assaisonner de sel de mer ou d'Herbamare (sel végétal) et servir.

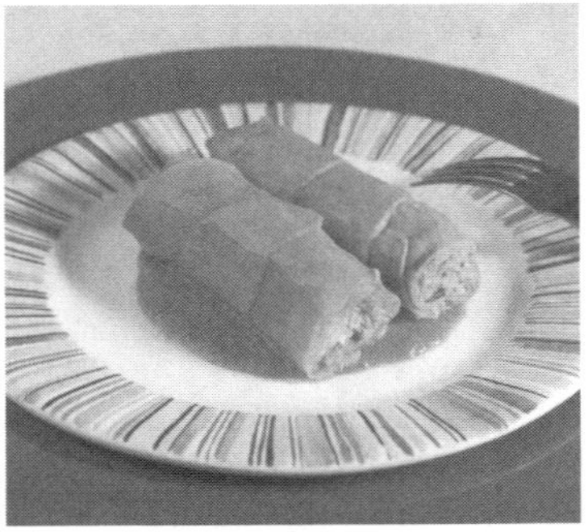

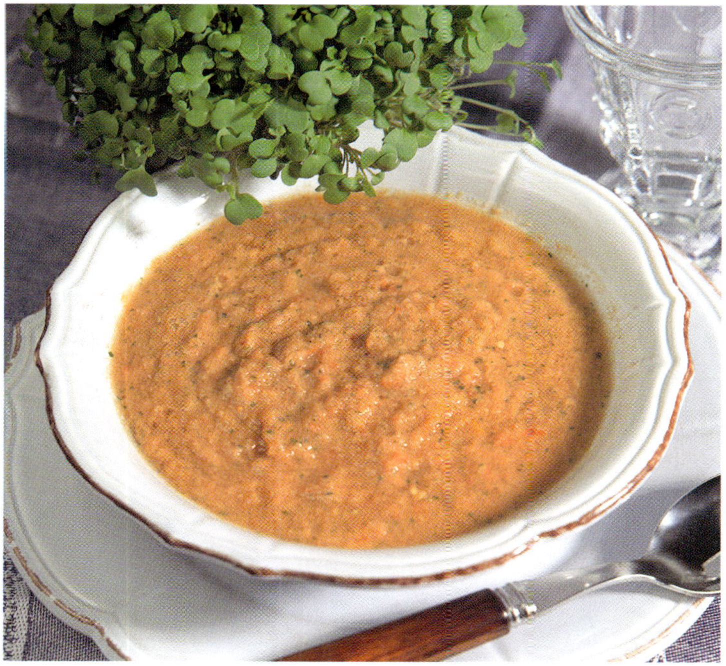

Gaspacho mexicain, p. 28

Potage à l'avocat, p. 29

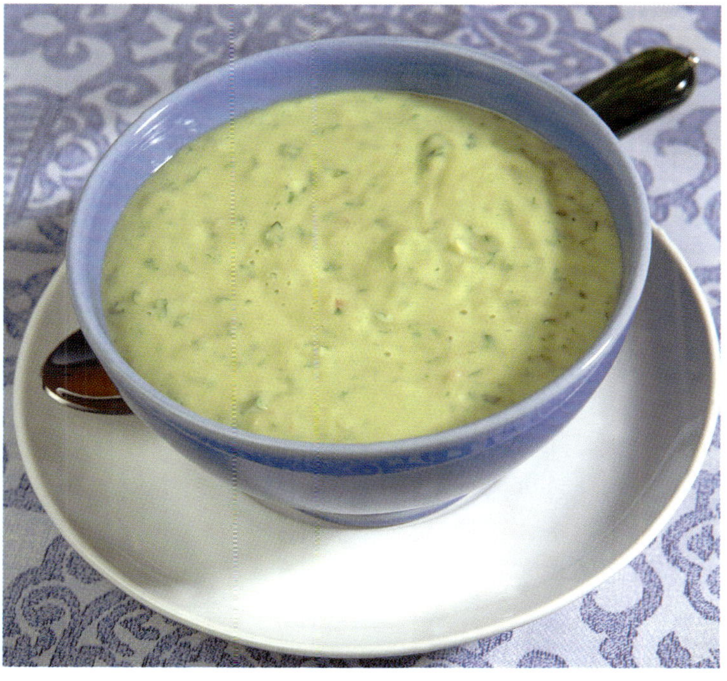

Potage à la courge musquée et à l'avocat, p. 30

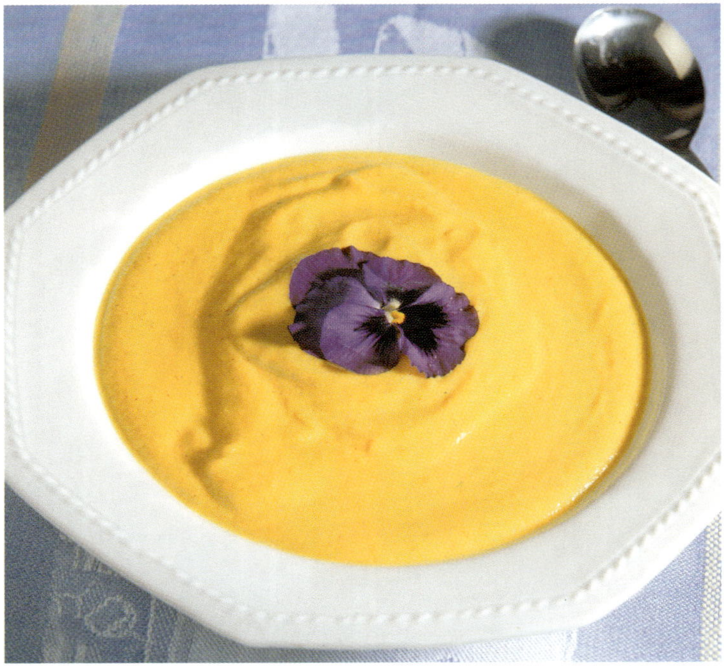

Potage à la tomate, p. 31

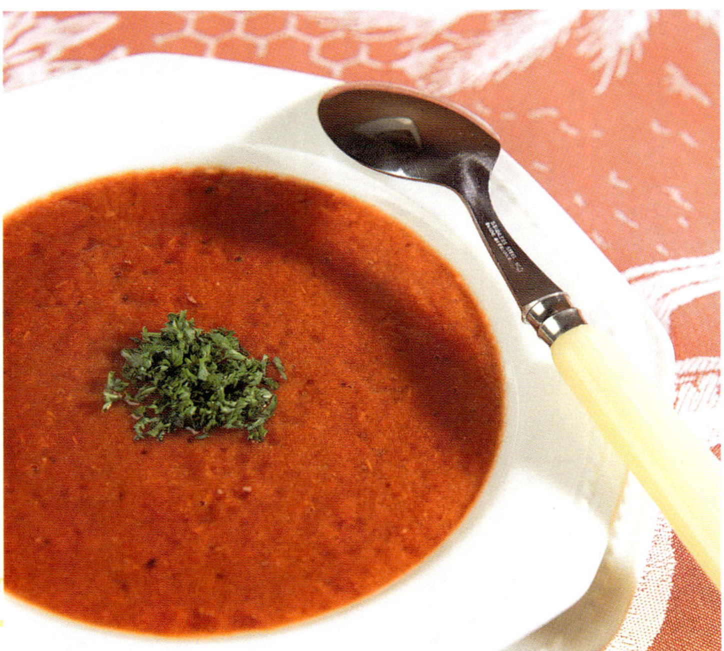

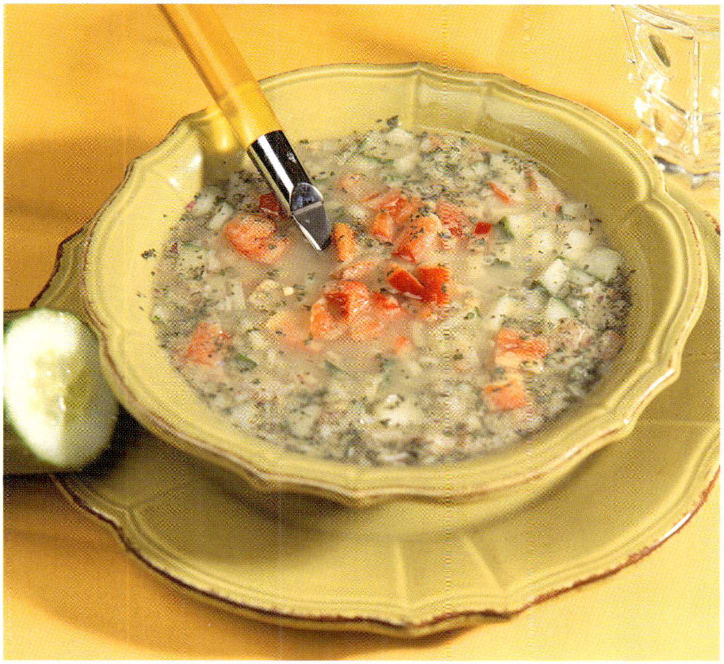

Potage au kamut et à la menthe, p. 32

Potage aux concombres et aux tomates séchées, p. 33

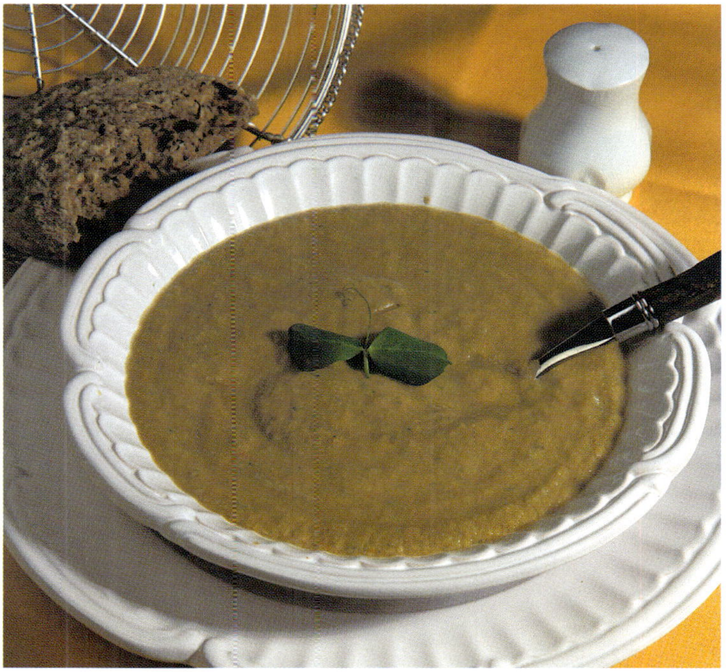

Potage aux fruits, p. 34

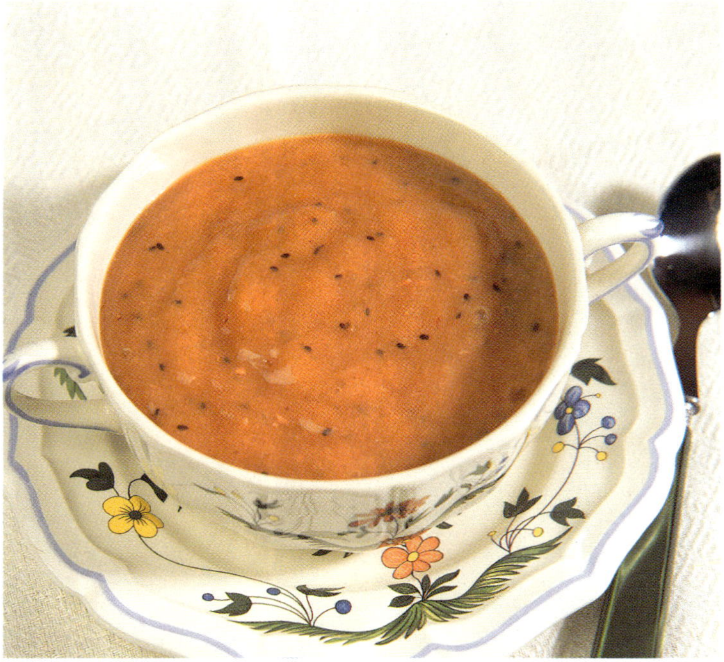

Potage estival, p. 36

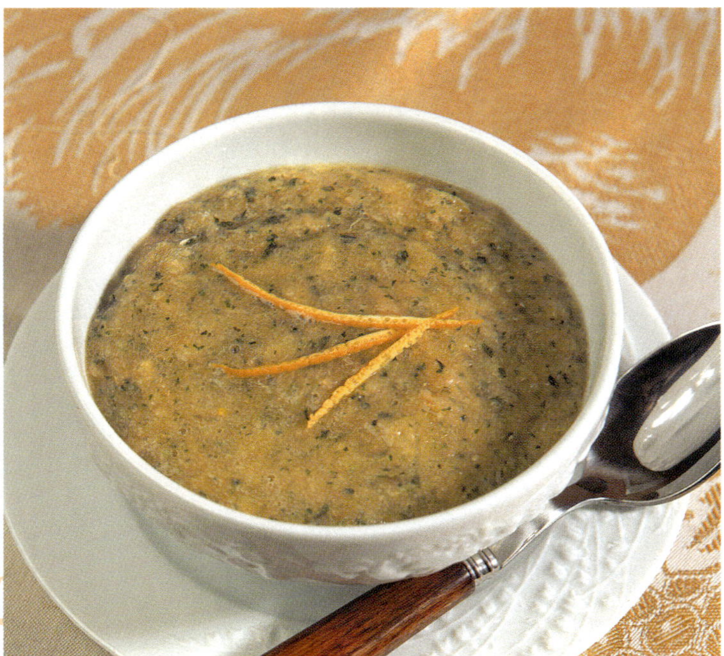

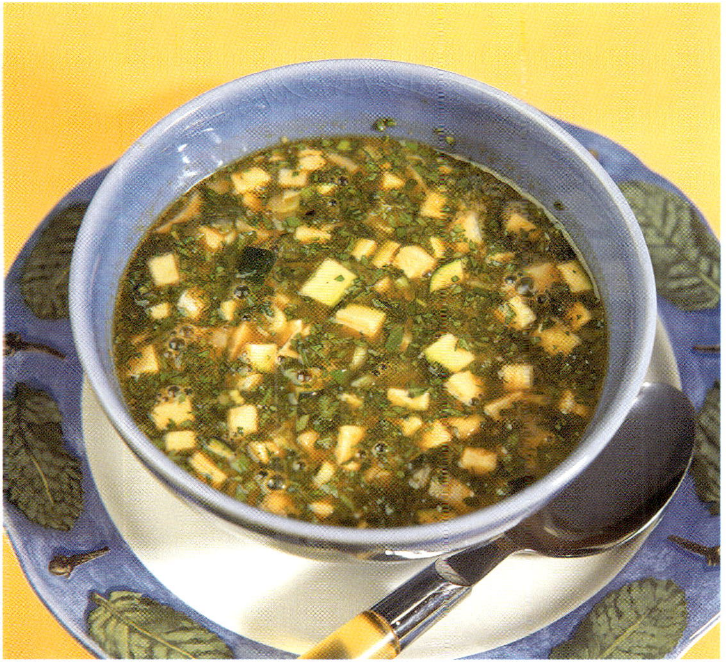

Soupe aux carottes p. 37

Soupe aux poires et aux tomates séchées, p. 38

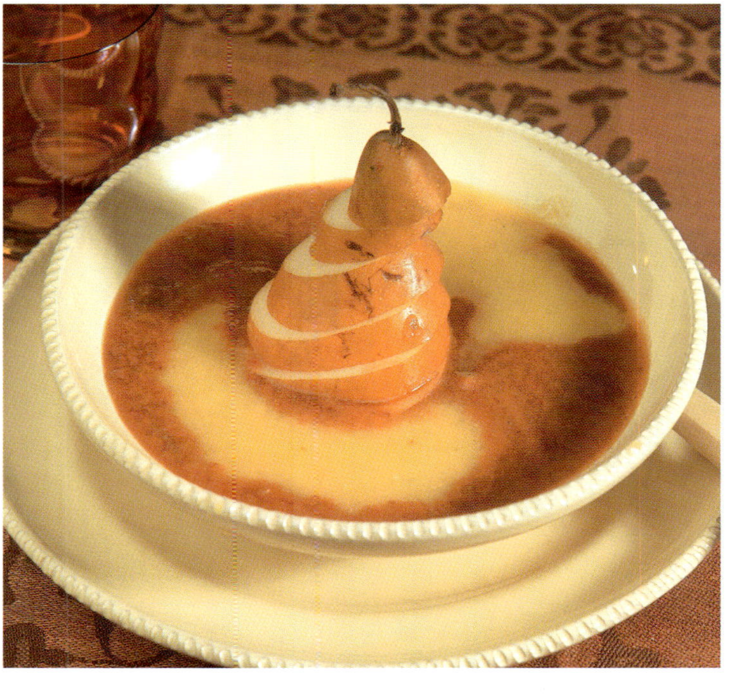

Alumettes de légumes aux fruits de la passion, p. 43

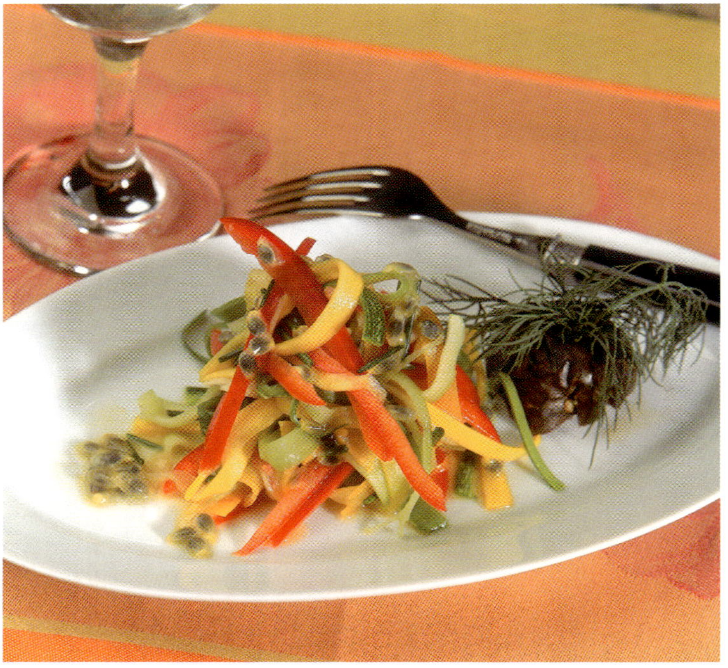

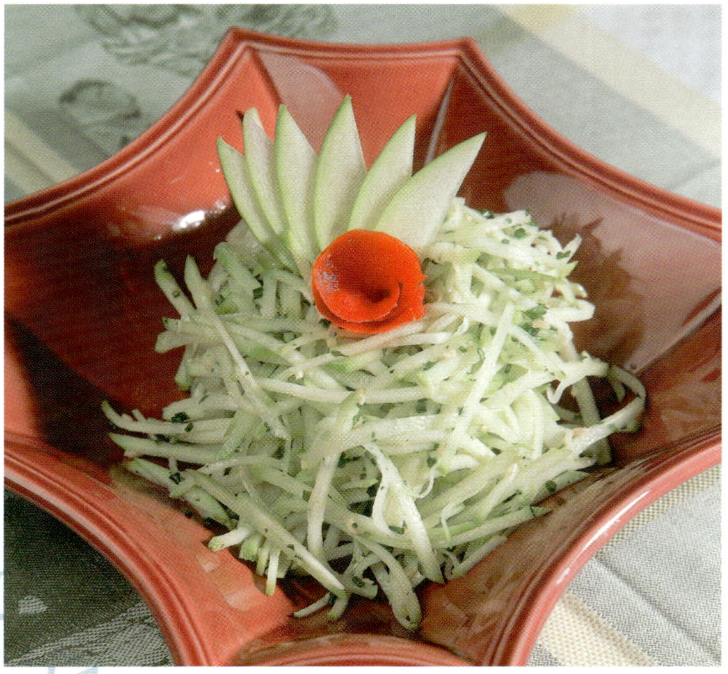

Julienne de chayote épicée, p. 44

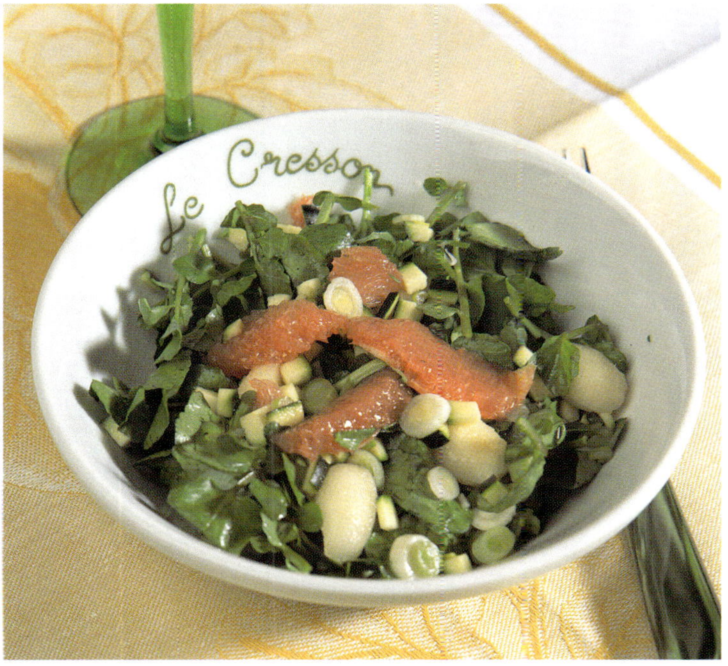

Cresson au pamplemousse
p. 46

Kiwanos au cresson et au beurre de chanvre,
p. 47

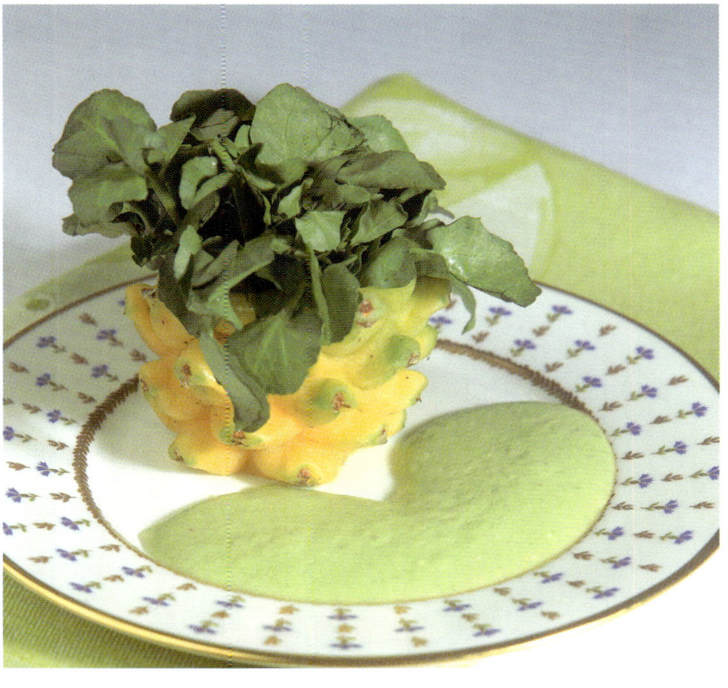

Nid de radicchio au cresson, p. 48

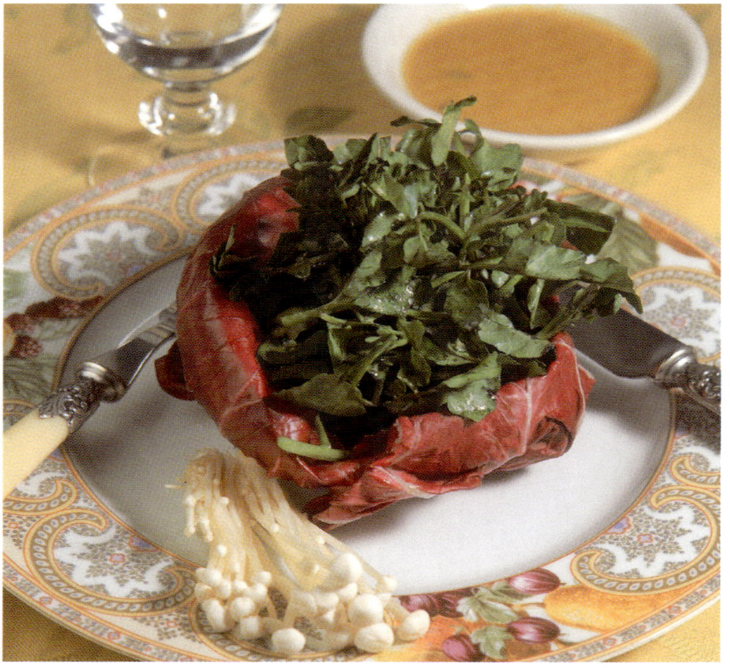

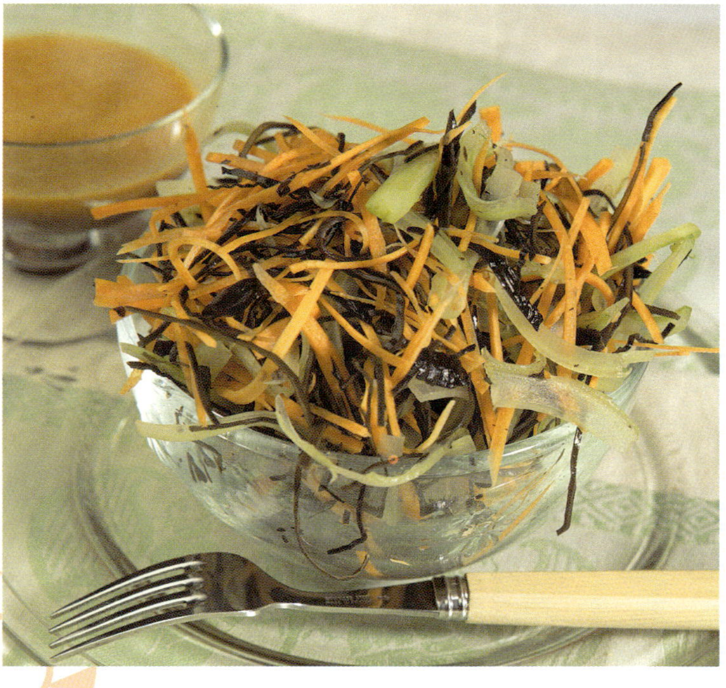

Salade aux algues aramé, p. 49

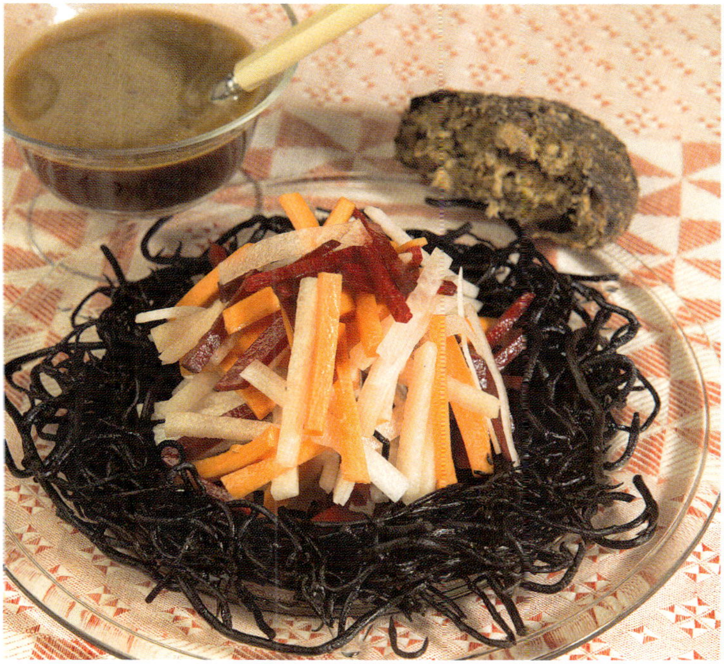

Salade aux algues hijiki, p. 50

Salade de tomates à l'oignon rouge et à l'origan séché, p. 52

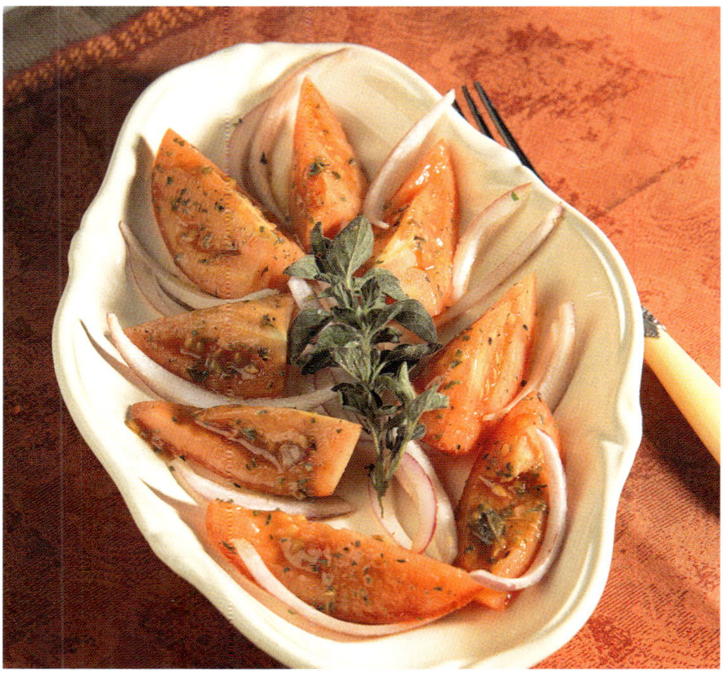

Sauce à la harissa (A), p. 57
Chips de racine de lotus (B et C), p. 134
Salsa aux tomates séchées (D), p. 56

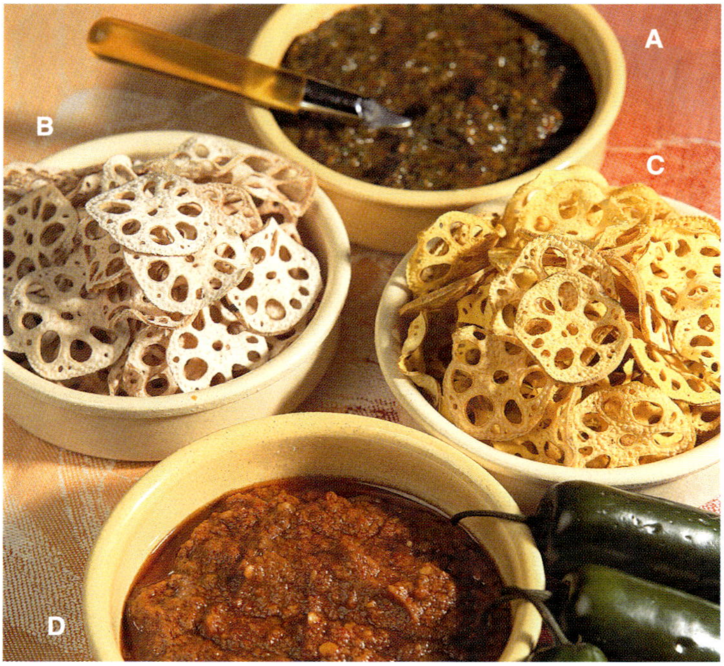

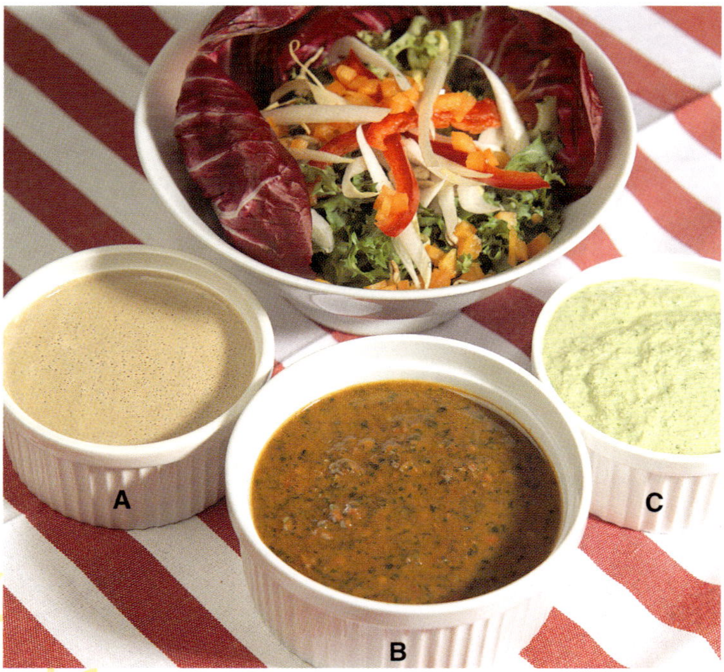

Vinaigrette aux tomates séchées et au basilic (A), p. 72
Vinaigrette aux noix de cajou et à l'estragon (B), p. 71
Vinaigrette au tournesol et au gingembre (C), p. 69

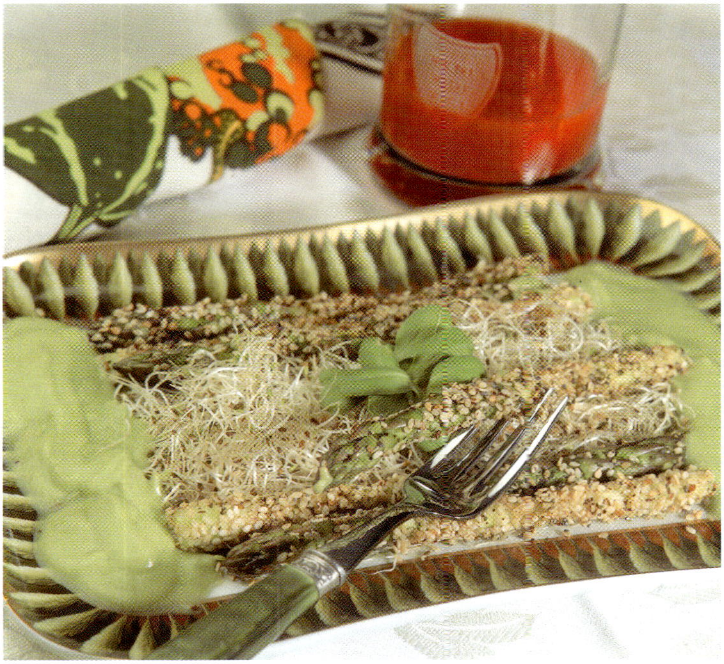

Asperges marinées aux deux sésames, p. 75

Aubergine marinée à l'italienne, p. 76

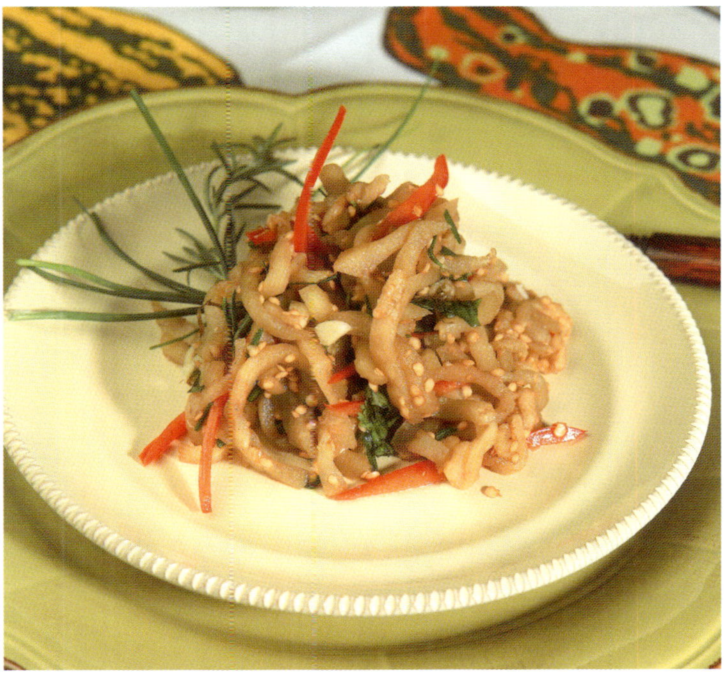

Courge musquée déshydratée surprise, p. 77

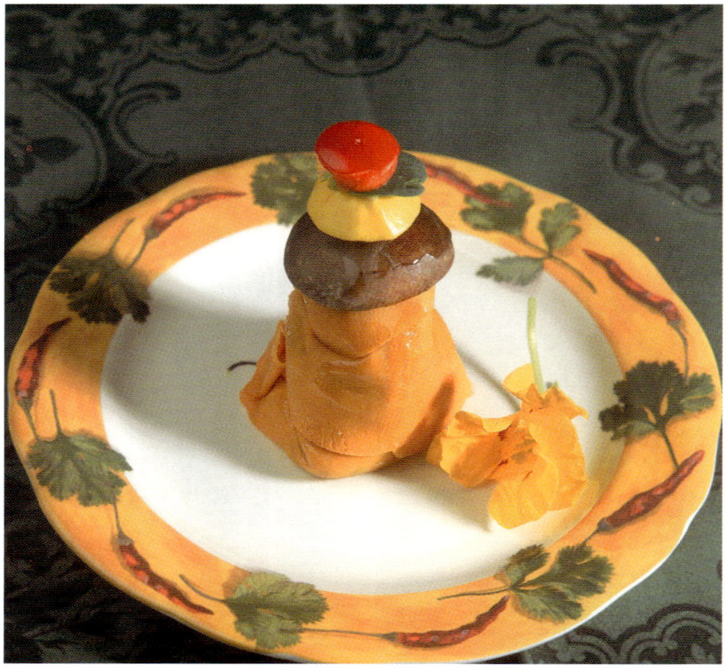

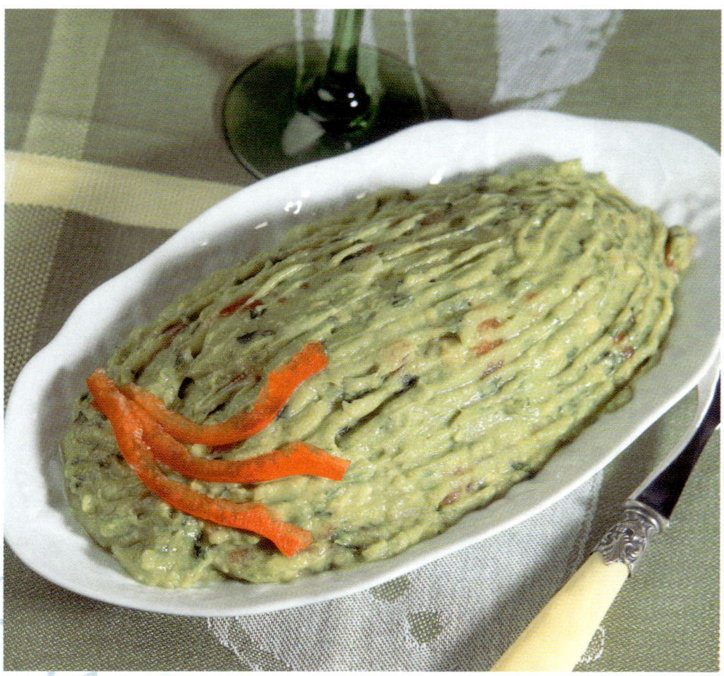

Guacamole, p. 78

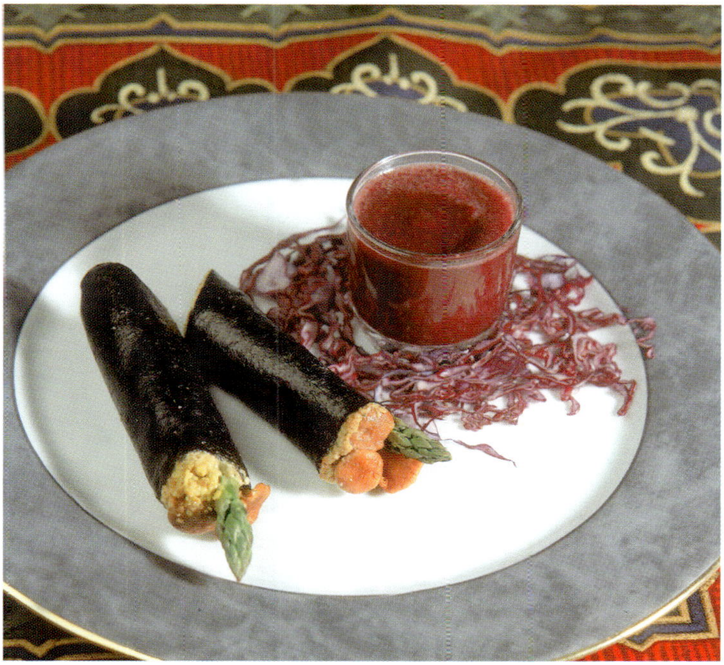

Makis aux chanterelles jaunes et aux asperges, p. 79

Méli-mélo de champignons portobello, shiitake et enoki, p. 80

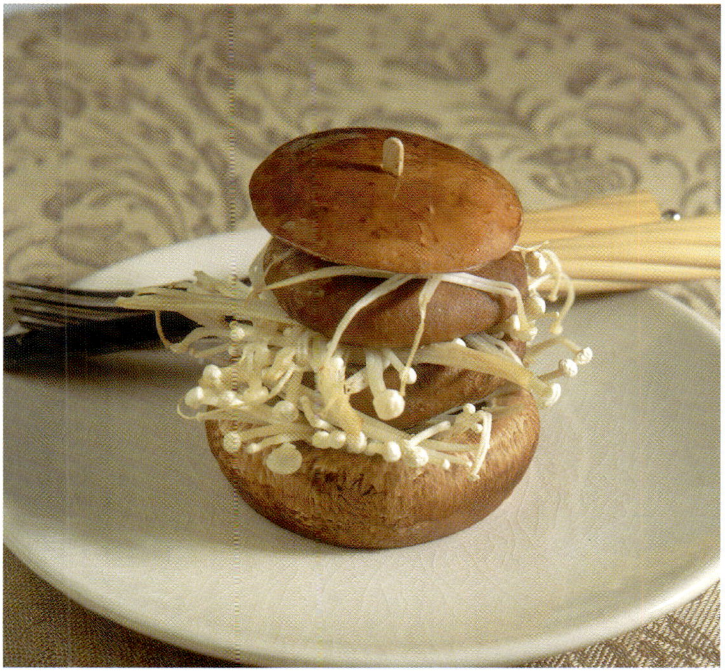

Pitaya surprise,
p. 81

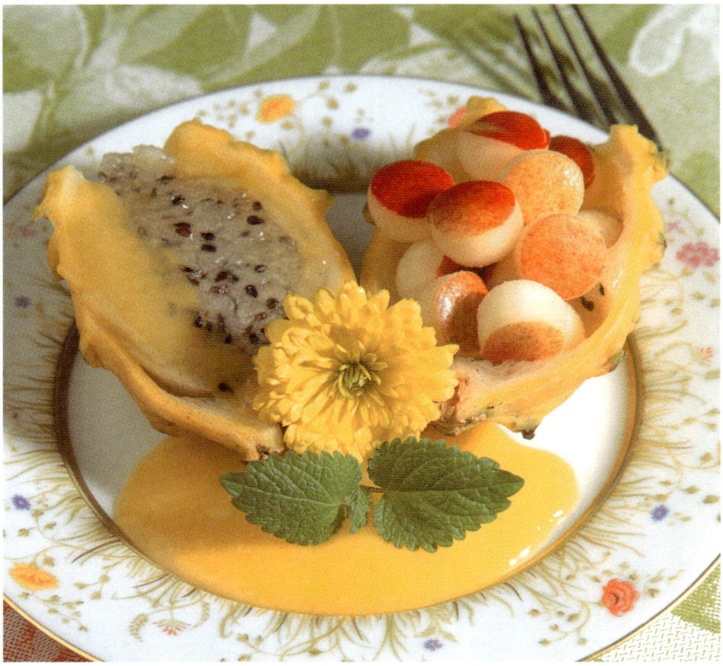

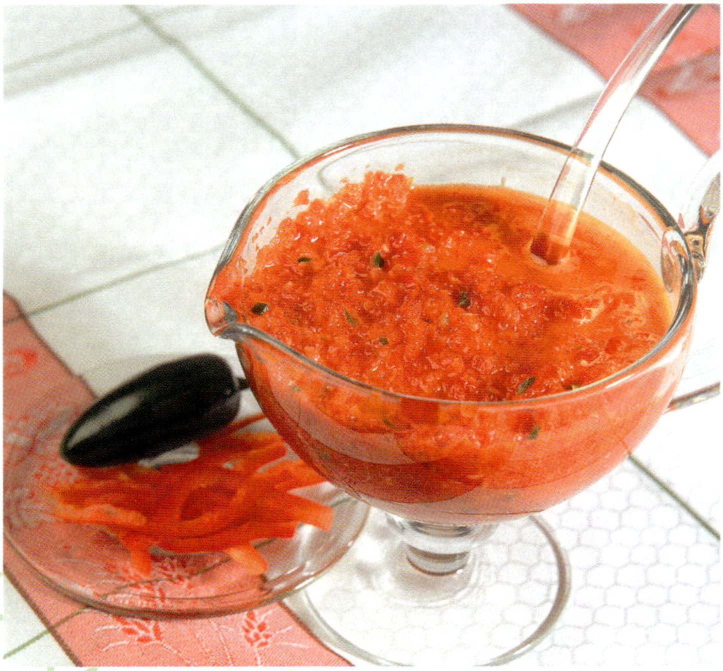

Ratatouille de poivrons,
p. 82

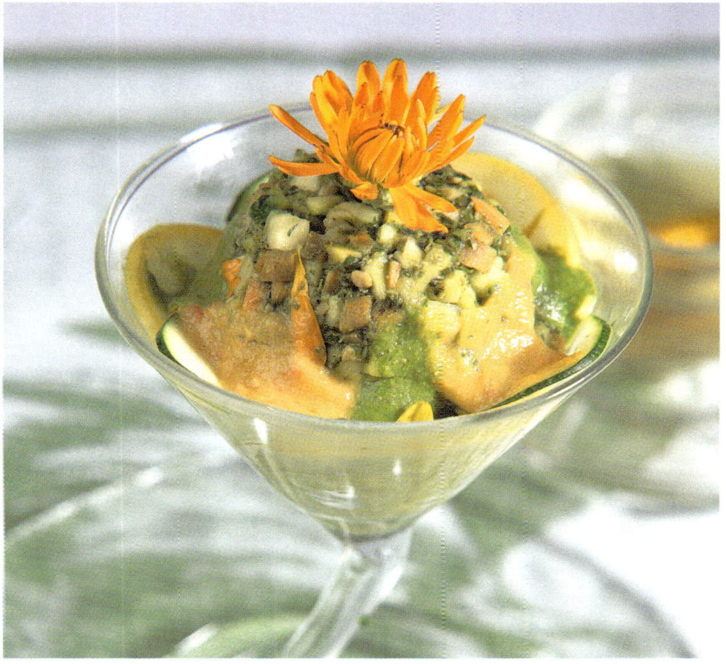

Tartare de légumes aux deux courgettes, p. 83

Terrine de légumes trois couleurs, p. 85

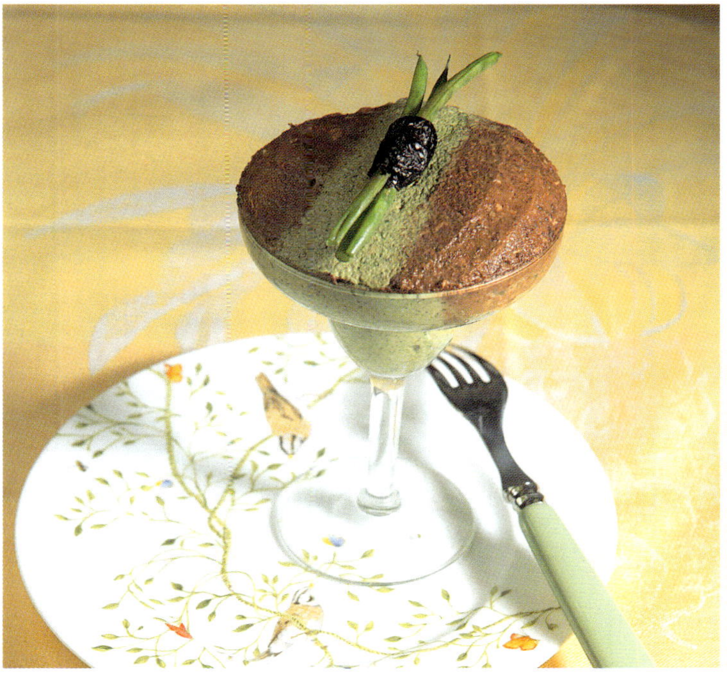

Asperges marinées, sauce au cresson et à la pomme cortland, panachée de carottes filées, p. 89

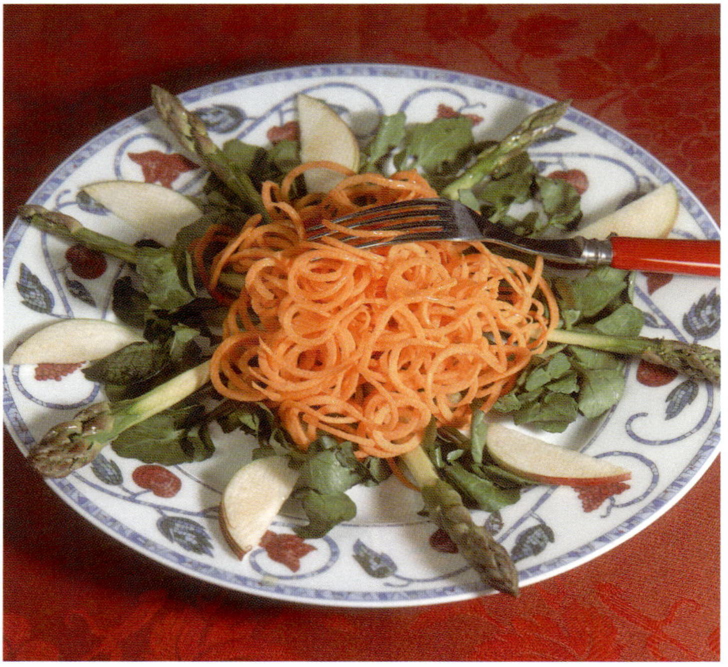

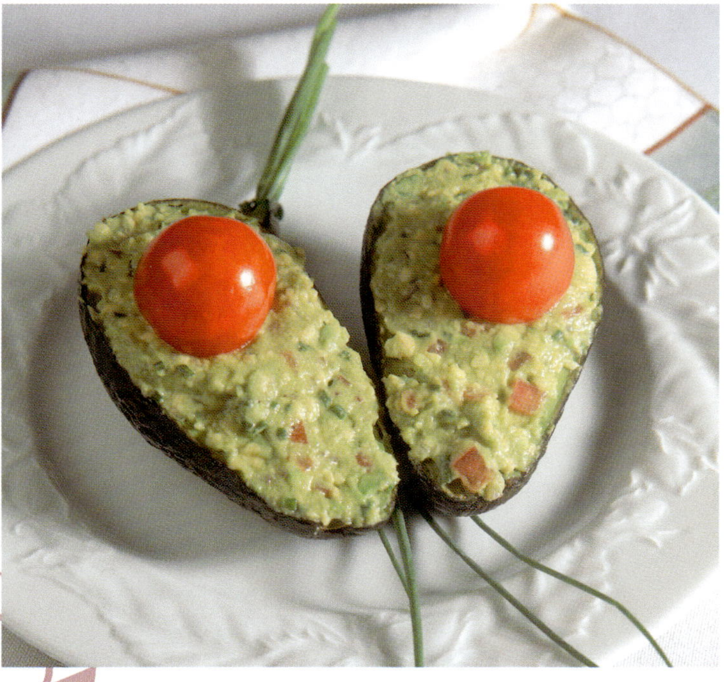

Avocats à la coque, p. 91

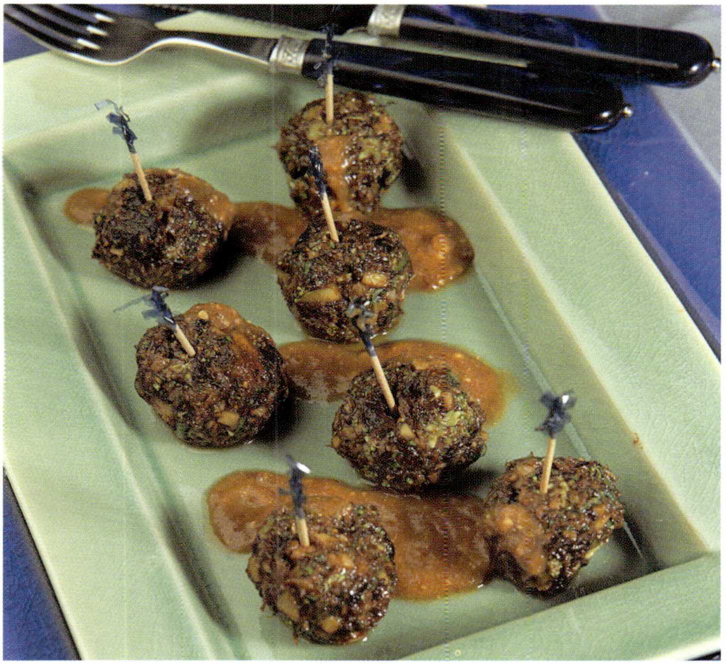

Boulettes de dattes et de pignons, p. 92

Burgers, p. 93

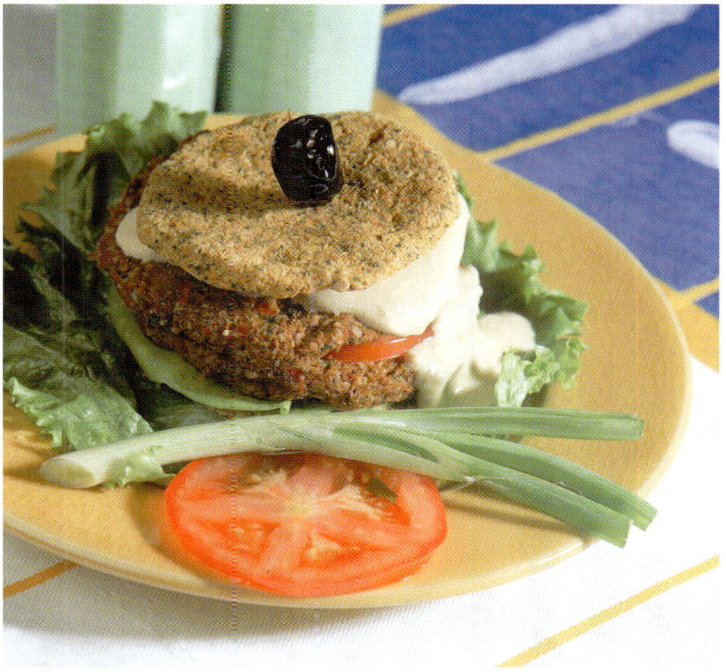

Cannellonis de courge musquée semi-déshydratée, sauce tomate aux amandes, p. 95

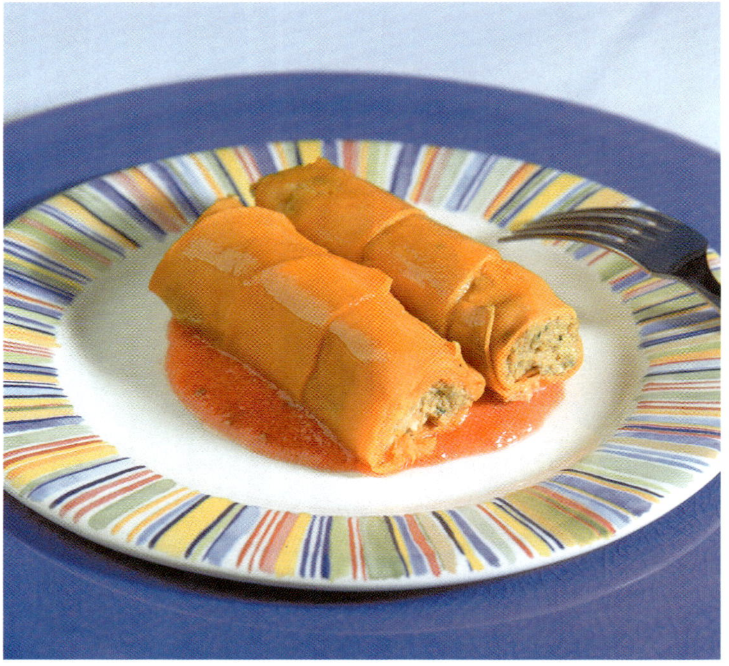

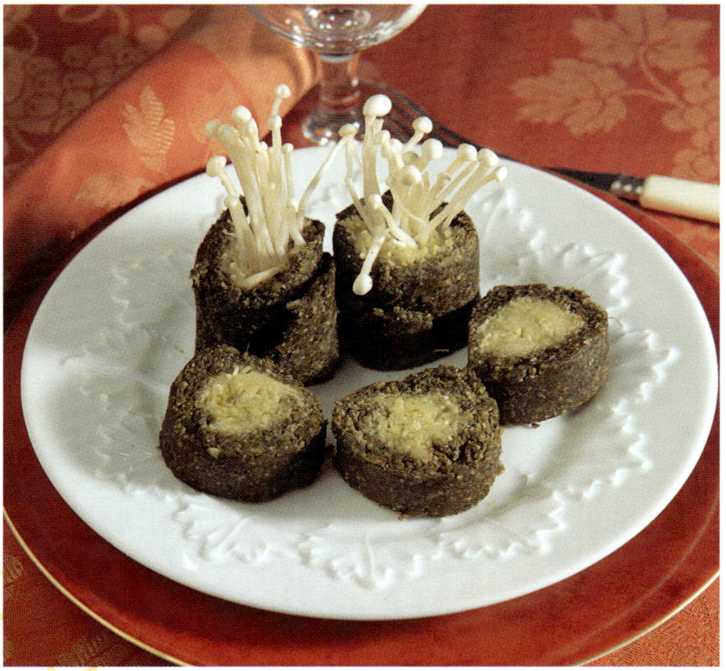

Cannolis de sarrasin germé à la mousse d'avocat et aux enoki, p. 97

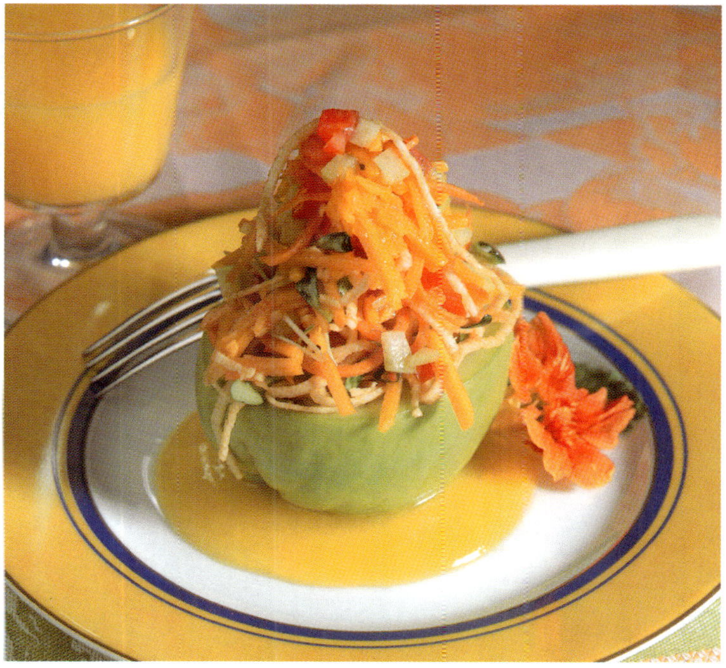

Courge musquée filée et sa brunoise de chayote à l'avocat et à la tomate, p. 98

Falafels, p. 100

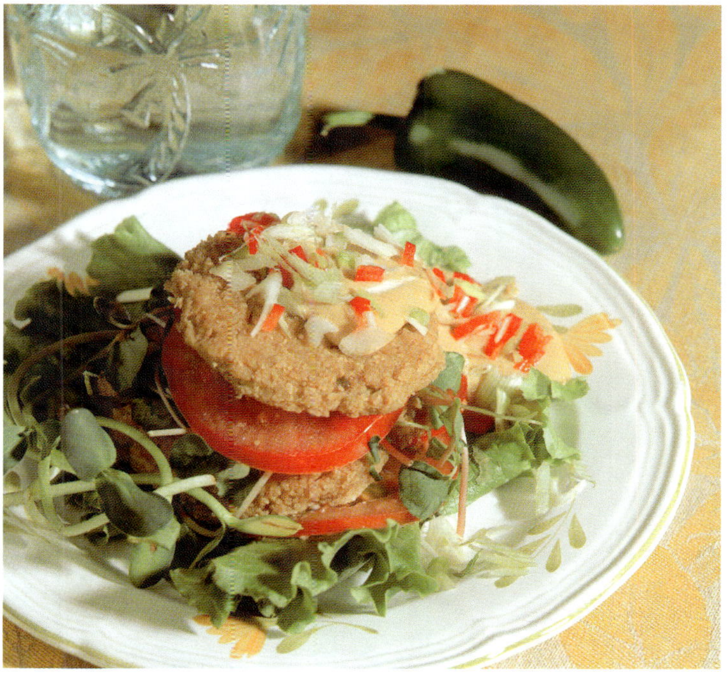

Fleurs de courges farcies à la mousse d'avocat et de concombre, p. 101

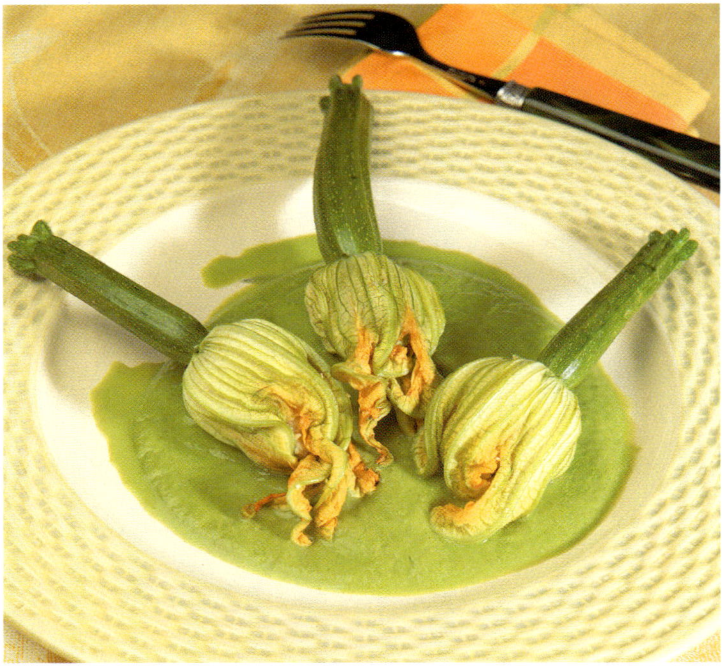

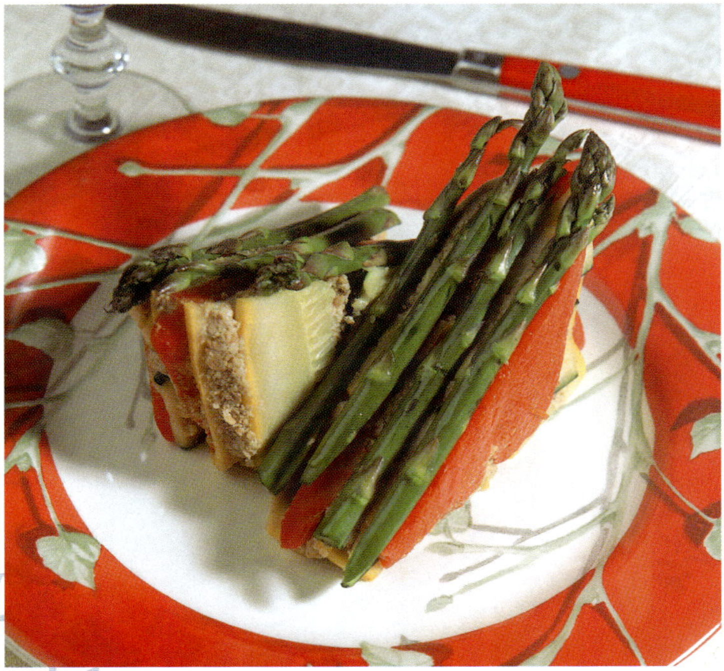

Lasagne vivante, p. 102

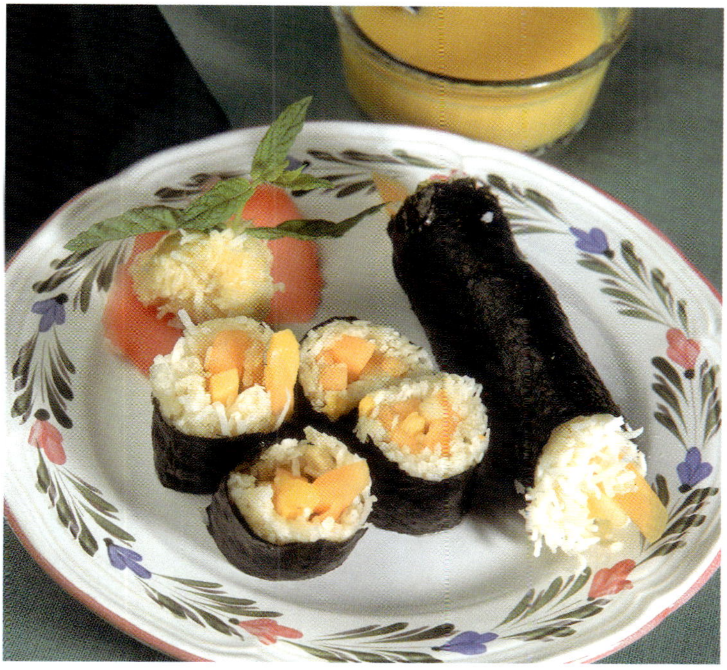

Maki à la noix de coco et julienne de fruits,
p. 103

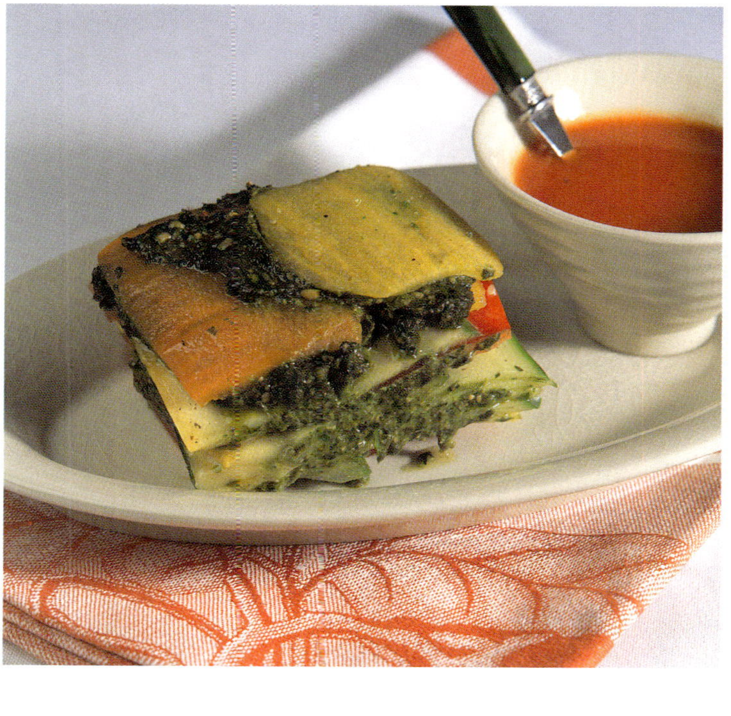

Millefeuille de poivrons et de courgette au pesto de basilic et olives noires,
p. 106

Nori surprise,
p. 108

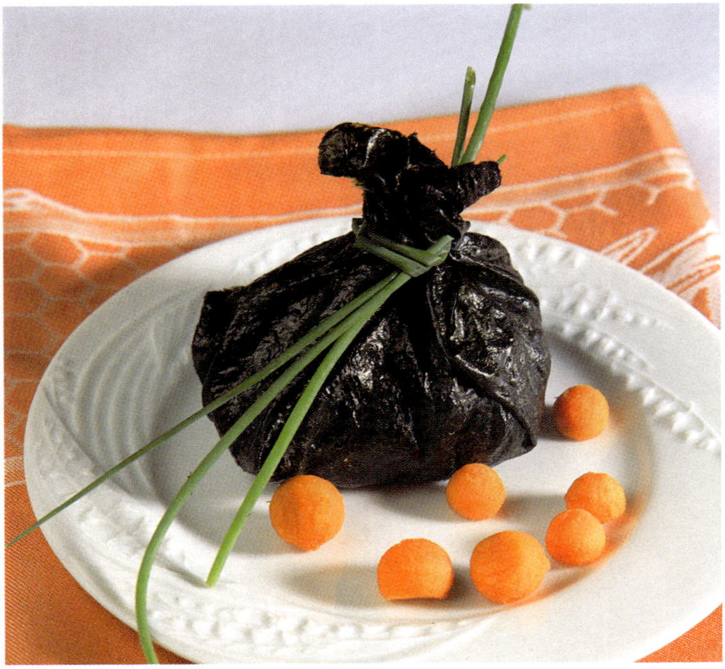

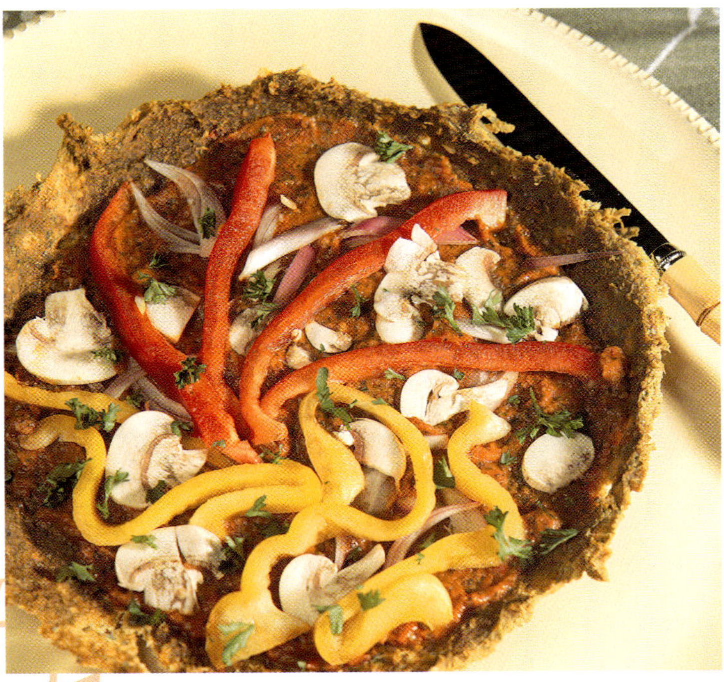

Pizza de kamut au basilic,
p. 109

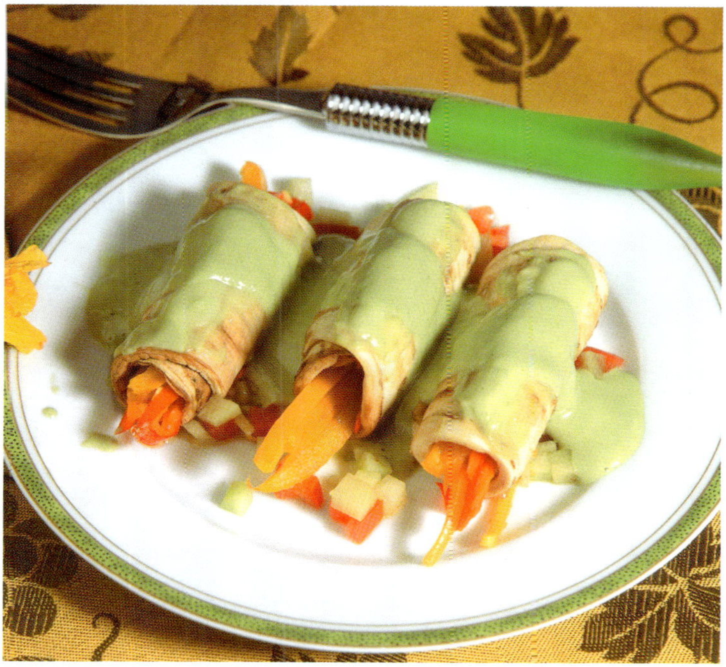

Roulades d'aubergine et de mini-poivrons semi-déshydratés, p. 110

Roulades de tomates séchées et de courge musquée, p. 112

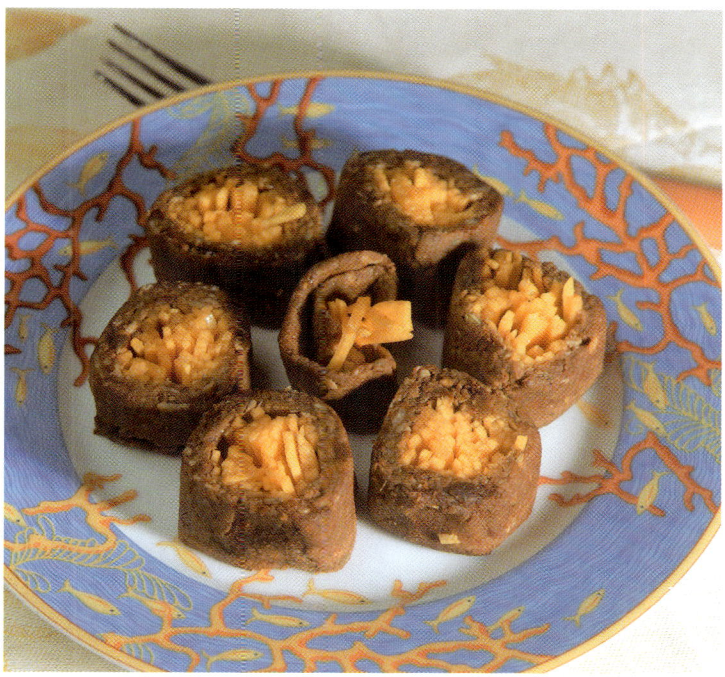

Salade de pois verts germés, p. 115

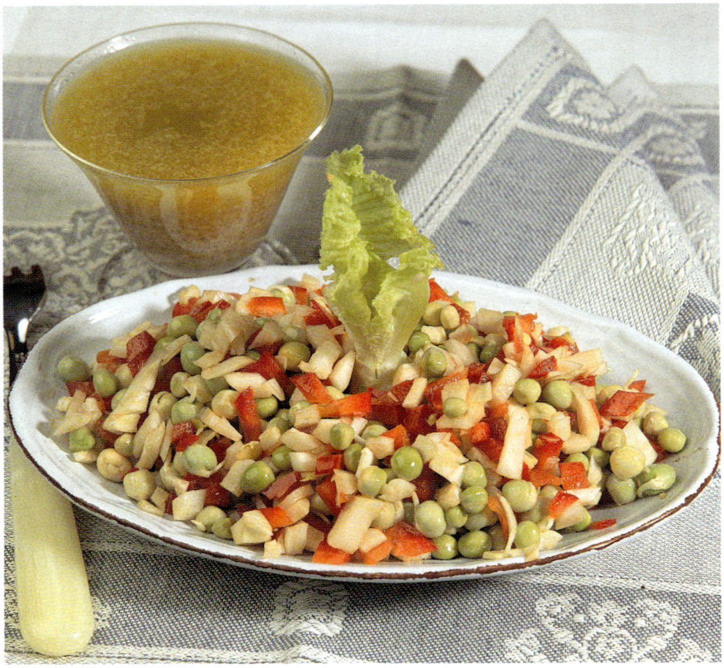

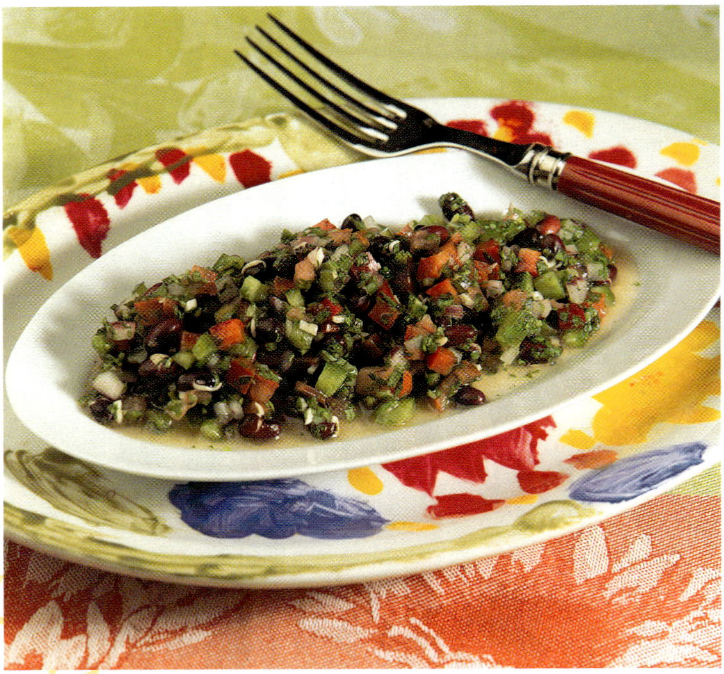

Salade de haricots noirs, p. 117

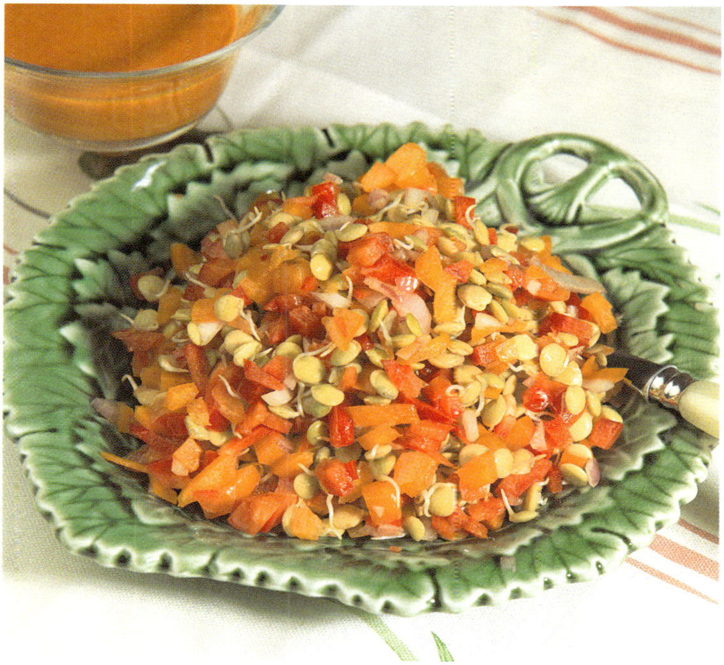

Salade de lentilles germées, p. 118

Salade de pois chiches germés, p. 119

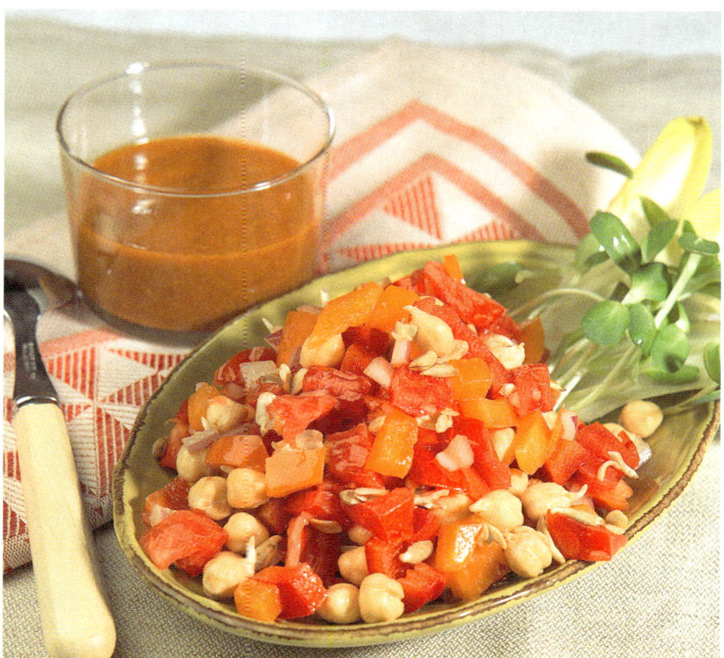

Sandwich de pain de sarrasin, aux tomates et julienne de légumes, p. 121

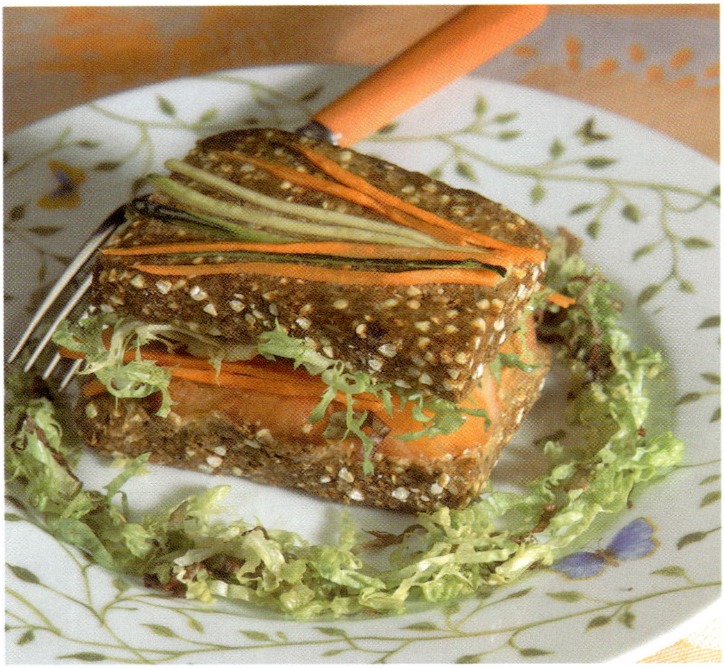

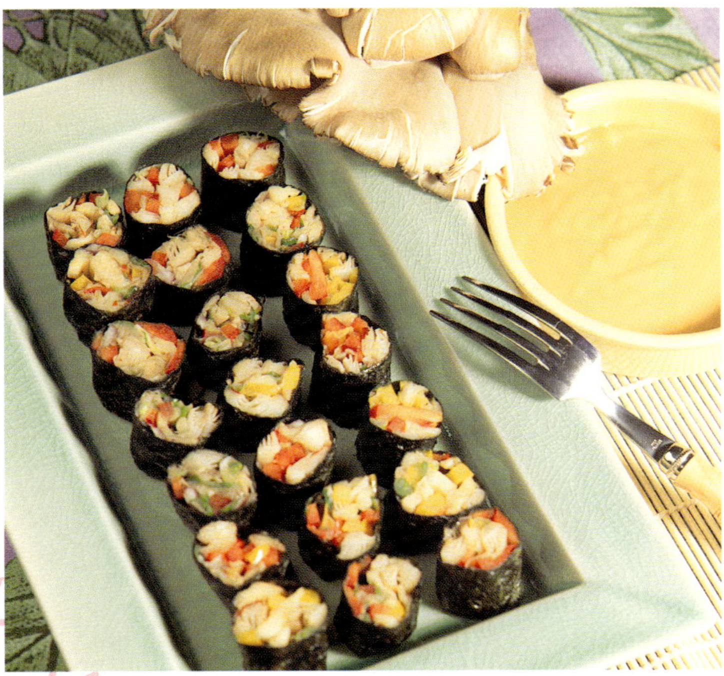

Sushis aux pleurotes, p. 124

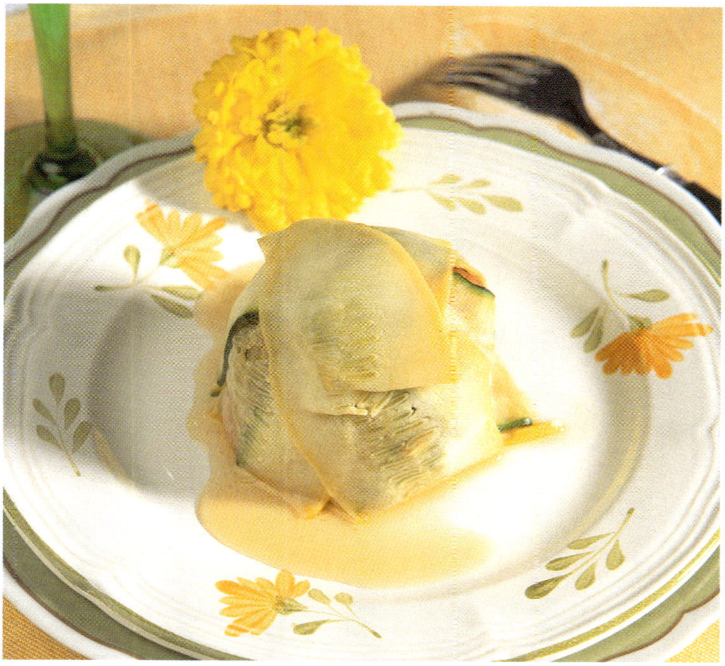

Tartelettes aux courgettes jaunes et vertes,
p. 125

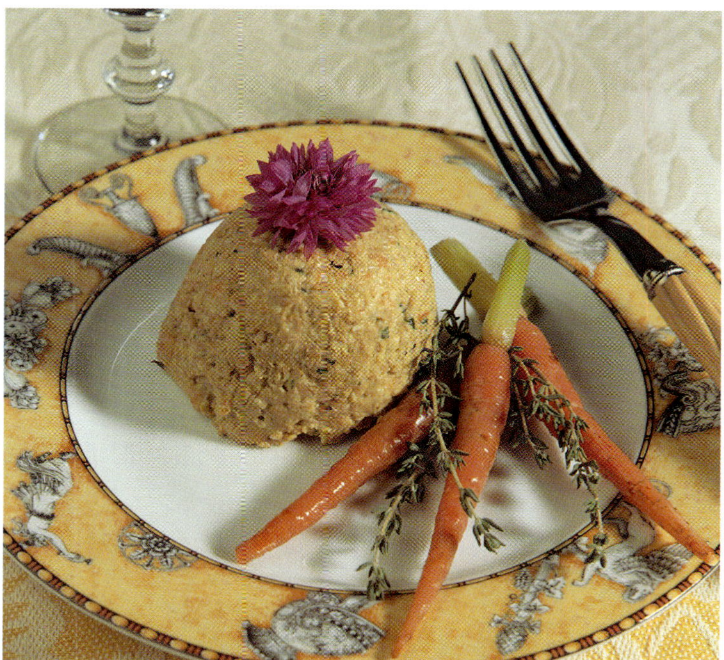

Timbales aux graines de tournesol, carotte et avocat,
p. 126

Timbales de céleri-rave aux deux pestos, p. 127

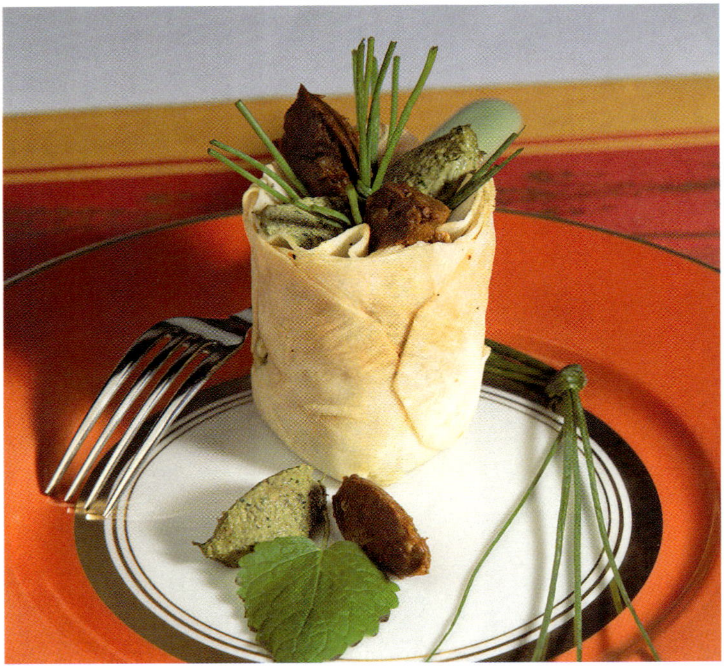

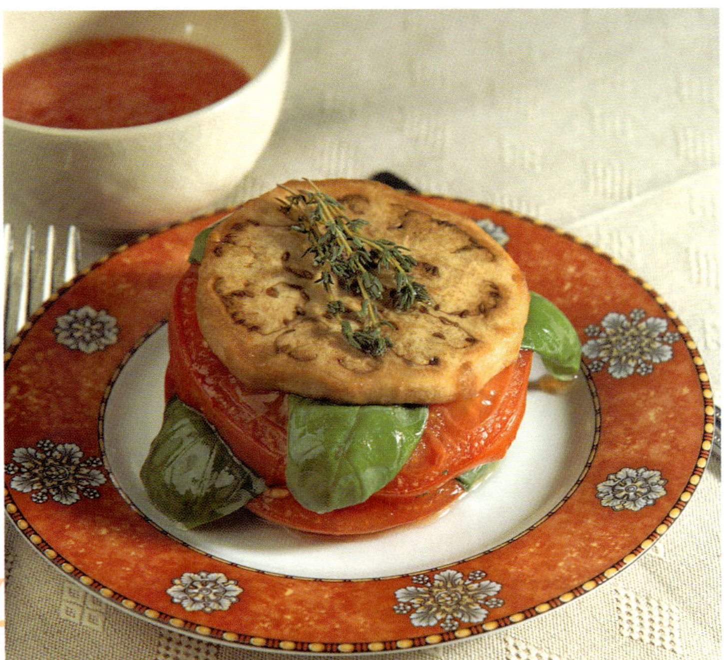

Tour d'aubergines et de tomates semi-déshydratées, p. 129

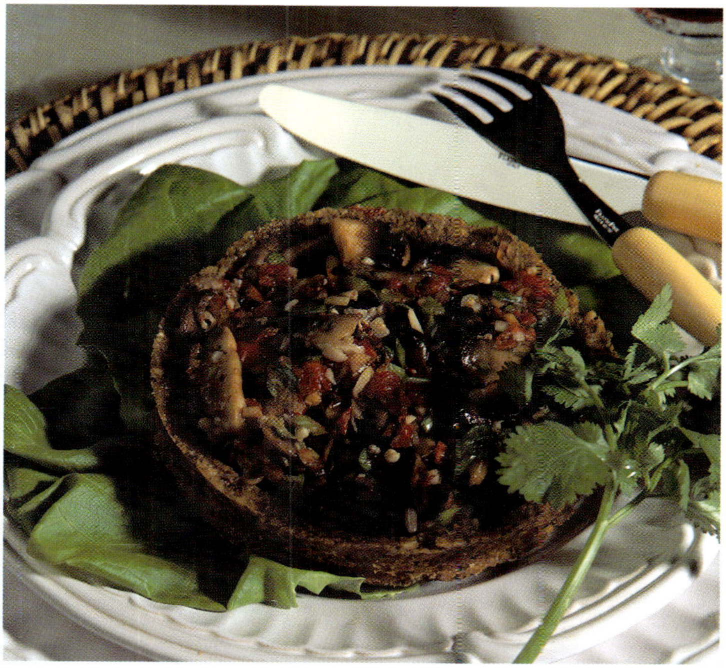

Tourtière de Noël aux portobellos, p. 130

Bacon végétal, p. 133

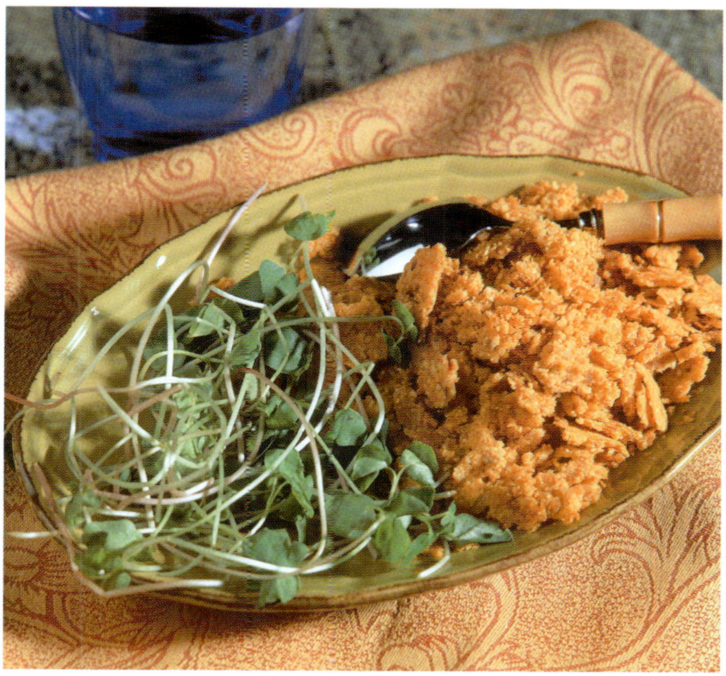

Hoummos,
p. 135

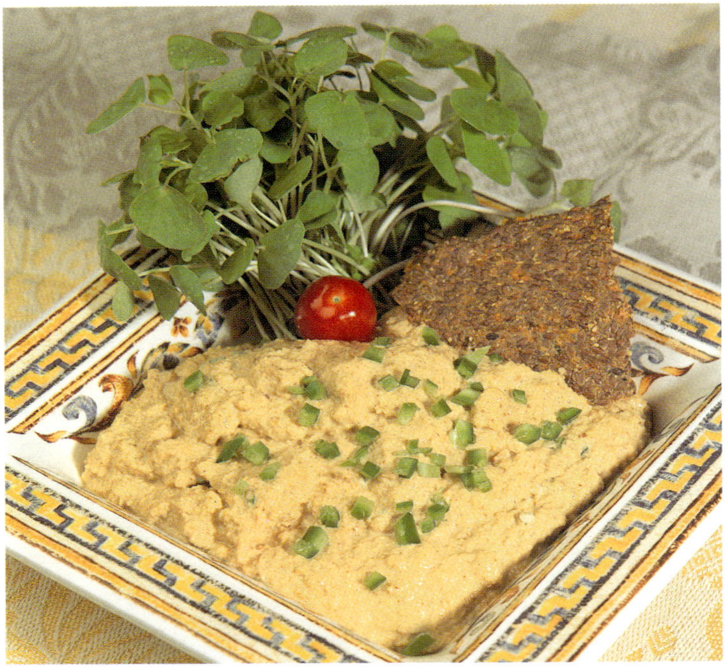

Pâté aux noisettes et au basilic,
p. 136

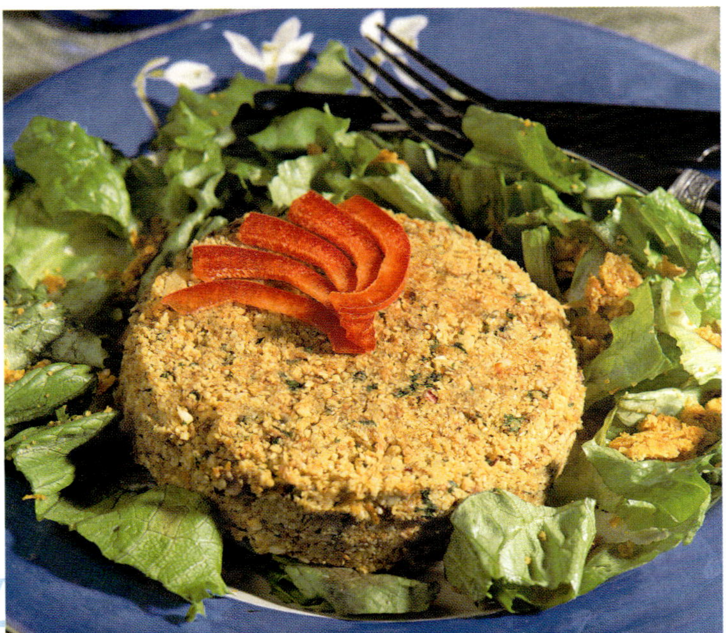

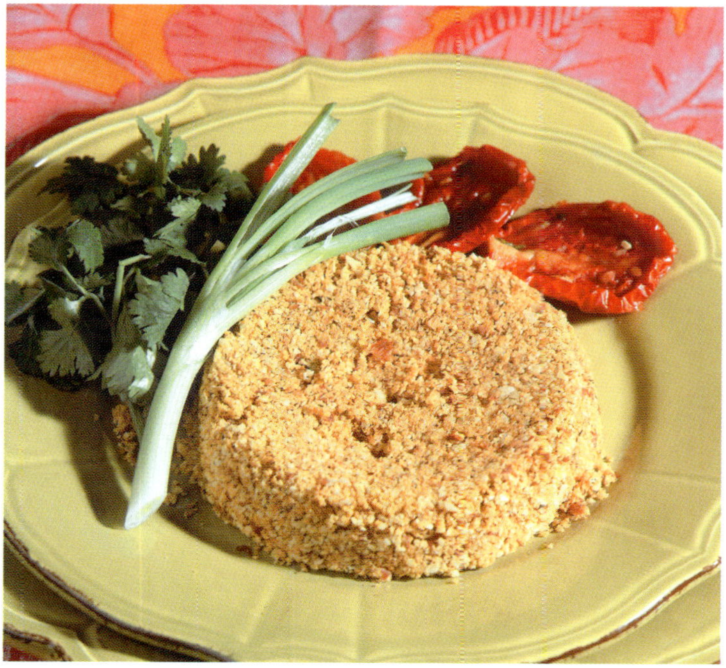

Pâté aux patates douces, p. 137

Terrine aux légumes, p. 138

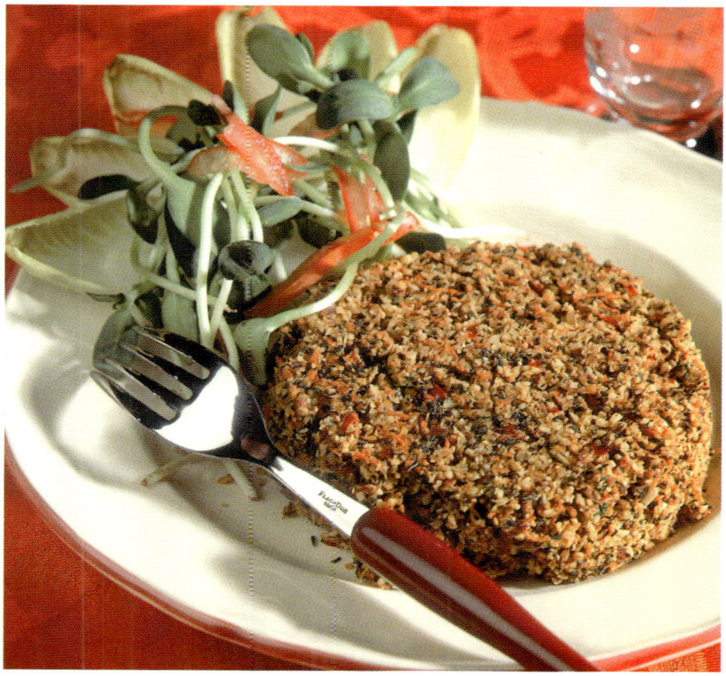

Trempette aux carottes et au gingembre (A),
p. 143
Trempette à l'avocat et au tahini (B),
p. 140

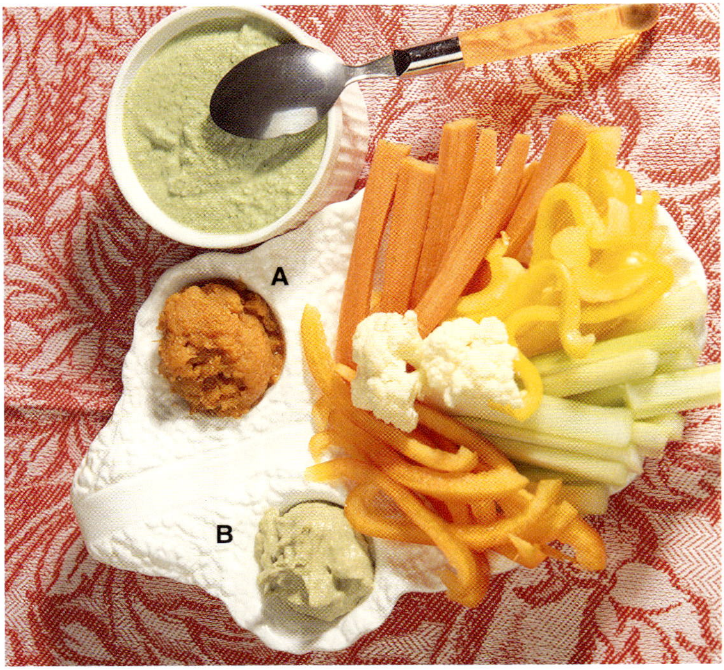

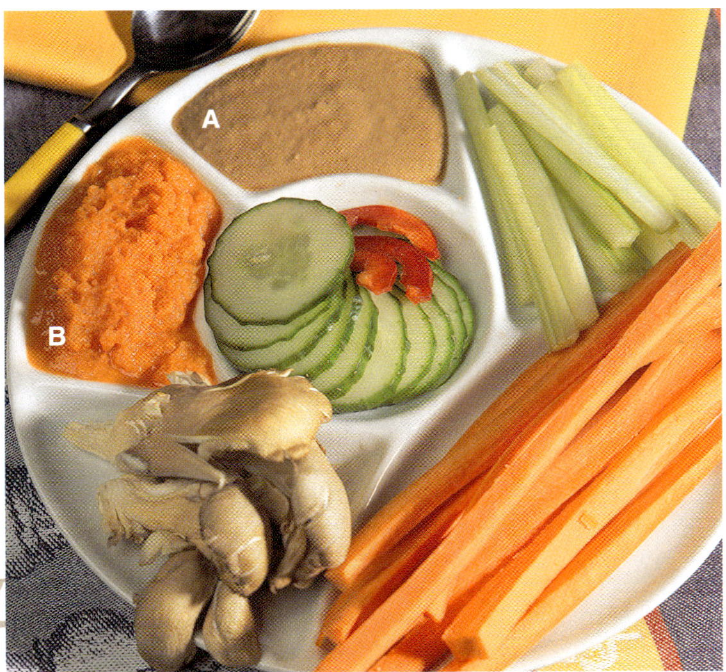

Trempette au tournesol et au miso rouge (A),
p. 141
Trempettes aux carottes et au carvi (B),
p. 142

Cannolis de sarrasin germé à la mousse d'avocat et aux enoki

INGRÉDIENTS

2 portions

- 250 g (1/2 lb) de **sarrasin germé**
- 60 ml (1/4 tasse) d'**eau pure**
- 60 ml (1/4 tasse) de **tamari** ou de **nama shoyu**
- 6 **avocats** bien mûrs
- 15 ml (1 c. à soupe) de **jus de citron** frais
- 1 pincée de **sel** et de **piment de Cayenne**
- 125 g (1/4 lb) de **champignons enoki**

PRÉPARATION

- Au robot, faire une purée avec le sarrasin, l'eau et le tamari.
- Aplatir cette pâte en formant 4 rectangles minces sur des feuilles teflex (ou du papier-parchemin) et mettre au déshydrateur à 40 °C (104 °F) pendant 1 heure ou sur une tôle à biscuits dans un four pas plus chaud que 40 °C (104 °F) pendant 1 1/2 heure.
- À mi-séchage, rouler les rectangles afin de former des cannolis.
- Poursuivre le séchage pour une durée totale de 4 heures au déshydrateur ou un peu plus au four.
- Passer au robot les avocats et le jus de citron, assaisonner.
- Farcir les cannolis de cette mousse et de champignons enoki.

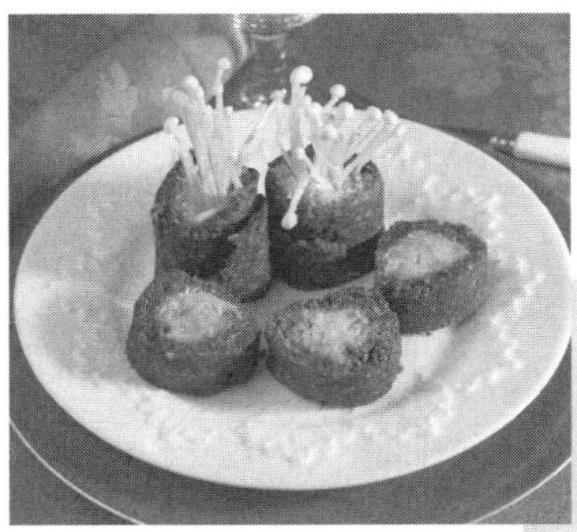

Courge musquée filée et sa brunoise de chayote à l'avocat et à la tomate

INGRÉDIENTS

4 portions

- 2 **courges musquées** moyennes
- 2 **chayotes**
- 3 **tomates** moyennes bien mûres
- 1 **avocat**
- **Jus de citron** frais pour arroser l'avocat
- 1 **oignon** moyen, haché finement
- 10 ml (2 c. à thé) d'**ail** haché
- 40 ml (2 1/2 c. à soupe) d'**huile d'olive** extra-vierge pressée à froid
- 10 ml (2 c. à thé) de **vinaigre balsamique**
- **Jus de 1 citron** frais
- 1 pincée de **sel** et de **poivre**
- 10 ml (2 c. à thé) de **basilic** frais, haché

PRÉPARATION

- Peler les courges musquées et les filer très finement à l'aide d'une effilocheuse. Réserver.
- Peler les chayotes et les couper en brunoise (très petits cubes), ainsi que les tomates.
- Peler l'avocat et le hacher grossièrement, arroser immédiatement avec du jus de citron afin qu'il ne noircisse pas.
- Mélanger les deux brunoises avec les courges filées, ajouter l'oignon, l'ail et l'avocat.

Page suivante →

- Arroser le tout de l'huile d'olive, du vinaigre balsamique et du jus de citron.
- Saler et poivrer puis saupoudrer de basilic haché très finement.
- Laisser macérer 10 minutes, le temps que la courge s'imprègne de la vinaigrette.
- Décorer au goût au moment de servir.

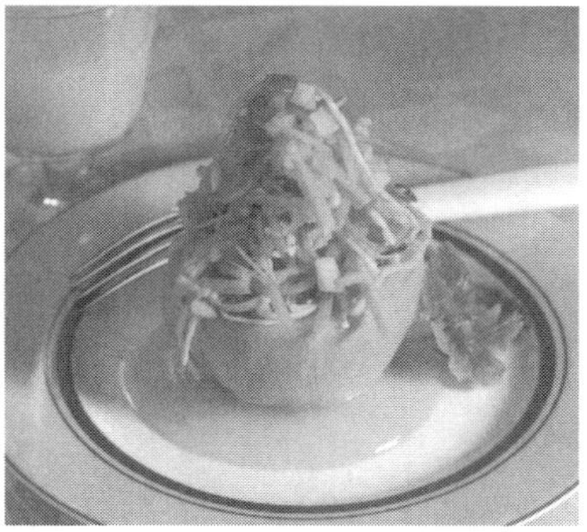

Falafels

INGRÉDIENTS

4 portions

- 500 ml (2 tasses) de **pois chiches** germés
- 45 ml (3 c. à soupe) d'**oignon rouge**
- 15 ml (1 c. à soupe) d'**ail**
- 15 ml (1 c. à soupe) de **graines de sésame**
- 5 ml (1 c. à thé) de **tahini** (de préférence cru)
- 30 ml (2 c. à soupe) de **jus de citron** frais
- 5 ml (1 c. à thé) de **sel de mer**
- 15 ml (1 c. à soupe) de **coriandre** moulue
- 15 ml (1 c. à soupe) d'**huile d'olive** de première pression
- 1 pincée de **carvi**
- **Eau pure** au besoin

PRÉPARATION

- Tremper environ 1 tasse de pois chiches 8 heures, puis faire germer 3 ou 4 jours.
- Hacher l'oignon rouge et l'ail.
- Passer au robot les pois chiches germés et les graines de sésame en s'aidant d'une spatule en plastique afin de racler les bords du récipient pour ramener le mélange au centre.
- Ajouter les autres ingrédients un à la fois afin d'obtenir un mélange aussi fin que possible. Ajouter 15 ml (1 c. à soupe) d'eau à la fois pour aider à moudre le mélange, si nécessaire.
- Former des boulettes. Les aplatir à la main pour leur donner la forme de burgers.
- Déshydrater à 30 °C (86 °F) 16 heures sur une toile pleine et 4 heures sur une toile trouée.
- Note: en sandwich avec de la laitue, de la tomate ainsi que de la sauce au tahini, c'est exquis.

Fleurs de courges farcies à la mousse d'avocat et de concombre

INGRÉDIENTS

2 portions

- 2 **avocats** moyens
- 60 ml (1/4 tasse) d'**eau pure**
- 15 ml (1 c. à soupe) de **jus de citron** frais
- **Sel de mer**, au goût
- 250 ml (1 tasse) de **concombre** pelé et épépiné, en petits cubes
- 8 **fleurs de courges**

PRÉPARATION

- Au robot, préparer la mousse d'avocat en mélangeant l'avocat, l'eau, le jus de citron et une pincée de sel de mer.
- Mélanger la mousse obtenue aux cubes de concombre.
- À l'aide d'une poche à douilles, farcir les fleurs de courges.
- Diluer le reste de la mousse avec un peu d'eau afin d'obtenir une sauce.
- Napper de sauce le fond de l'assiette et dresser les fleurs.
- Décorer au goût.

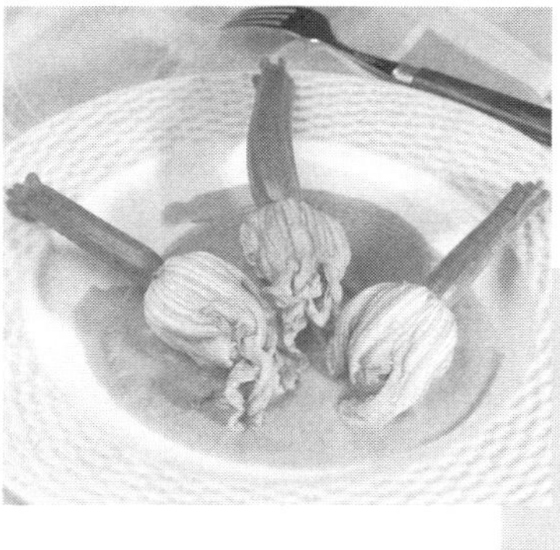

Lasagne vivante

INGRÉDIENTS

2 portions

- 90 g (3 oz) de **graines de sésame** crues, décortiquées et trempées
- 125 ml (1/2 tasse) d'**eau pure**
- 30 ml (2 c. à soupe) d'**huile de sésame** pressée à froid
- **Herbamare** ou **sel de mer**, au goût
- 1 **courgette**
- 1 **poivron rouge**
- 1 bouquet de **persil plat**, haché
- 1 bouquet de **basilic** frais, haché finement
- 6 **asperges** fines

PRÉPARATION

- Beurre de sésame: au robot culinaire, émulsionner les graines de sésame avec 25 ml (5 c. à thé) d'eau et l'huile de sésame. Assaisonner.
- Trancher très finement la courgette et le poivron rouge, et garder les parures (pelure, etc.).
- Passer les parures au robot en ajoutant environ 30 ml (2 c. à soupe) d'eau et combiner ce mélange à la moitié du beurre de sésame. Bien mélanger et réserver.
- Au robot, diluer le restant du beurre de sésame avec 80 ml (1/3 tasse) d'eau en ajoutant le basilic et le persil pour obtenir une sauce.
- Étaler les légumes tranchés et les asperges en alternant avec le mélange beurre et parure afin d'obtenir un montage rectangulaire.
- Séparer le rectangle en deux, dresser dans 2 assiettes et napper de la sauce obtenue précédemment.

Maki à la noix de coco et julienne de fruits

INGRÉDIENTS

2 portions

- 125 ml (1/2 tasse) de **noix de coco** fraîchement râpée
- 50 ml (3 1/2 c. à soupe) de **miel** biologique non pasteurisé
- 125 ml (1/2 tasse) de **cantaloup**
- 125 ml (1/2 tasse) de **mangue**
- 125 ml (1/2 tasse) d'**ananas**
- 125 ml (1/2 tasse) de **pomme**
- **Jus de 1/2 citron** fraîchement pressé
- 2 feuilles de **nori**
- **Jus de 1/2 orange** fraîchement pressé
- 2 feuilles de **menthe**

PRÉPARATION

- Mélanger la noix de coco et le miel de façon à obtenir une pâte homogène.
- Couper les fruits en julienne et faire macérer quelques minutes avec le jus de citron.
- Étaler la moitié de la pâte de noix de coco sur chaque feuille de nori, garnir de la moitié de la julienne de fruits et rouler bien fermement.
- Préparer la sauce d'accompagnement en passant au robot l'autre moitié des fruits avec un peu de jus d'orange jusqu'à obtention d'une sauce lisse.
- Couper le maki en rondelles et servir avec la sauce. Décorer de feuilles de menthe.

Makis de pousses de pois mange-tout et tapenade d'olives noires séchées au soleil

INGRÉDIENTS

2 portions

- 1 **aubergine** moyenne
- 500 ml (2 tasses) de **pousses de pois mange-tout**
- 125 ml (1/2 tasse) de **tapenade** (voir recette ci-dessous)
- 125 ml (1/2 tasse) de julienne très fine de **courge musquée**
- 4 feuilles de **nori**

Tapenade

- 1/2 tasse (125 ml) d'**olives noires séchées au soleil**, dénoyautées
- 12 **amandes** trempées préalablement environ 8 heures
- 60 ml (1/4 tasse) d'**oignon** haché
- **Basilic** frais, au goût

Sauce d'accompagnement

- 2 c. à soupe (30 ml) de **tamari** ou de **nama shoyu**
- **Amandes concassées**
- 10 ml (2 c. à thé) de **miel** non pasteurisé

Page suivante →

- 10 ml (2 c. à thé) de **vinaigre de cidre bio,** non pasteurisé
- 10 ml (2 c. à thé) d'**huile de tournesol** pressée à froid
- 5 ml (1 c. à thé) de **gingembre** haché, ou au goût

PRÉPARATION

- Évider l'aubergine et couper en deux sur la longueur, déshydrater la chair au four pas plus élevé que 43 °C (110 °F) pendant 1 heure ou au déshydrateur à la même température pendant 15 minutes.
- Dans un cul-de-poule, mélanger les pousses de pois mange-tout, la tapenade et la julienne de courge.
- Déposer le mélange obtenu à l'étape précédente sur la feuille d'algue nori et rouler.
- Dresser les makis coupés en segments sur une assiette nappée de la sauce d'accompagnement. On peut utiliser les barquettes d'aubergines pour décorer en les remplissant, par exemple, de tapenade et de pousses.

Tapenade

- Mélanger au robot les ingrédients de la tapenade avec la chair de l'aubergine obtenue à l'étape précédente.

Sauce d'accompagnement

- Mélanger au fouet tous les ingrédients.

Millefeuille de poivrons et de courgette au pesto de basilic et d'olives noires

INGRÉDIENTS

2 portions

- 2 **poivrons rouges**
- 1 **courgette**
- 15 ml (1 c. à soupe) de **jus de citron** frais
- 60 ml (4 c. à soupe) d'**huile d'olive** bio extra-vierge pressée à froid
- 1 branche d'**estragon** frais
- 10 **olives noires séchées au soleil**, dénoyautées
- 125 ml (1/2 tasse) de **basilic** frais
- 30 ml (2 c. à soupe) de **pignons**
- 5 ml (1 c. à thé) d'**ail** haché
- **Sel de mer**, au goût
- 30 ml (2 c. à soupe) d'**eau pure**

PRÉPARATION

- Éplucher les poivrons et former des rectangles égaux.
- Couper la courgette sur la longueur à une épaisseur de 2 feuilles de papier (0,5 cm ou 1/4 po) et former 4 rectangles.
- Mariner les rectangles de poivrons et de courgette avec le jus de citron,

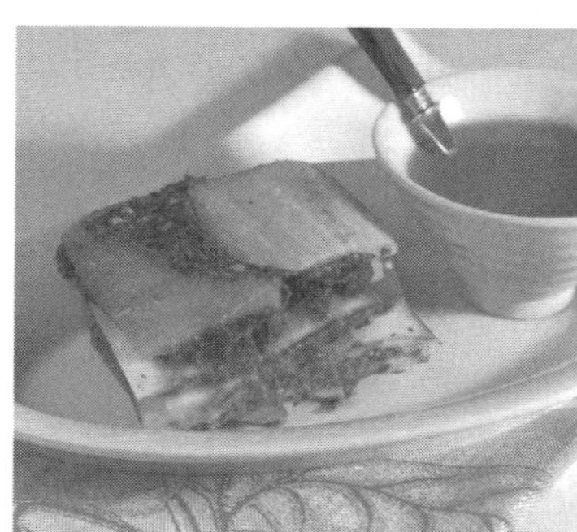

Page suivante ➤

30 ml (2 c. à soupe) d'huile d'olive et l'estragon pendant au moins 3 heures.

- Pendant ce temps, préparer le pesto: au robot culinaire à vitesse maximale, émulsionner le reste des ingrédients, y compris le reste d'huile.
- Lorsqu'ils ont suffisamment mariné, éponger les rectangles et dresser en superposant dans l'ordre suivant: poivrons, pesto, courgette, pesto, poivrons, etc. Chaque portion aura 3 rectangles de poivron et 2 de courgette.

Nori surprise

2 portions

INGRÉDIENTS

- 4 feuilles de **nori**
- 500 ml (2 tasses) de **jeunes pousses,** au choix
- 60 ml (1/4 tasse) de **vinaigrette**
- 12 parisiennes (petites boules de la grosseur de noisettes) de **courgette**
- 12 parisiennes de **carotte**
- **Eau**

Vinaigrette

- 60 ml (1/4 tasse) d'**huile de sésame** pressée à froid
- 10 ml (2 c. à thé) de **vinaigre de cidre** bio, non pasteurisé
- 10 ml (2 c. à thé) de **vinaigre balsamique**
- 1 pincée de **sel de mer**
- 1 pincée de **piment de Cayenne**
- 1 gousse d'**ail** hachée

PRÉPARATION

- Mélanger tous les ingrédients de la vinaigrette.
- Mélanger les pousses, les parisiennes et la vinaigrette. Réserver.
- Humecter les feuilles de nori avec très peu d'eau, pour les rendre pliables.
- Placer les feuilles ensemble et remplir du mélange de pousses et de parisiennes.
- Fermer les feuilles pour former un baluchon. Décorer.

Pizza de kamut au basilic

INGRÉDIENTS

2 portions

- 500 ml (2 tasses) de grains de **kamut**
- 30 ml (2 c. à soupe) de **tomates séchées**
- 30 ml (2 c. à soupe) de **basilic** frais
- 2 gousses d'**ail**
- 45 ml (3 c. à soupe) d'**eau pure**
- 2,5 ml (1/2 c. à thé) de **sel de mer**

PRÉPARATION

- Tremper les grains de kamut 8 heures, puis égoutter. Faire germer ensuite 1 ou 2 jours.
- Hydrater les tomates à l'eau pure 3 ou 4 heures.
- Hacher le basilic et l'ail.
- Passer les grains de kamut au robot culinaire. Moudre le plus finement possible avant d'ajouter l'eau.
- Hacher les tomates séchées et les incorporer au mélange avec l'ail, le basilic et le sel de mer.
- Laisser reposer cette pâte 30 minutes.
- Diviser la pâte en 2 morceaux, l'abaisser jusqu'à 0,5 cm (1/4 po). Déshydrater à 30 °C (86 °F) sur une toile, 4 heures sur une face puis 1 heure sur l'autre.
- Étaler de la salsa aux tomates séchées sur la croûte à pizza, de même que des légumes en lanières.
- Note: l'avantage de cette pizza, c'est de pouvoir la décorer de salade et de pousses, au choix.

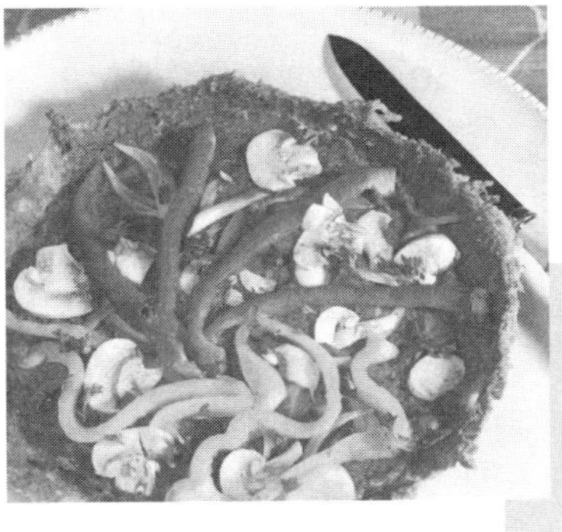

Roulades d'aubergine et de mini-poivrons semi-déshydratés

INGRÉDIENTS

2 portions

- 1 **aubergine** moyenne
- 10 **mini-poivrons**
- 5 ml (1 c. à thé) d'**ail** haché
- 1 petit **oignon**
- 2 **tomates «beef»** ou 3 **tomates** moyennes, régulières
- 1 **avocat** bien mûr
- 1 pincée de **sel** et de **piment de Cayenne**
- 5 ml (1 c. à thé) de **jus de citron** frais
- 10 ml (2 c. à thé) d'**huile d'olive** extra-vierge pressée à froid
- 10 ml (2 c. à thé) de **miso de riz brun** ou de **miso blanc** non pasteurisé
- 1 bouquet (environ 10 feuilles) de **basilic** frais

PRÉPARATION

- Trancher l'aubergine en rondelles de 3 mm (1/8 po). Couper les mini-poivrons en deux dans le sens de la longueur et retirer les pépins. Mettre environ 2 heures au déshydrateur à 40 °C (104 °F), ou de 3 à 4 heures sur une plaque à biscuits au four à environ 40 °C (104 °F).
- Réserver la moitié des rondelles d'aubergine et la moitié des mini-poivrons. Avec le reste, passer au robot l'ail, l'oignon, les tomates, l'avocat et le basilic.

Page suivante →

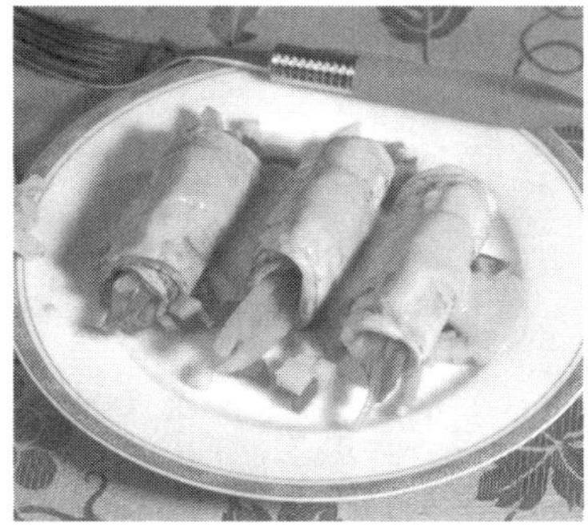

- Assaisonner de sel, de piment de Cayenne, de jus de citron, d'huile d'olive et de miso.
- Faire une julienne avec les mini-poivrons réservés et l'assaisonner d'un peu de la sauce. Laisser macérer 1/2 heure, si désiré.
- Farcir les rondelles d'aubergine avec la julienne. Verser la sauce dans le fond de l'assiette et y déposer les roulades. Saupoudrer de ciboulette ciselée et de quelques tiges.
- Décorer avec du basilic ou des herbes, au choix.

Roulades de tomates séchées et de courge musquée

INGRÉDIENTS

2 portions

- 500 ml (2 tasses) de **tomates séchées**, réhydratées et essorées
- 1 **courge musquée** moyenne
- 1 **tomate** moyenne, bien mûre
- 1 petit **oignon**
- 1 gousse d'**ail** hachée
- 10 ml (2 c. à thé) d'**huile d'olive** extra-vierge pressée à froid
- 5 ml (1 c. à thé) de **persil** haché
- 1 pincée de **sel** et de **poivre**

PRÉPARATION

- Bien essorer les tomates et les passer au robot pour obtenir une pâte homogène.
- Étaler cette pâte en mince couche, formant un carré, sur une feuille du déshydrateur à 40 °C (104 °F) pendant 6 heures ou sur une plaque à biscuits au four pas plus chaud que 43 °C (110 °F) pendant 6 heures également.
- Éplucher la courge et, à l'aide d'une machine à effilocher, en faire des filaments très minces.
- Couper la tomate et l'oignon en brunoise (cubes miniatures). Ajouter l'huile, l'ail et le persil. Saler et poivrer, au goût. Ajouter les filaments de courge et bien mélanger le tout.
- Une fois que la pâte de tomates est bien déshydratée, farcir avec la courge et rouler le tout bien fermement.
- Couper comme des sushis et décorer à volonté.

Salade de quinoa germé

INGRÉDIENTS

2 portions

- 10 **tomates cerises**
- 1 petit **poivron rouge**
- 1 petit **poivron vert**
- 1 petit **poivron jaune**
- 1 petit **poivron orange**
- 1 petit **oignon rouge**
- 1 **avocat** moyen
- 250 ml (1 tasse) de **quinoa germé**
- 45 ml (3 c. à soupe) de **graines de coriandre** fraîchement moulus
- 15 ml (1 c. à soupe) de **paprika**
- 5 ml (1 c. à thé) de **graines de cumin** fraîchement moulues
- 5 ml (1 c. à thé) de **sel de mer**
- **Jus de 2 citrons** fraîchement pressés
- 5 ml (1 c. à thé) de **piment jalapeño** haché, ou moins
- 125 ml (1/2 tasse) d'**huile d'olive** bio de première pression

PRÉPARATION

- Nettoyer tous les légumes, puis couper les tomates cerises en 4, et les poivrons et l'oignon en petits dés.
- Rincer le quinoa abondamment pour le débarrasser de la saponine.
- Passer au mélangeur les épices, le sel de mer et le jus de citron.

Page suivante →

- Dans un saladier, mettre le quinoa bien rincé, les tomates, les poivrons, l'oignon, l'avocat en dés et le jalapeño haché. Arroser du jus de citron assaisonné et de l'huile d'olive. Mélanger délicatement plusieurs fois avant de servir.
- Note: pour faire germer le quinoa, vous n'avez qu'à mettre la quantité désirée le matin dans un récipient avec de l'eau pure juste pour couvrir le quinoa mais sans plus. Mettre un couvercle ou un linge sur le récipient. Rendu au soir, le quinoa sera germé. Vous n'aurez plus qu'à bien rincer à l'eau pure et à faire votre recette.

Salade de pois verts germés

INGRÉDIENTS

de 2 à 4 portions

- 1 gros **poivron rouge**
- 1 petit **oignon rouge**
- 1 bulbe de **fenouil**
- 2,5 cm (1 po) de **racine de gingembre**
- 1 gousse d'**ail**
- **Jus de 1 citron** fraîchement pressé
- 5 ml (1 c. à thé) de **piment de la Jamaïque** ou de **cinq-épices chinois**
- 15 ml (1 c. à soupe) de **sel de mer**
- 250 ml (1 tasse) d'**huile d'olive** bio de première pression à froid
- 5 ml (1 c. à thé) d'**huile de sésame** bio de première pression à froid
- 250 ml (1 tasse) de **pois verts** germés

PRÉPARATION

- Nettoyer le poivron, l'oignon et le fenouil, puis les couper de la grosseur des pois verts germés.
- Éplucher le gingembre et l'ail, puis hacher finement.
- Passer au mélangeur le jus de citron ainsi que les épices et le sel de mer.
- Ajouter les huiles d'olive et de sésame, puis mélanger encore.

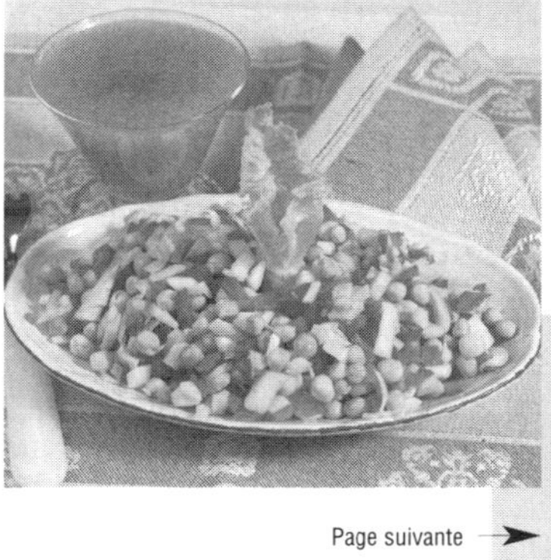

Page suivante →

- Verser cette vinaigrette sur les légumes, puis brasser plusieurs fois avant de servir.
- Note: pour faire germer des pois verts secs, faire tremper la quantité désirée dans de l'eau pure toute une nuit; jeter ensuite l'eau de trempage et laisser germer dans un récipient sur le comptoir à la noirceur en rinçant deux fois par jour jusqu'à ce que les pois soient suffisamment germés. (Environ 2 jours.) Les réfrigérer ensuite jusqu'à consommation.

Salade de haricots noirs

INGRÉDIENTS

2 portions

- 125 ml (1/2 tasse) de **haricots noirs**
- 3 **tomates** moyennes
- 1 petit **poivron vert**
- 1 **poivron rouge** moyen
- 1 petit **oignon rouge**

Vinaigrette

- 5 ml (1 c. à thé) de **sel de mer**
- 60 ml (1/4 tasse) de **coriandre** fraîche, hachée
- **Jus de 1 citron** fraîchement pressé
- 2 gousses d'**ail**
- 250 ml (1 tasse) d'**huile d'olive** bio de première pression à froid

PRÉPARATION

- Tremper les haricots noirs 12 heures puis faire germer de 2 à 3 jours en rinçant matin et soir.
- Nettoyer les tomates, les poivrons et l'oignon, puis couper tous les légumes en dés de la grosseur des haricots.
- Passer au robot le sel de mer, la coriandre, le jus de citron et l'ail, puis incorporer l'huile d'olive.
- Faire mariner la salade dans la vinaigrette pendant 3 ou 4 heures en brassant souvent afin d'homogénéiser les saveurs, puis déguster.

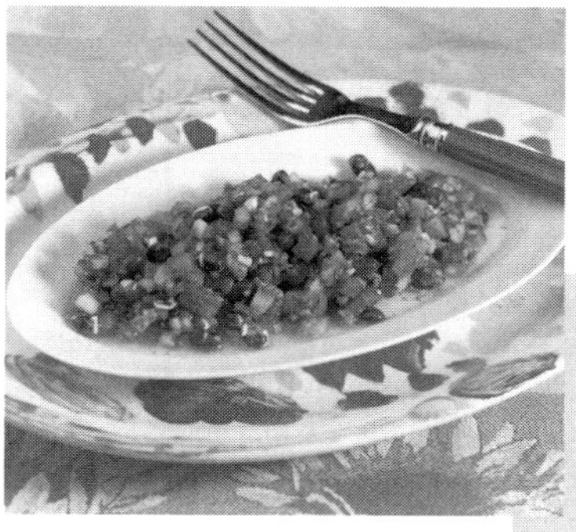

Salade de lentilles germées

INGRÉDIENTS

2 portions

- 1 **poivron rouge** moyen
- 1 **poivron jaune** moyen
- 1/2 **oignon rouge** moyen
- 3 gousses d'**ail**
- 30 ml (2 c. à soupe) de **paprika doux**
- 10 ml (2 c. à thé) de **sel de mer**
- **Jus de 2 citrons** fraîchement pressés
- 125 ml (1/2 tasse) d'**huile d'olive** bio de première pression à froid
- 250 ml (1 tasse) de **lentilles germées**

PRÉPARATION

- Nettoyer les légumes et l'ail, puis couper les poivrons et l'oignon en petits dés de la grosseur des lentilles, et hacher l'ail très finement.
- Délayer le paprika doux et le sel de mer dans le jus de citron, ajouter l'huile d'olive. Ajuster la saveur avec du sel, si nécessaire, puis verser cette vinaigrette sur les légumes et les lentilles. Laisser mariner 30 minutes en touillant de temps en temps, puis servir.
- Note: pour faire germer les lentilles, les faire tremper environ 8 heures dans de l'eau pure, jeter ensuite l'eau de trempage et les mettre dans un récipient, sur le comptoir, couvert avec un linge de manière à ce que les lentilles soient à la noirceur. Rincer 2 fois par jour pendant 2 jours environ, ou jusqu'à ce que les lentilles soient suffisamment germées. Faire ensuite la recette ou les conserver au frigo jusqu'à consommation.

Salade de pois chiches germés

INGRÉDIENTS

4 portions

- 1 **poivron rouge** moyen
- 1 **poivron jaune** moyen
- 1 **oignon rouge** moyen
- 2 grosses **tomates**
- 2 gousses d'**ail**
- 250 ml (1 tasse) de **jus de tomate** fait au robot avec des tomates fraîches
- 45 ml (3 c. à soupe) de **coriandre** fraîchement moulue
- 15 ml (1 c. à soupe) de **cumin** fraîchement moulu
- 15 ml (1 c. à soupe) de **paprika** moulu
- 1 pincée de **piment de Cayenne**
- 15 ml (1 c. à soupe) de **sel de mer**
- 250 ml (1 tasse) d'**huile d'olive** bio de première pression à froid
- 250 ml (1 tasse) de **pois chiches** germés
- 125 ml (1/2 tasse) de **graines de tournesol** germées

PRÉPARATION

- Nettoyer les légumes et l'ail, puis couper les poivrons, l'oignon et les tomates en dés de la grosseur des pois chiches, et hacher l'ail finement.
- Dans un mélangeur, mettre le jus de tomate, l'ail, la coriandre, le cumin, le paprika, le piment de Cayenne ainsi que Page suivante →

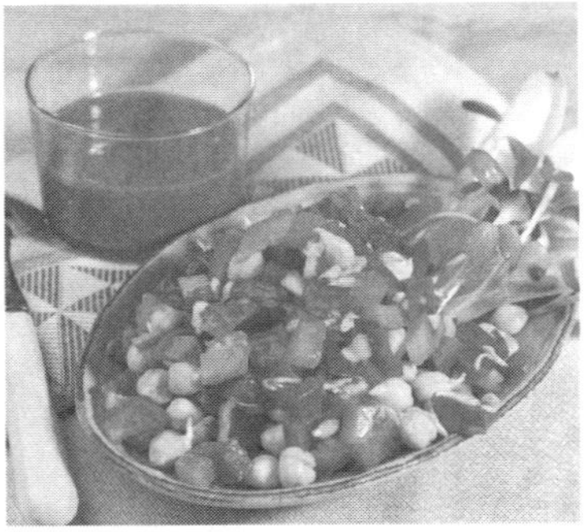

le sel de mer, et lier intimement. Vérifier la saveur de ce jus de tomate, qui devrait être très corsé, non consommable tel quel, puis ajouter l'huile d'olive et mélanger encore.

- Dans un saladier, mettre les pois chiches, les graines de tournesol, ainsi que tous les légumes restants, puis arroser de la vinaigrette.
- Laisser reposer 1 heure avant de servir en brassant fréquemment. Savourer.
- Note: pour faire germer les pois chiches et les graines de tournesol, faire tremper les pois chiches de 8 à 10 heures et les graines de tournesol environ 5 heures dans de l'eau pure. Jeter l'eau de trempage et laisser ensuite sur le comptoir dans des récipients couverts d'un linge de manière à ce qu'ils soient à la noirceur. Rincer deux fois par jour pendant 2 jours environ. Déguster ensuite ou mettre au frigo dans des contenants hermétiques.

Sandwich de pain de sarrasin, aux tomates et julienne de légumes

INGRÉDIENTS

2 portions

- 200 g (7 oz) de **sarrasin germé déshydraté**
- **Eau** en quantité suffisante
- 2 tranches de **tomates «beef»** ou 3 tranches de **tomates régulières**
- **Tamari** ou **nama shoyu** ou **sel de mer**, au goût
- 1 **carotte** en julienne très mince
- 1 **courgette** en julienne
- 4 **feuilles de laitue** au choix
- 15 ml (1 c. à soupe) de **beurre de sésame** ou de **tahini cru**

PRÉPARATION

- Broyer le sarrasin au robot et ajouter ensuite environ 60 ml (1/4 tasse) d'eau pour faire une purée ferme.
- Former des carrés aplatis comme des tranches de pain et déposer sur des feuilles teflex ou du papier-parchemin et mettre au déshydrateur à 40 °C (104 °F) environ 6 heures ou sur une plaque à biscuits au four à 43 °C (110 °F) environ 8 heures. Retourner les carrés à mi-séchage.
- Beurrer le «pain» de tahini et servir avec les légumes.

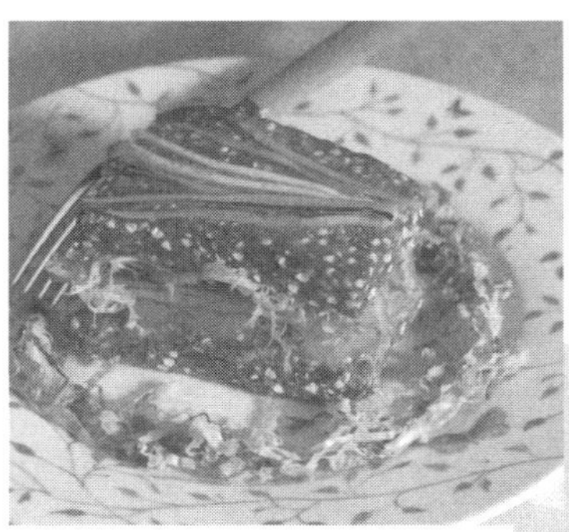

Page suivante →

- Note: pour faire germer le sarrasin, le faire tremper dans l'eau pure environ 15 minutes et jeter l'eau de trempage. Le laisser ensuite dans un bol sur le comptoir, couvrir d'un linge pour le conserver à la noirceur. Rincer le sarrasin abondamment 3 ou 4 fois par jour, pendant 2 jours environ. Lorsqu'il est germé, le mettre au déshydrateur ou au four pas plus chaud que 43 °C (110 °F) quelques heures pour cette recette.

Sushis à l'avoine, à la tomate et à l'avocat

INGRÉDIENTS

2 rouleaux

- 125 ml (1/2 tasse) de **graines de tournesol**
- 60 ml (1/4 tasse) d'**avoine en grains**
- 2 **tomates italiennes** moyennes
- 10 lanières d'**oignon rouge**
- **Jus de 1/2 citron** fraîchement pressé
- 1 **avocat**
- 3 ml (3/4 c. à thé) de **sel de mer**
- 1 pincée de **poivre noir** ou de **piment de Cayenne**
- 30 ml (2 c. à soupe) de **coriandre** fraîche, hachée
- 1 pointe de **sauce à la harissa** (voir recette page 57)
- 2 feuilles de **nori**

PRÉPARATION

- Tremper le tournesol 6 heures, puis faire germer 2 ou 3 jours.
- Tremper l'avoine 8 heures et faire germer 1 ou 2 jours.
- Couper les tomates et l'oignon en lanières, sur la longueur.
- Presser le citron sur l'avocat coupé en lanières.
- Passer l'avoine et le tournesol au robot grossièrement, en n'oubliant pas de saler et poivrer.
- Étaler le mélange d'avoine et de tournesol sur les feuilles de nori.
- Garnir de tomates, d'oignon, d'avocat, de coriandre hachée et de la pointe de harissa, puis rouler.
- Couper en tronçons égaux.

Sushis aux pleurotes

INGRÉDIENTS

2 portions

- 200 g (7 oz) de **pleurotes**
- 1/2 **oignon rouge** moyen
- Quelques lanières de **poivron rouge**
- Quelques lanières de **poivron jaune**
- 2 gousses d'**ail** hachées
- 1 pincée de **piments séchés**, broyés
- 1 pincée de **sel de mer**
- 30 ml (2 c. à soupe) d'**huile d'olive** bio de première pression
- 2 feuilles de **nori**

PRÉPARATION

- Couper les pleurotes en lanières et l'oignon en dés, après les avoir nettoyés. Dans un saladier, mélanger tous les ingrédients sauf les feuilles de nori et laisser macérer 30 minutes.
- Étaler une feuille d'algue sur un tapis à sushi, y déposer soigneusement le mélange sur la largeur, puis rouler serré. Humecter le bord libre de la largeur et coller.
- Couper en 6 tronçons égaux et tremper dans une sauce au miso brun (voir recette page 58).

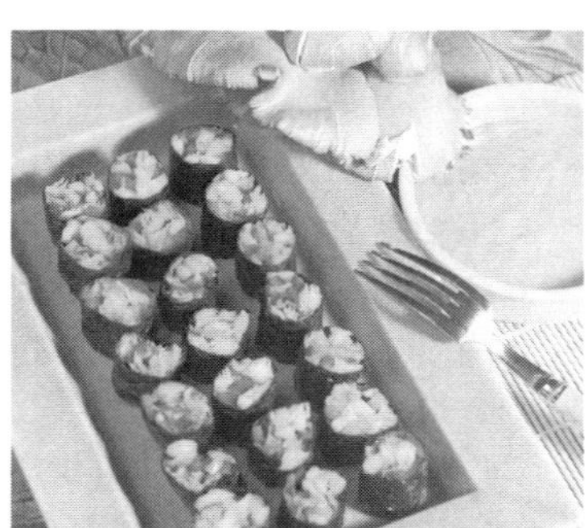

Tartelettes aux courgettes jaunes et vertes

INGRÉDIENTS

4 portions

- 2 **courgettes vertes** moyennes
- 2 **courgettes jaunes** moyennes
- 45 g (1 1/2 oz) de **tomates séchées au soleil**, réhydratées et essorées
- 60 ml (1/4 tasse) d'**huile d'olive** bio extra-vierge pressée à froid
- 15 ml (1 c. à soupe) de **jus de citron** frais
- **Herbamare** ou **sel de mer**, au goût
- 10 ml (2 c. à thé) d'**ail haché**
- 1 **tomate** moyenne, en cubes
- 30 ml (2 c. à soupe) de **persil** haché

PRÉPARATION

- À l'aide d'un trancheur, faire des tranches sur la longueur, de l'épaisseur d'une feuille de papier, avec une courgette verte et une courgette jaune.
- À l'aide d'une machine à effilocher, filer les deux courges restantes pour obtenir des filaments.
- Au robot, mélanger les tomates séchées, l'huile d'olive, le jus de citron, le sel et l'ail.
- Faire mariner les tranches et les filaments de courgettes avec la moitié de la vinaigrette pendant 1/2 heure.
- À l'emporte-pièce de 6 cm (2 1/2 po) de diamètre et de 4 cm (1 3/4 po) de hauteur, former des timbales, y déposer le mélange de filaments, de cubes de tomate et le persil haché. Refermer le tout en repliant les tranches de courgette. Dresser et napper avec le reste de la vinaigrette.

Timbales aux graines de tournesol, carotte et avocat

INGRÉDIENTS

2 portions

- 1 **carotte** moyenne
- 250 ml (1 tasse) de **graines de tournesol crues**, préalablement trempées environ 3 heures
- 1 **avocat**
- 5 ml (1 c. à thé) de **jus de citron** frais
- 2 ml (1/2 c. à thé) de **miso de riz brun** non pasteurisé
- **Sel de mer** et **piment de Cayenne**, au goût
- 1 **tomate** moyenne bien mûre
- 1 petit **oignon**
- 1 gousse d'**ail** hachée
- 7 feuilles de **basilic** frais

PRÉPARATION

- Éplucher la carotte et l'émincer.
- Mélanger avec les quatre ingrédients suivants et passer le tout au robot culinaire de façon à obtenir un mélange homogène. Assaisonner au goût.
- Placer une pellicule de plastique dans un moule au choix et verser le mélange. Réfrigérer 1 heure.
- Passer la tomate, l'oignon, l'ail et le basilic au robot. Assaisonner au goût.
- Verser un peu de cette sauce dans l'assiette, démouler la timbale et la poser par-dessus.
- Napper avec le reste de la sauce et décorer de basilic frais.

Timbales de céleri-rave aux deux pestos

INGRÉDIENTS

2 portions

- 100 g (3 1/2 oz) de **tomates séchées** au soleil
- 2 **céleris-raves** moyens, pelés
- 75 g (2 1/2 oz) de **basilic**
- 40 g (1 1/4 oz) de **pignons** trempés 4 heures (jeter l'eau de trempage)
- 10 ml (2 c. à thé) d'**ail haché**
- 1 pincée de **sel**

PRÉPARATION

- Faire réhydrater les tomates séchées dans l'eau tiède environ 5 minutes. Essorer.
- À l'aide d'un trancheur, faire 16 tranches très fines (environ de l'épaisseur d'une feuille de papier) de céleri-rave.
- Avec un couteau, former des rectangles d'environ 3 cm sur 8 cm (1 po sur 3 po) avec les 16 tranches de céleri-rave. Réserver.
- En utilisant une machine à effilocher, faire des filaments très minces avec le céleri-rave restant.
- Au robot, faire un premier pesto en mélangeant le basilic, la moitié des pignons et la moitié de l'ail. Saler. Réserver.
- Toujours au robot, faire un deuxième pesto avec les tomates séchées, l'autre moitié des pignons et l'autre moitié de l'ail. Saler.

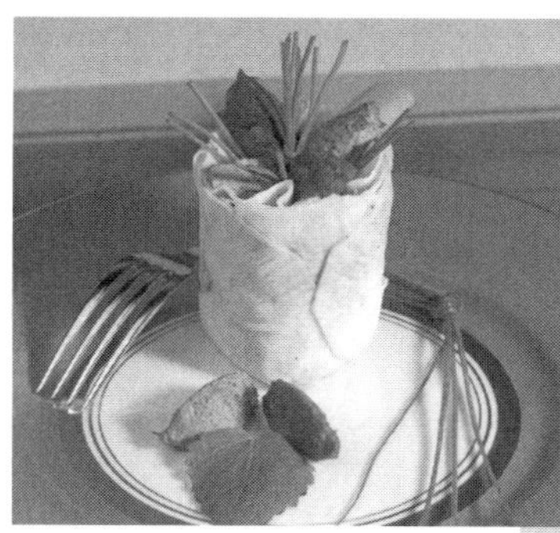

Page suivante →

- Séparer les filaments en parties égales et mélanger une moitié avec le pesto de basilic et l'autre moitié avec le pesto de tomates séchées.
- Avec un emporte-pièce d'environ 6 cm (2 1/4 po) de diamètre sur 4 cm (1 1/4 po) de hauteur, former deux timbales avec les rectangles. Débuter par des filaments au basilic et ajouter par-dessus les filaments aux tomates séchées.
- Refermer le tout et dresser en décorant à volonté.

Tours d'aubergines et de tomates semi-déshydratées

INGRÉDIENTS

2 portions

- 2 **aubergines** moyennes pelées
- 2 **tomates** bio moyennes
- 12 feuilles de **basilic** frais
- 5 ml (1 c. à thé) d'**ail haché**
- **Herbamare** ou **sel de mer**, au goût
- 18 **amandes crues,** trempées 12 heures (enlever ensuite la pelure)

PRÉPARATION

- Trancher les aubergines en 8 rondelles de 1 cm (1/2 po) et faire 8 tranches de tomates. Déshydrater à 40 °C (104 °F) au déshydrateur pendant 3 heures, ou au four à 43 °C (110 °F) pendant 5 ou 6 heures.
- Réserver les tranches d'aubergines et de tomates.
- Mettre le reste des ingrédients (sauf les amandes) au mélangeur et en faire une purée lisse.
- Séparer la sauce obtenue en deux, en réserver une partie pour napper les fonds d'assiette. Remettre la deuxième partie au mélangeur avec les amandes et en faire une pâte plus épaisse.
- Monter les tours en commençant par les tranches d'aubergine, la pâte obtenue à l'étape précédente, puis les tomates. Répéter l'opération.
- Dresser sur fond de sauce au basilic et servir.
- Donne 2 tours par portion.

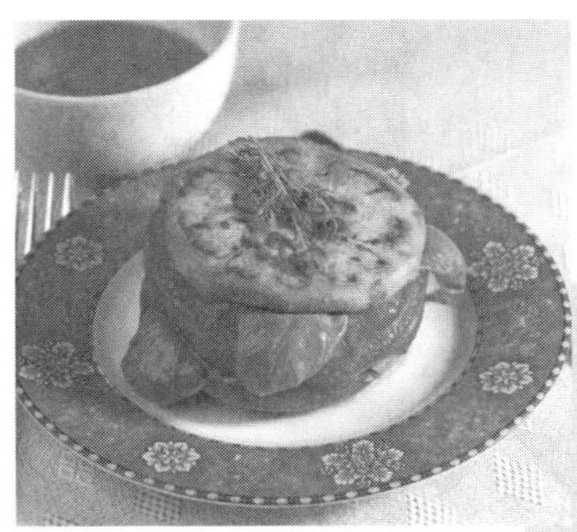

Tourtière de Noël aux portobellos

INGRÉDIENTS

2 tourtières

- 2 **croûtes à tourtière** séchées (voir recette page 189)
- 9 **demi-tomates séchées**
- 125 ml (1/2 tasse) de **pignons**
- 2 **champignons portobellos** moyens
- 6 branches de **basilic** frais
- 1 gousse d'**ail**
- 3 **oignons verts** hachés
- 45 ml (3 c. à soupe) d'**huile d'olive** bio de première pression à froid
- 1 pincée de **sel de mer**

PRÉPARATION

- Tremper les tomates séchées 3 heures et les pignons 6 heures, puis égoutter. Hacher les tomates en dés et concasser les pignons au couteau, puis mettre de côté.
- Débarrasser les champignons de leur pied et de leur barbe, puis hacher en dés d'environ 1 cm (1/2 po) d'épaisseur. Réserver.
- Hacher finement le basilic et l'ail.
- Dans un saladier, mélanger tous les ingrédients, sans oublier l'huile d'olive et le sel de mer.
- Diviser le mélange en deux et étaler dans les croûtes à tourtière. Déguster.

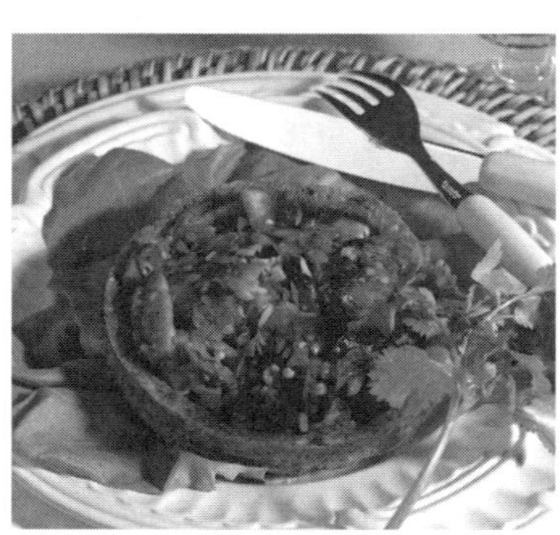

RECETTES

PLATS D'ACCOMPAGNEMENT

Bacon végétal

INGRÉDIENTS

Environ 1 tasse

- 250 ml (1 tasse) d'**amandes**
- 250 ml (1 tasse) de **pignons**
- 3 **carottes** moyennes
- 4 **oignons verts**
- 5 ml (1 c. à thé) de **paprika** moulu
- 2 gousses d'**ail** hachées
- 10 ml (2 c. à thé) de **sel de mer**

PRÉPARATION

- Tremper les amandes 8 heures et les pignons 3 heures. Égoutter et rincer, puis passer au mélangeur pour une première mouture.
- Passer les carottes à la centrifugeuse, afin d'obtenir des carottes le plus finement hachées possible. Réincorporer le jus à la pulpe des carottes. Transférer dans un robot et continuer la mouture le plus finement possible.
- Ajouter les amandes et les pignons moulus.
- Continuer la mouture, ajouter les oignons verts préalablement hachés, le paprika, l'ail haché, ainsi que le sel de mer.
- Étaler la pâte obtenue sur une toile allant au déshydrateur. Utiliser le rouleau à pâtisserie puisqu'il faut obtenir une pâte aussi mince que possible. Déshydrater 8 heures à 30 °C (86 °F), jusqu'à ce que le craquellement de la pâte soit visible.
- Finir de craqueler à la main et saupoudrer sur une salade ou en garniture dans un burger.
- Note: remplace avantageusement le bacon.

Chips de racine de lotus

INGRÉDIENTS

Environ 2 tasses

- **Racine de lotus** de 50 cm (20 po)
- 15 ml (1 c. à soupe) de **sel de mer**
- 15 ml (1 c. à soupe) de **curcuma**
- **Eau pure**, pour couvrir

PRÉPARATION

- Laver la racine de lotus, puis la trancher à la mandoline ou à l'effilocheuse le plus mince possible.
- Ajouter le sel et le curcuma à l'eau pure et y plonger les tranches de lotus. Laisser mariner 1 heure, puis égoutter.
- Étaler sur une toile perforée allant au déshydrateur. Sécher à 30 °C (86 °F) de 4 à 6 heures, selon l'épaisseur de coupe.
- Note: avec de la salsa aux tomates séchées ou de la sauce à la harissa (voir recettes pages 56 et 57), c'est un régal!

Hoummos

INGRÉDIENTS

6 portions

- 30 ml (2 c. à soupe) de **sel de mer**
- 45 ml (3 c. à soupe) de **jus de citron** frais
- 500 ml (2 tasses) de **pois chiches** germés
- 2 gousses d'**ail**
- 1 **piment jalapeño,** en dés
- 15 ml (1 c. à soupe) de **carvi** fraîchement moulu
- 45 ml (3 c. à soupe) de **coriandre** fraîchement moulue
- 30 ml (2 c. à soupe) de **paprika**
- 5 ml (1 c. à thé) de **cumin**
- 60 ml (4 c. à soupe) d'**huile de sésame** bio de première pression à froid
- 125 ml (1/2 tasse) d'**huile d'olive** bio de première pression à froid, ou plus

PRÉPARATION

- Délayer le sel de mer dans le jus de citron.
- Passer les pois chiches au robot le plus finement possible en ajoutant graduellement le jus de citron.
- Lorsque la préparation est suffisamment lisse, ajouter l'ail, le jalapeño puis les épices, et continuer à mélanger.
- Finalement, incorporer les huiles d'olive et de sésame, et savourer.

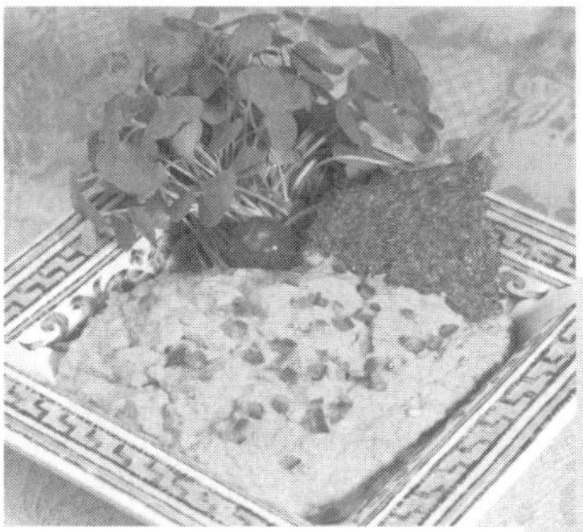

Pâté aux noisettes et au basilic

INGRÉDIENTS

4 portions

- 625 ml (2 1/2 tasses) de **noisettes**
- 125 ml (1/2 tasse) de **pignons**
- 2 **poivrons rouges** moyens
- 30 ml (2 c. à soupe) d'**oignon rouge**
- 2 gousses d'**ail**
- 45 ml (3 c. à soupe) de **basilic** frais
- 3 ml (3/4 c. à thé) de **sel de mer**

PRÉPARATION

- Tremper les noisettes 8 heures et les pignons 4 heures, puis égoutter.
- Nettoyer et hacher les poivrons rouges et l'oignon rouge.
- Hacher l'ail et le basilic.
- Passer au robot 500 ml (2 tasses) de noisettes (réserver le reste), les pignons et le reste des ingrédients. S'aider d'une spatule en plastique pour racler les bords du récipient et ramener le mélange au centre, moudre le tout le plus finement possible.
- Ajouter le reste des noisettes préalablement concassées pour ajouter du croquant à la texture.
- Mouler le fond de deux assiettes à tarte démontables sur 1,5 cm (1/2 po) de profondeur et 7 cm (3 po) de diamètre. Déshydrater à 30 °C (86 °F) pendant 8 heures ou jusqu'à ce que croustillant à l'extérieur et mou à l'intérieur.

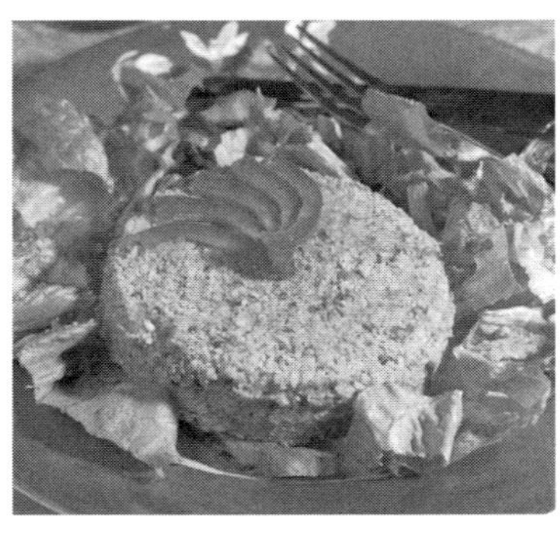

Pâté aux patates douces

INGRÉDIENTS

4 portions

- 125 ml (1/2 tasse) d'**amandes**
- 60 ml (1/4 tasse) de **raisins secs**
- 1 **patate douce** moyenne
- 15 ml (1 c. à soupe) de **gingembre frais** épluché
- 3 ml (3/4 c. à thé) de **sel de mer**

PRÉPARATION

- Tremper les amandes et les raisins secs 8 heures dans de l'eau pure et des contenants séparés.
- Éplucher la patate et la couper en dés.
- Moudre au moulin à café ou au mélangeur les amandes le plus finement possible. Il sera plus facile de les moudre si vous les faites déshydrater quelques heures.
- Transférer au robot, ajouter les raisins secs réhydratés, le gingembre ainsi que le sel de mer et moudre le tout le plus finement possible.
- Utiliser deux moules à gâteau démontables de 10 cm (4 po) de diamètre. Étendre au fond la pâte obtenue et déshydrater 16 heures à 30 °C (86 °F).
- Note: délicieux avec une vinaigrette au tournesol et au gingembre (voir recette page 69).

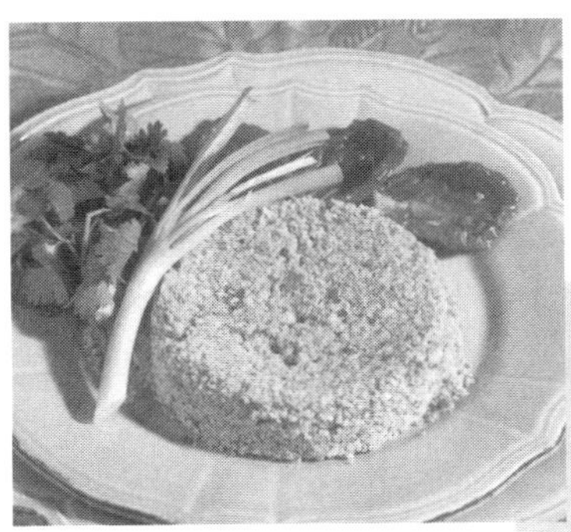

Terrine de légumes

INGRÉDIENTS

4 portions

- 125 ml (1/2 tasse) de **graines de tournesol**
- 2 **carottes** moyennes
- 1/2 **oignon rouge** moyen
- 2 branches de **céleri**
- 1 bulbe de **fenouil**
- 45 ml (3 c. à soupe) de **menthe** fraîche
- 625 ml (2 1/2 tasses) de **noisettes** trempées
- 125 ml (1/2 tasse) de **pignons** trempés
- 5 ml (1 c. à thé) de **sel de mer**

PRÉPARATION

- Faire tremper les graines de tournesol environ 4 heures et les faire germer ensuite environ 2 jours.
- Éplucher les carottes, l'oignon puis nettoyer le céleri et le fenouil.
- Hacher la menthe et l'oignon le plus finement possible au couteau.
- Passer à la centrifugeuse les carottes, le céleri ainsi que le fenouil. Réserver le jus et la pulpe des légumes.
- Moudre au robot 500 ml (2 tasses) de noisettes, puis les pignons et les graines de tournesol le plus finement possible. Utiliser une spatule en plastique afin de racler les bords du récipient du mélangeur.
- Dans un saladier, mélanger la pulpe des légumes, la pâte de noix, la menthe, le sel de mer, l'oignon et les noisettes restantes préalablement concassées au robot.
- Ajouter le jus de légumes obtenu à la centrifugeuse. Mélanger intimement.

Page suivante →

- Mouler le fond de deux assiettes à tarte démontables de 7 cm (3 po) de diamètre sur 2,5 cm (1 po) de hauteur. Déshydrater 8 heures à 30 °C (86 °F).
- Note: servie avec une vinaigrette au tahini, à la coriandre et au cumin (voir recette page 66), c'est un délice!

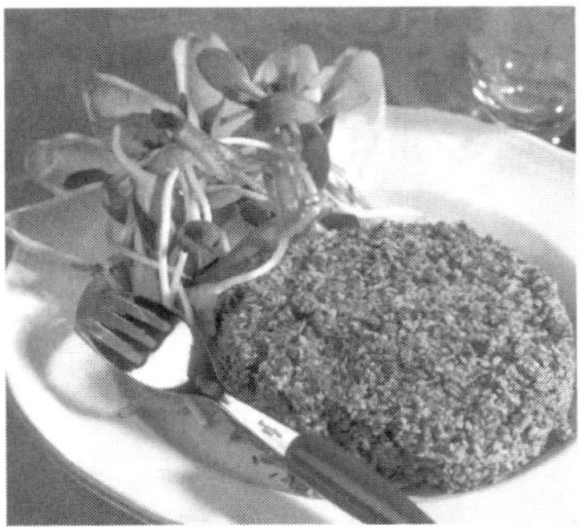

Trempette à l'avocat et au tahini

INGRÉDIENTS

2 portions

- 15 ml (1 c. à soupe) de **coriandre** en grains
- 3 ml (3/4 c. à thé) de **cumin** en grains
- 1 **avocat** moyen
- **Jus de 1 citron** fraîchement pressé
- 30 ml (2 c. à soupe) de **tahini**
- 3 ml (3/4 c. à thé) de **sel de mer**
- **Poivre du moulin**, au goût
- 125 ml (1/2 tasse) d'**eau pure**

PRÉPARATION

- Tremper les graines de coriandre et de cumin pendant 4 heures. Égoutter puis moudre au moulin à café le plus finement possible, en ajoutant le sel de mer.
- Éplucher l'avocat, le dénoyauter, puis l'écraser à la fourchette avec le jus de citron.
- Dans un mélangeur, mettre l'avocat, le tahini, la coriandre, le cumin et l'eau, et mélanger à haute vitesse. Ajuster la saveur avec du sel et du poivre.
- Note: avec du céleri, c'est génial!

Trempette au tournesol et au miso rouge

INGRÉDIENTS

4 portions

- 250 ml (1 tasse) de **graines de tournesol**
- 30 ml (2 c. à soupe) de **vinaigre de riz brun**
- 3 ml (3/4 c. à thé) de **sel de mer**
- 45 ml (3 c. à soupe) de **miso rouge**
- 5 ml (1 c. à thé) de **mirin**
- 180 ml (6 oz) d'**eau pure**
- 2 gousses d'**ail**
- 30 ml (2 c. à soupe) d'**oignon** haché

PRÉPARATION

- Tremper les graines de tournesol dans de l'eau pure, pendant 8 heures. Ensuite rincer, laisser germer et rincer à l'eau claire toutes les 8 heures, 3 ou 4 fois. La longueur idéale du germe est la longueur de la graine.
- Moudre les graines au robot le plus finement possible, puis transférer dans un mélangeur.
- Ajouter le vinaigre de riz brun, le sel de mer et le miso, puis continuer à mélanger.
- Incorporer le mirin et l'eau à raison de 30 ml (2 c. à soupe) à la fois, et finalement l'oignon et l'ail.
- Tremper une carotte ou des légumes au choix et déguster!

Trempette aux carottes et au carvi

INGRÉDIENTS

4 portions

- 3 ml (3/4 c. à thé) de **carvi** entier
- 15 ml (1 c. à soupe) de **coriandre** entière
- 5 **carottes** moyennes
- 3 gousses d'**ail**
- 3 ml (3/4 c. à thé) de **sel de mer**
- 1 pincée de **poivre** entier
- 1 pointe de **sauce aux piments séchés** (harissa)
- 125 ml (1/2 tasse) d'**eau pure** ou moins

PRÉPARATION

- Tremper le carvi et la coriandre dans de l'eau pure pendant 4 heures.
- Hacher les carottes au robot le plus finement possible, après les avoir épluchées. C'est de cette opération que dépend la réussite de la recette. Plus la texture sera fine, moins on aura besoin d'eau, et plus le mélange sera homogène.
- Transférer dans un mélangeur, ajouter l'ail, le sel de mer, le poivre, la pointe de sauce à la harissa (voir recette page 57), le carvi et la coriandre, de même que 30 ml (2 c. à soupe) d'eau pure. Hacher le plus finement possible.
- Ajouter l'eau, 30 ml (2 c. à soupe) à la fois, et s'aider d'une spatule en plastique afin de racler les bords du récipient et de ramener la préparation au centre.
- Ajuster la saveur avec du sel et la texture avec de l'eau, et déguster.

Trempette aux carottes et au gingembre

INGRÉDIENTS

4 portions

- 5 **carottes** moyennes
- 30 ml (2 c. à soupe) de **mirin**
- 2,5 cm (1 po) de **racine de gingembre**
- 3 ml (3/4 c. à thé) de **sel de mer**
- 180 ml (6 oz) d'**eau pure**, ou moins, selon la texture désirée

PRÉPARATION

- Éplucher les carottes, puis les hacher au robot le plus finement possible. C'est de cette opération que dépend la réussite de la recette. Plus la texture sera fine, moins on aura besoin d'eau.
- Transférer dans le mélangeur, ajouter le mirin, le gingembre, le sel et 30 ml (2 c. à soupe) d'eau pure. Mélanger en ajoutant l'eau 30 ml (2 c. à soupe) à la fois.
- Note: la quantité d'eau de cette recette dépend de la texture recherchée et même de la fraîcheur des carottes; on peut, au besoin, l'augmenter ou la diminuer.

RECETTES

SAVEURS DU MONDE

Champignons marinés

INGRÉDIENTS

2 portions

- 450 g (1 lb) de **champignons de Paris**

Marinade

- 2 ou 3 gousses d'**ail** (1)
- 45 ml (3 c. à soupe) de **persil** haché (1 c. à thé sec)
- 10 ml (2 c. à thé) de **sel de mer** (1 c. à thé)
- **Poivre du moulin**, au goût
- 5 ml (1 c. à thé) de **thym** haché (1/16 c. à thé sec)
- 125 ml (1/2 tasse) de **jus de citron** frais (1/4 t)
- 125 ml (1/2 tasse) d'**huile d'olive** bio de première pression à froid (1/3 t)

PRÉPARATION

- Passer l'ail, le persil, le sel de mer, le poivre et le thym au mélangeur avec le jus de citron, puis incorporer l'huile d'olive à la manière d'une vinaigrette.
- Verser sur les champignons de Paris nettoyés, et laisser mariner 2 heures en remuant souvent.
- Déguster avec des olives séchées au soleil.

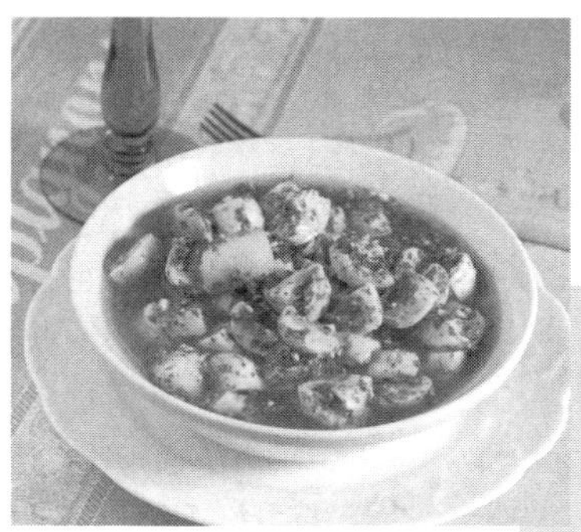

Chayote farcie

INGRÉDIENTS

2 portions

- 4 **noisettes**
- 15 ml (1 c. à soupe) de **raisins secs dorés**
- 6 **raisins verts**
- 10 **bleuets**
- 1/2 **chayote**
- 6 **framboises**

Coulis de bleuets ou de framboises

- 1 casseau de **bleuets** ou de **framboises**
- 15 à 30 ml (1 à 2 c. à soupe) de **miel** non pasteurisé, au goût

PRÉPARATION

- Passer le casseau de fruits et le miel au robot, filtrer ensuite dans une passoire, puis réserver.
- Tremper séparément les noisettes et les raisins secs dorés 6 heures, égoutter, puis rincer.
- Couper les raisins verts, les bleuets et les noisettes en 2. Réserver.
- Évider la demi-chayote, hacher la chair, puis la mélanger aux fruits coupés en deux.
- Ajouter les framboises, ainsi que du coulis de bleuets ou de framboises.
- Bien mélanger cette salade de fruits et en emplir la demi-chayote évidée.
- Pour décorer l'assiette, si on a préparé les deux coulis, verser au

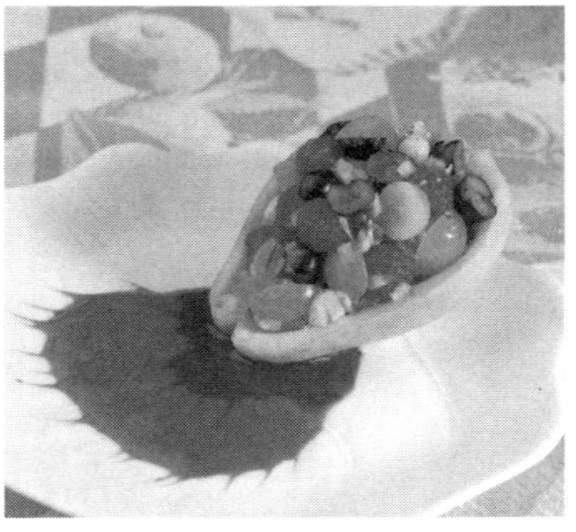

Page suivante ➤

centre 15 ml (1 c. à soupe) de coulis de bleuets, puis autour 30 ml (2 c. à soupe) de coulis de framboises. À l'aide d'un pic à brochette, tracer des lignes divergentes du centre vers l'extérieur de l'assiette. Sinon, mélanger les fruits avec le coulis de bleuets ou de framboises, et déguster.

Chutney de légumes

2 portions

INGRÉDIENTS

- 125 ml (1/2 tasse) de **chou-fleur** coupé en bouquets
- 125 ml (1/2 tasse) de **carotte** coupée en rondelles
- 250 ml (1 tasse) de **chou rouge** coupé en fines lanières
- 250 ml (1 tasse) de **concombre** épépiné et coupé en dés

Marinade

- 125 ml (1/2 tasse) de **noisettes**
- 2 gousses d'**ail**
- 30 ml (2 c. à soupe) de **gingembre** épluché, haché
- 125 ml (1/2 tasse) de **chair de jeune noix de coco** (*Thai coconut* en vente dans les marchés asiatiques)
- 15 ml (1 c. à soupe) de **sel de mer**
- 3 ml (3/4 c. à thé) de **curcuma**
- 1 pincée de **piment jalapeño** haché
- 60 ml (4 c. à soupe) de **jus d'ananas**
- 60 ml (4 c. à soupe) d'**eau de jeune noix de coco**

PRÉPARATION

- Tremper les noisettes 8 heures, puis les passer au robot avec l'ail, le gingembre haché, la chair de coco, le sel de mer,

Page suivante →

le curcuma, le piment fort et finalement le jus d'ananas et l'eau de coco.

- Laisser mariner les légumes dans cette préparation pendant 8 heures, en mélangeant souvent, puis déguster.

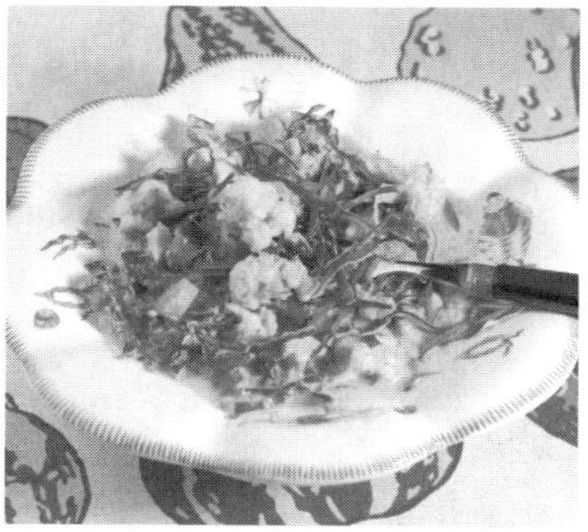

Concombre au tahini

INGRÉDIENTS

2 portions

- 1 **concombre**
- 45 ml (3 c. à soupe) de **tahini** (de préférence cru)
- 5 ml (1 c. à thé) de **sel de mer**
- **Poivre du moulin**, au goût
- 45 ml (3 c. à soupe) de **menthe** hachée dans 250 ml (1 tasse) d'**eau pure** pour éviter le brunissement
- 1 gousse d'**ail**
- 90 ml (6 c. à soupe) d'**eau pure**

PRÉPARATION

- Laver et égrainer le concombre puis le couper en demi-lunes. Réserver.
- Dans un mélangeur, passer le tahini, le sel de mer, le poivre, la menthe, l'ail et l'eau pure, puis verser cette sauce sur le concombre. Consommer aussitôt.

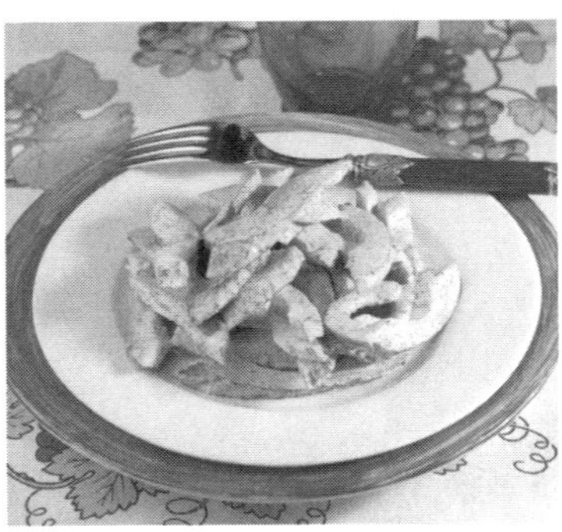

Crème d'avocats

INGRÉDIENTS

2 portions

- 2 **avocats**
- 90 ml (6 c. à soupe) de **jus de citron** fraîchement pressé
- 75 ml (5 c. à soupe) de **miel** non pasteurisé

PRÉPARATION

- Passer les avocats additionnés du jus de citron et du miel au mélangeur, puis réfrigérer. Consommer très froid.

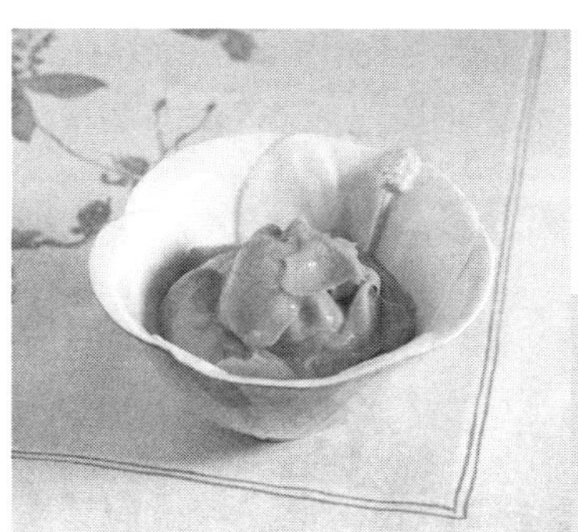

Potage aux courgettes et à la menthe

INGRÉDIENTS

4 portions

- 250 ml (1 tasse) d'**amandes**
- 500 ml (2 tasses) d'**eau pure**
- 60 ml (4 c. à soupe) de **pignons**
- 45 ml (3 c. à soupe) d'**ail** haché
- 45 ml (3 c. à soupe) de **menthe** hachée
- 3 ml (3/4 c. à thé) de **sel de mer**
- 125 ml (1/2 tasse) de **courgette,** en dés
- 5 ml (1 c. à thé) de **persil** frais, haché

PRÉPARATION

- Tremper les amandes et les pignons 8 heures, égoutter et rincer.
- Passer les amandes au mélangeur avec l'eau pure, en commençant par mettre juste 1/2 tasse d'eau afin que les amandes soient plus faciles à moudre. Ajouter ensuite le reste de l'eau et continuer à mélanger jusqu'à ce que les amandes soient complètement pulvérisées.
- Passer ce mélange dans une étamine. Le liquide obtenu s'appelle le lait d'amande. (Pour une texture plus épaisse, conserver la pulpe d'amandes. Cependant, le potage sera un peu plus difficile à digérer.)
- Dans un mélangeur, mettre les pignons, l'ail haché, la menthe, le sel de mer, la courgette en dés et le lait d'amandes. Mélanger jusqu'à l'obtention de la texture la plus fine possible.

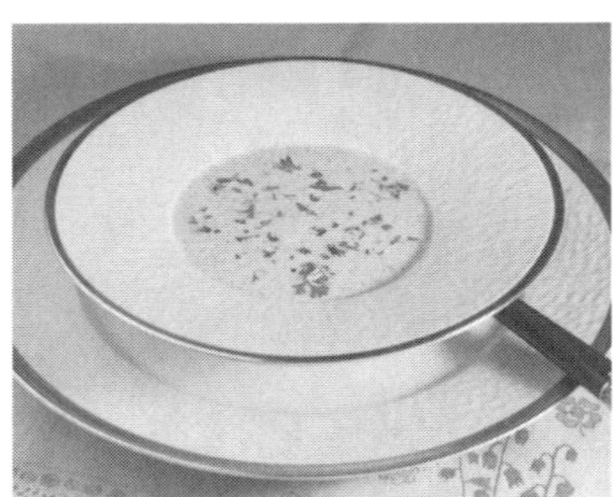

Page suivante →

- Décorer avec du persil haché, puis servir.
- Note: autre suggestion: pour servir, déposez quelques petits cubes d'avocat bien mûr ainsi que des petits cubes de tomates bien mûres et une petite courgette râpée très finement au fond du bol et déposer le potage dessus. Délicieux!

Salade au jicama et à la pomme

INGRÉDIENTS

2 portions

- 1/2 **concombre**
- 1/2 **jicama** de grosseur moyenne
- 2 petites **carottes**
- 1 **pomme** moyenne
- 3 branches de **céleri**

Vinaigrette

- 5 ml (1 c. à thé) de **gingembre** haché
- 15 ml (1 c. à soupe) de **cinq-épices chinois** ou de **piment de la Jamaïque**
- 10 ml (2 c. à thé) de **sel de mer**
- 90 ml (6 c. à soupe) de **vinaigre de cidre** bio non pasteurisé
- 250 ml (1 tasse) d'**huile d'olive** bio de première pression à froid

PRÉPARATION

- Nettoyer le concombre et le débarrasser de ses graines. Éplucher le jicama et les carottes. Couper tous les fruits et légumes en bâtonnets de 2,5 cm (1 po) de long.
- Dans un mélangeur, mêler le gingembre haché, le cinq-épices, le sel de mer, le vinaigre de cidre, puis finalement l'huile d'olive.
- Verser cette vinaigrette sur les légumes et touiller plusieurs fois avant de servir.

Salade de papaye

INGRÉDIENTS

2 portions

- 1/2 **poivron vert** moyen
- 1/2 **poivron rouge** moyen
- 1/2 petit **oignon rouge**
- 1 **papaye verte**

Vinaigrette

- 30 ml (2 c. à soupe) de **persil** haché
- 2 gousses d'**ail**
- 15 ml (1 c. à soupe) de **gingembre** épluché, haché
- 15 ml (1 c. à soupe) de **sel de mer**
- 1 pincée de **piment jalapeño** haché
- 60 ml (1/4 tasse) de **vinaigre de cidre** bio non pasteurisé
- 60 ml (1/4 tasse) d'**huile d'olive** bio de première pression à froid

PRÉPARATION

- Couper les poivrons et l'oignon en lanières.
- Éplucher et nettoyer la papaye. La couper en tronçons sur le long et déposer au fond d'une assiette.
- Passer au mélangeur le persil, l'ail le gingembre, le sel de mer et le jalapeño haché, ajouter le vinaigre de cidre et finalement l'huile d'olive.
- Verser cette vinaigrette sur les poivrons et les oignons en lanières, bien mélanger et déposer dans l'assiette au-dessus de la papaye verte.

Soupe au miso et aux algues dulse

INGRÉDIENTS

2 portions

- 250 ml (1 tasse) d'**amandes**
- 500 ml. (2 tasses) d'**eau pure**
- 60 ml (4 c. à soupe) d'**algues dulse**
- 5 ml (1 c. à thé) de **miso clair** non pasteurisé
- 15 ml (1 c. à soupe) de **tamari** ou de **nama shoyu**
- 45 ml (3 c. à soupe) de **jus de citron** frais
- 1 pincée de **sel de mer**
- 2 **oignons verts**
- 125 ml (1/2 tasse) de **pousses de soya**

PRÉPARATION

- Mettre les amandes dans le mélangeur avec 1/2 tasse d'eau et mélanger afin que les amandes soient bien broyées. Ajouter ensuite le reste de l'eau et mélanger de nouveau jusqu'à ce que les amandes soient complètement pulvérisées.
- Filtrer ce mélange à travers une étamine et récupérer le lait d'amandes ainsi produit.
- Tremper les algues 30 minutes.
- Passer au mélangeur le lait d'amandes, les algues égouttées, le miso, le tamari, le jus de citron et le sel de mer.
- Garnir d'oignons verts et de pousses de soya, et déguster.

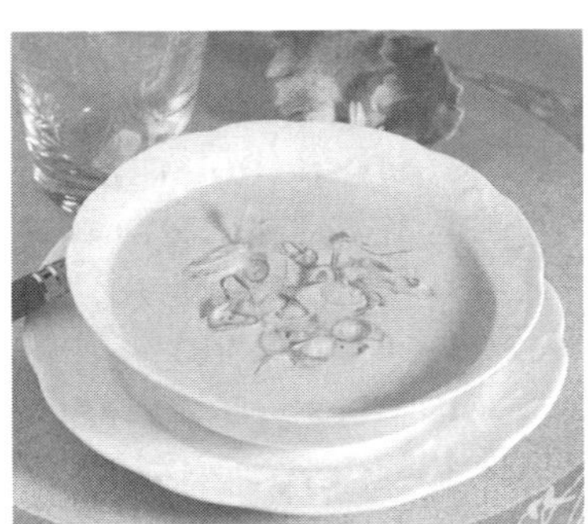

Tacos aux légumes

INGRÉDIENTS

2 portions

- 500 ml (2 tasses) de **maïs en grains**
- 5 ml (1 c. à thé) de **sel de mer**
- 45 ml (3 c. à soupe) d'**eau pure**
- 1 petit **oignon rouge**
- 1/2 **poivron rouge** moyen
- 1/2 **poivron vert** moyen

Salsa

- 1 **tomate** moyenne
- 3 **piments jalapeños**
- 3 ml (3/4 c. à thé) de **sel de mer**

Guacamole

- 1 **avocat**
- **Jus de 1/2 citron** frais
- 30 ml (2 c. à soupe) de **coriandre** hachée
- **Sel de mer**, au goût

PRÉPARATION

- Passer au mélangeur les grains de maïs additionnés du sel de mer et de l'eau pure, aussi finement que possible.
- Étaler cette préparation sur une toile allant au déshydrateur, et sécher 5 heures à 30 °C (86 °F).

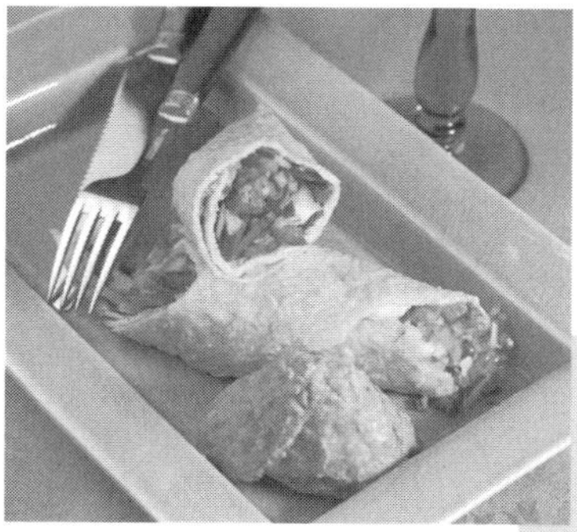

Page suivante →

- Nettoyer l'oignon rouge et les poivrons, puis les couper en lanières.
- Couper la tomate et les jalapeños en petits dés, les mélanger, puis ajouter le sel de mer à cette salsa.
- Réduire l'avocat en purée additionné du jus de citron, de la coriandre hachée et du sel de mer.
- Remplir les tacos de maïs de la purée d'avocat, des oignons rouges et des poivrons en lanières, puis couvrir de salsa au goût. Déguster.

RECETTES PRODUITS «LAITIERS»

Cottage au basilic et au lait de jeune noix de coco

INGRÉDIENTS

4 portions

- 125 ml (1/2 tasse) de **graines de tournesol**
- 250 ml (1 tasse) d'**amandes**
- 125 ml (1/2 tasse) de **pignons**
- 125 ml (1/2 tasse) de **noix de macadamia**
- 250 ml (1 tasse) de **lait de jeune noix de coco**
- 45 ml (3 c. à soupe) de **basilic** frais, haché
- 30 ml (2 c. à soupe) de **sel de mer**

PRÉPARATION

- Tremper les graines de tournesol 4 heures puis rincer, ensuite égoutter et laisser germer 3 jours.
- Tremper les amandes, les pignons et les noix de macadamia pendant 8 heures.
- Hacher la moitié des noix grossièrement. Moudre l'autre moitié au robot aussi finement que possible. Amalgamer les deux textures de noix: grosses et fines.
- Ajouter les graines de tournesol entières, le lait de coco, le basilic haché et le sel de mer.
- Laisser fermenter, couvert d'une étamine, à température ambiante pendant 2 heures. Ensuite réfrigérer.
- Se conserve 2 jours au réfrigérateur.

Crème fouettée aux dattes

INGRÉDIENTS

2 portions

- 250 ml (1 tasse) de **noisettes**
- 45 ml (3 c. à soupe) de **dattes**
- 125 ml (1/2 tasse) d'**eau de trempage des dattes**

PRÉPARATION

- Tremper séparément les noisettes et les dattes dans de l'eau pure pendant 8 heures, puis égoutter. Réserver l'eau de trempage des dattes (125 ml/1/2 tasse d'eau maximum).
- Passer au mélangeur les noisettes trempées et égouttées et les dattes réhydratées jusqu'à l'obtention d'une texture aussi lisse que possible.
- Ajouter l'eau à raison de 15 ml (1 c. à soupe) à la fois. La légèreté de ce mélange vient de la quantité d'eau qu'on ajoute à la recette, 125 ml (1/2 tasse) étant la quantité maximale qu'on peut utiliser. Le volume d'eau peut donc varier selon les dattes et les noisettes utilisées.
- Note: cette recette est plus facile à confectionner si on double ou triple la recette.

Crème sure aux graines de tournesol germées

INGRÉDIENTS

4 portions

- 500 ml (2 tasses) d'**amandes**
- 250 ml (1 tasse) de **graines de tournesol**
- 3 ml (3/4 c. à thé) de **sel de mer**
- 375 ml (1 1/2 tasse) d'**eau pure**

PRÉPARATION

- Tremper les amandes 8 heures et le tournesol 4 heures. Éplucher les amandes. Faire germer le tournesol 2 ou 3 jours.
- Passer au robot les amandes trempées épluchées, les graines de tournesol germées et le sel de mer aussi finement que possible, soit jusqu'à consistance lisse. Incorporer l'eau pure au mélange, 10 ml (2 c. à thé) à la fois.
- Couvrir d'une étamine et laisser fermenter 2 ou 3 heures à température ambiante.
- Dès que la crème goûte sure, réfrigérer 2 heures avant de servir.
- Se conserve 2 jours au réfrigérateur.

Fromage au maïs pour burger

INGRÉDIENTS

4 portions

- 60 ml (1/4 tasse) de **graines de lin**
- 750 ml (3 tasses) de **maïs cru en grains**
- 15 ml (1c. à soupe) de **gingembre** épluché
- 15 ml (1 c. à soupe) d'**ail** haché
- 15 ml (1 c. à soupe) de **sel de mer**
- 15 ml (1 c. à soupe) d'**huile d'olive** bio de première pression à froid
- 125 ml (1/2 tasse) d'**eau pure**, ou moins

PRÉPARATION

- Tremper les graines de lin 3 heures.
- Passer au robot le maïs, le gingembre, l'ail, le sel de mer et les graines de lin, jusqu'à obtenir la texture la plus fine possible.
- Ajouter l'huile d'olive et 30 ml (2 c. à soupe) d'eau pure.
- Continuer à mélanger jusqu'à ce que la texture soit comme une pâte molle et lisse (légèrement collante).
- Si le mélange est trop ferme, ajouter graduellement de l'eau pure, 30 ml (2 c. à soupe) à la fois.
- Étaler la préparation sur une toile de déshydrateur et sécher environ 6 heures à 30 °C (86 °F). Plus la pâte étalée sera fine, plus court sera le temps de séchage.
- Découper en cercles de la grosseur des burgers, au choix.
- Sécher les retailles 4 heures supplémentaires et les consommer en craquelins.

Fromage aux amandes et au tournesol

INGRÉDIENTS

4 portions

- 250 ml (1 tasse) d'**amandes**
- 125 ml (1/2 tasse) de **graines de tournesol**
- 7 ml (1 1/2 c. à soupe) de **miso clair**
- 30 ml (2 c. à soupe) de **coriandre** fraîche, hachée
- 30 ml (2 c. à soupe) de **persil** frais, haché
- 2 gousses d'**ail** hachées
- 1/2 **oignon rouge** moyen, haché
- 250 ml (1 tasse) d'**eau pure**
- 7 ml (1 1/2 c. à soupe) de **sel de mer**

PRÉPARATION

- Tremper les amandes 8 heures et le tournesol 4 heures, égoutter. Moudre au robot aussi finement que possible.
- Passer les amandes, les graines de tournesol, le miso, la coriandre, le persil, l'ail, l'oignon, l'eau et le sel au mélangeur. S'aider d'une spatule en plastique pour ramener le mélange au centre du récipient du mélangeur. Le mélange devrait être aussi homogène que possible.
- Laisser fermenter 3 heures à température ambiante.
- Réfrigérer ensuite dans une passoire tapissée d'une étamine, afin de laisser l'eau s'écouler durant la réfrigération. Mouler à la forme voulue, en entonnoir par exemple, et servir.
- Se conserve 2 jours au réfrigérateur.

Mayonnaise tomate et basilic

INGRÉDIENTS

Environ 1 l (4 tasses)

- 500 ml (2 tasses) d'**amandes**
- 250 ml (1 tasse) de **pignons**
- 60 ml (1/4 tasse) de **tomate,** en dés
- 60 ml (1/4 tasse) d'**oignon rouge,** en dés
- 60 ml (1/4 tasse) de **poivron rouge,** en dés
- 15 ml (1 c. à soupe) d'**ail** haché
- 30 ml (2 c. à soupe) de **basilic** frais, haché
- 5 ml (1 c. à thé) de **sel de mer**
- **Eau pure**

PRÉPARATION

- Tremper les amandes 8 heures et les pignons 4 heures.
- Passer au robot d'abord les amandes et les pignons. Ajouter la tomate, l'oignon, le poivron, l'ail ainsi que le basilic préalablement haché. Saler.
- Transférer dans un mélangeur et continuer de mixer en ajoutant environ 250 ml (1/2 tasse) d'eau pure ou plus, si nécessaire, à raison de 30 ml (2 c. à soupe) à la fois, jusqu'à la texture désirée.

Ricotta aux tomates séchées

INGRÉDIENTS

500 à 750 ml (2 à 3 tasses)

- 500 ml (2 tasses) de **noisettes**
- 250 ml (1 tasse) de **pignons**
- 125 ml (1/2 tasse) de **lait de jeune noix de coco**
- 30 ml (2 c. à soupe) de **jus de citron** frais
- 15 ml (1 c. à soupe) d'**ail** haché
- 30 ml (2 c. à soupe) de **tomate séchée**, réhydratée
- 5 ml (1 c. à thé) de **thym**
- 15 ml (1 c. à soupe) de **sel de mer**

PRÉPARATION

- Tremper les noisettes 8 heures et les pignons 4 heures. Passer au robot les noisettes. Passer au moulin à café les pignons. S'assurer que les noisettes et les pignons soient moulus le plus finement possible.
- Ajouter aux noisettes et aux pignons le lait de coco, le jus de citron, l'ail, les tomates hachées, le thym et le sel de mer.
- Passer le tout au mélangeur et faire tourner à la plus haute vitesse jusqu'à consistance lisse.
- Se conserve 2 jours au réfrigérateur.

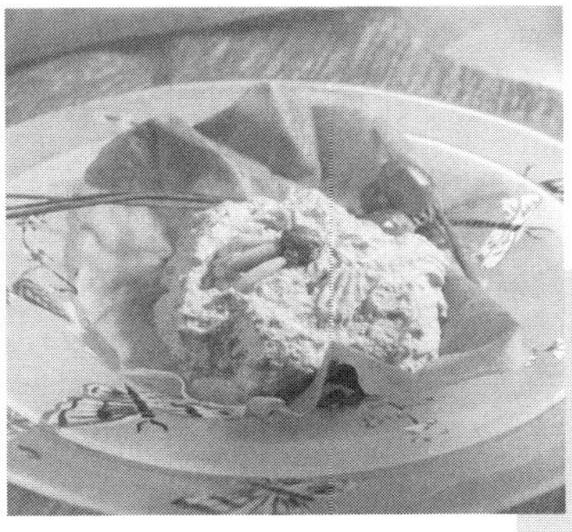

RECETTES

BOISSONS ET LAITS VÉGÉTAUX

Boisson énergisante à la graine de lin

INGRÉDIENTS

Environ 625 ml (2 1/2 tasses)

- 4 **dattes**
- 30 ml (2 c. à soupe) de **noix de cajou**
- 15 ml (1 c. à soupe) de **graines de lin**
- **Lait d'une jeune noix de coco**
- 1 **banane**
- 500 ml (2 tasses) de **jus de pomme** frais

PRÉPARATION

- Dénoyauter les dattes puis les tremper pendant 4 heures.
- Tremper les noix de cajou 8 heures et les graines de lin 15 minutes, puis rincer et égoutter.
- Passer les graines de lin au moulin, puis transférer dans un mélangeur et ajouter les noix de cajou. Moudre le plus finement possible.
- Ajouter les dattes, le lait de coco, la banane et le jus de pomme, puis homogénéiser.
- Note: les graines de lin ont une influence bénéfique sur le transit intestinal.

Boisson énergisante au kamut

INGRÉDIENTS

Environ 1 l (4 tasses)

- 60 ml (4 c. à soupe) de **kamut**
- 1 **mangue**
- 1 **kiwi**
- 125 ml (1/2 tasse) de **framboises**
- 125 ml (1/2 tasse) de **mûres**
- **Jus de 1 lime**
- 1/2 **banane**
- 500 ml (2 tasses) de **jus de pomme** frais

PRÉPARATION

- Tremper le kamut 10 heures, égoutter et faire germer 2 jours. Le passer au robot ou au mélangeur pour le moudre le plus finement possible.
- Parer les fruits, puis passer au robot d'abord la mangue puis le kiwi, ensuite ajouter les framboises et les mûres.
- Dans le mélangeur, mettre la purée de kamut puis ajouter graduellement les jus de lime et de pomme, jusqu'à l'obtention de la texture la plus fine possible. Incorporer alors le mélange de fruits.
- Note: le kamut contient moins de gluten que le blé et serait plus digeste.

Boisson énergisante au quinoa

INGRÉDIENTS

Environ 625 ml (2 1/2 tasses)

- 8 **dattes**
- 60 ml (4 c. à soupe) de **quinoa** germé
- 1/2 **papaye** moyenne
- **Lait de 1 jeune noix de coco** (*Thai coconut* en vente dans les marchés asiatiques)
- 2 **bananes** moyennes

PRÉPARATION

- Dénoyauter les dattes puis les tremper pendant 4 heures.
- Rincer le quinoa abondamment afin de le débarrasser du goût amer de la saponine. Tremper ensuite le quinoa dans une égale quantité d'eau, couvrir et laisser sur le comptoir toute la journée. Le quinoa sera germé rendu au soir. Ensuite le conserver au frigo ou utiliser pour la recette immédiatement.
- Dans un moulin à café, moudre le quinoa le plus finement possible. Réserver.
- Retirer les graines de papaye (on peut les déshydrater puis les utiliser à la place du poivre noir), puis réduire les fruits en purée.
- Amalgamer les 2 mélanges le plus intimement possible.

Boisson énergisante au sarrasin

Environ 875 ml (3 1/2 tasses)

INGRÉDIENTS

- 60 ml (4 c. à soupe) de **grains de sarrasin** germés
- 125 ml (1/2 tasse) de **fraises**
- 125 ml (1/2 tasse) de **framboises**
- 125 ml (1/2 tasse) de **bleuets**
- 500 ml (2 tasses) de **jus de pomme** fraîchement extrait
- 15 ml (1 c. à soupe) de **miel** non pasteurisé (facultatif)

PRÉPARATION

- Tremper le sarrasin 15 minutes, égoutter, et laisser ensuite dans un contenant sur votre comptoir, couvert d'un linge. Rincer 3 ou 4 fois par jour jusqu'à ce qu'il soit germé (environ 2 jours).
- Ajouter les fruits et le miel, puis mélanger jusqu'à consistance homogène. Pour une texture plus fine en bouche, réduire auparavant les framboises en purée puis filtrer dans une étamine, pour n'utiliser que le liquide.

Boisson énergisante aux amandes

INGRÉDIENTS

Environ 875 ml (3 1/2 tasses)

- 6 **dattes**
- 250 ml (1 tasse) d'**amandes** trempées
- 500 ml (2 tasses) de **lait de jeune noix de coco** (aussi appelé *Thai coconut* en vente dans les marchés asiatiques)
- 2 **bananes** moyennes

PRÉPARATION

- Tremper les dattes, après les avoir dénoyautées, 4 heures, et tremper les amandes 8 heures. Égoutter et rincer.
- Moudre au robot les amandes le plus finement possible, en ajoutant graduellement le lait de coco (à cette étape, on peut récupérer seulement le lait d'amandes, pour une texture plus fine, en filtrant le mélange à travers une étamine, ou bien garder la pulpe des amandes pour une texture plus granuleuse, mais plus difficile à digérer à cause de la pulpe d'amande).
- Dans le robot, ajouter les bananes et les dattes, puis mélanger jusqu'à homogénéité.
- Note: les amandes sont très nutritives, énergétiques, reminéralisantes et constituent un bon équilibrant nerveux.

Lait d'amandes crues

INGRÉDIENTS

Environ 875 ml (3 1/2 tasses)

- 250 ml (1 tasse) d'**amandes** crues
- 45 ml (3 c. à soupe) de **graines de sésame**
- 375 ml (1 1/2 tasse) de **jus d'orange** fraîchement pressé
- 250 ml (1 tasse) de **bleuets**
- **Eau pure**, pour trempage

PRÉPARATION

- Tremper les amandes et les graines de sésame pendant 8 heures, dans de l'eau pure.
- Passer les amandes et les graines de sésame au robot en ajoutant graduellement du jus d'orange (utiliser le minimum de jus, pour permettre le travail du robot, car moins il y a de jus, plus fine sera la mouture).
- Transférer dans un mélangeur et continuer à mélanger tout en ajoutant du jus d'orange.
- Passer ce mélange dans une étamine de façon à retenir la chair des amandes et des graines de sésame.
- À ce lait, ajouter la tasse de bleuets et continuer à mélanger jusqu'à la texture la plus lisse possible.

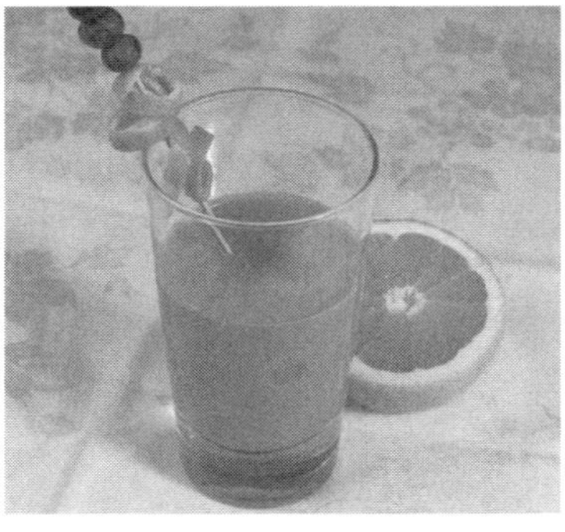

Lait de noisettes crues

INGRÉDIENTS

Environ 1 l (4 tasses)

- 250 ml (1 tasse) de **noisettes crues**
- 3 **figues**
- 750 ml (3 tasses) de **jus d'ananas** fraîchement extrait
- 250 ml (1 tasse) de **framboises** et de **cerises**
- **Eau pure**, pour trempage

PRÉPARATION

- Tremper les noisettes et les figues 12 heures dans de l'eau pure. Égoutter.
- Passer les noisettes au robot en ajoutant du jus d'ananas graduellement afin de faciliter le travail du robot (utiliser le minimum de jus, pour une texture des plus fines).
- Transférer dans un mélangeur, puis continuer le travail en ajoutant le reste de jus, les figues, les cerises dénoyautées et les framboises.
- Lorsque la texture est assez fine, passer ce liquide dans une étamine, réserver la chair pour une autre utilisation et savourer le lait de noisettes aux cerises et aux framboises.

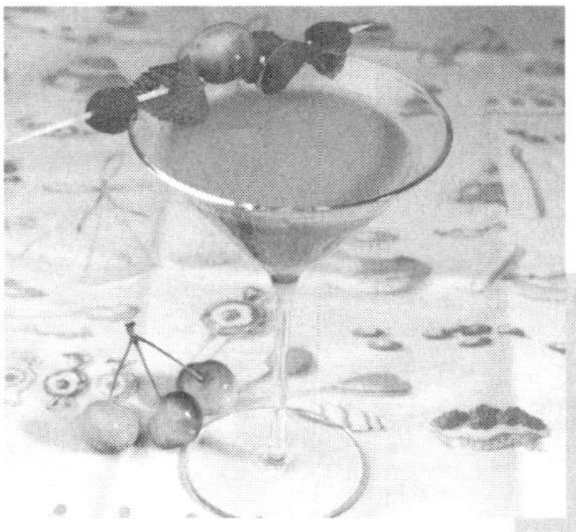

Lait de noix aux mûres bio et au sarrasin germé

INGRÉDIENTS

Environ 875 ml (3 1/2 tasses)

- 250 ml (1 tasse) de **noix**, au choix
- 3 **dattes**
- 250 ml (1 tasse) de **framboises** bio
- 375 ml (1 1/2 tasse) de **lait de jeune noix de coco** (*Thai coconut* en vente dans les marchés asiatiques)
- 125 ml (1/2 tasse) de **sarrasin germé**
- 45 ml (3 c. à soupe) de **miel** non pasteurisé (facultatif)
- 250 ml (1 tasse) de **mûres** bio

PRÉPARATION

- Tremper les noix de 10 à 12 heures et les dattes 8 heures dans de l'eau pure, puis égoutter.
- Passer les noix et les framboises au robot le plus finement possible, puis incorporer le lait de coco.
- Filtrer ce breuvage dans une étamine. Réserver ce lait de noix aux framboises.
- Passer les grains de sarrasin germés au robot, ajouter le miel et les dattes dénoyautées.
- Ajouter le lait de noix et incorporer les mûres entières. Déguster.

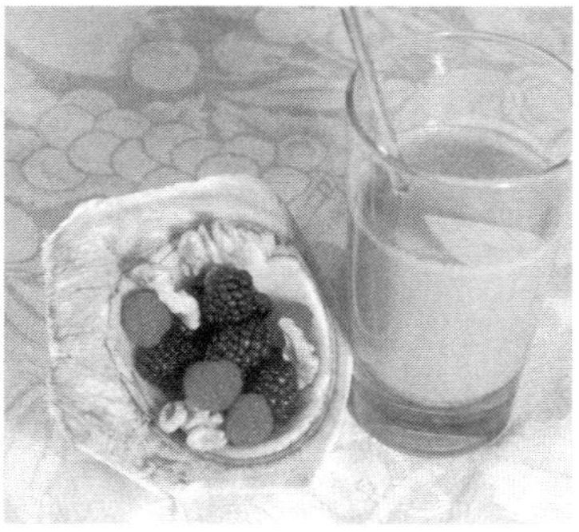

Lait de pistaches crues

INGRÉDIENTS

Environ 500 ml (2 tasses)

- 250 ml (1 tasse) de **pistaches crues**
- 375 ml (1 1/2 tasse) de **jus de pomme** fraîchement extrait
- 3 **dattes**
- **Eau pure**, pour trempage

PRÉPARATION

- Tremper les pistaches pendant 8 heures, puis égoutter.
- Passer les pistaches au robot en ajoutant graduellement du jus de pomme (utiliser un minimum de jus pour permettre le travail du robot).
- Transférer dans un mélangeur et continuer à mélanger en ajoutant le reste du jus et les dattes.
- Passer ce liquide dans une étamine, réserver la chair pour une autre utilisation et déguster le lait de pistaches crues.

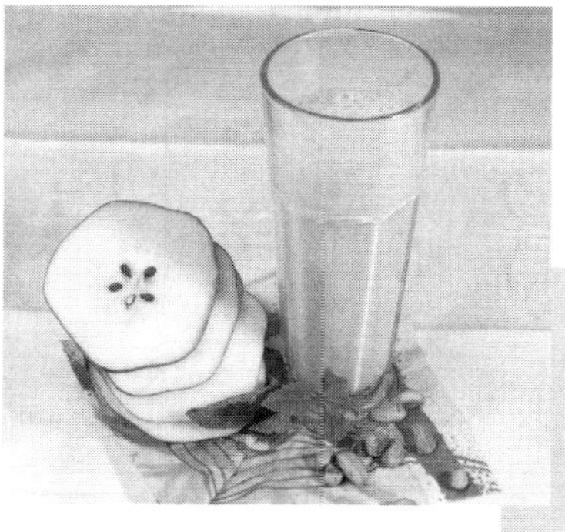

RECETTES
BOULANGERIE

Craquelins aux graines de chanvre

INGRÉDIENTS

Environ 4 portions

- 500 ml (2 tasses) de **graines de chanvre**
- 90 ml (6 c. à soupe) de **graines de lin**
- 30 ml (2 c. à soupe) de **romarin** frais
- 3 ml (3/4 c. à thé) de **poivre** fraîchement moulu
- 5 ml (1 c. à thé) de **sel de mer**

PRÉPARATION

- Tremper le chanvre et le lin 1 heure.
- Hacher le romarin finement.
- Égoutter les graines puis passer tous les ingrédients au robot, jusqu'à consistance lisse. Étaler cette préparation sur des toiles à déshydrater et sécher 6 heures à 30 °C (86 °F).
- Découper à la forme voulue et déshydrater sur l'autre face 1 heure. Déguster.

Craquelins aux graines de lin

Environ 4 portions

INGRÉDIENTS

- 10 **demi-tomates séchées**
- 500 ml (2 tasses) de **graines de lin**
- 1 gros **poivron orange**
- 5 ml (1 c. à thé) de **piment jalapeño** haché
- 1 gousse d'**ail**
- 45 ml (3 c. à soupe) de **graines de coriandre** fraîchement moulues
- 5 ml (1 c. à thé) de **sel de mer**

PRÉPARATION

- Tremper les tomates 6 heures et les graines de lin 30 minutes. Égoutter, puis réserver.
- Nettoyer le poivron, le jalapeño et l'ail.
- Hacher grossièrement le poivron, le jalapeño, l'ail et les tomates séchées.
- Ajouter les graines de coriandre et de lin, ainsi que le sel de mer, puis moudre au mélangeur jusqu'à consistance lisse.
- Étaler en une couche fine sur une toile allant au déshydrateur, et sécher 8 heures à 30 °C (86 °F).
- Découper à la forme voulue, puis déshydrater 1 heure sur l'autre face.

Croquettes à la carotte et au tournesol

INGRÉDIENTS

4 portions

- 125 ml (1/2 tasse) de **sarrasin**
- 500 ml (2 tasses) de **graines de tournesol**
- 9 **tomates séchées** hachées
- 3 **carottes** moyennes
- 2 branches de **céleri**
- 30 ml (2 c. à soupe) d'**oignon rouge** haché
- 2 gousses d'**ail**
- 30 ml (2 c. à soupe) de **psyllium**
- 7 ml (1 1/2 c. à thé) de **sel de mer**

PRÉPARATION

- Tremper le sarrasin 15 minutes, puis faire germer.
- Tremper les graines de tournesol 8 heures, puis faire germer.
- Déshydrater le sarrasin germé 3 heures, puis réduire en poudre au moulin à café.
- Tremper les tomates séchées 2 heures, puis égoutter et hacher grossièrement.
- Passer tous les ingrédients au robot, sauf le sarrasin en poudre.
- Incorporer le sarrasin en poudre, puis étaler le mélange obtenu sur une toile allant au déshydrateur. Pour une texture plus croquante, abaisser la pâte à l'aide d'une spatule, de façon à ce qu'elle soit la plus mince possible.

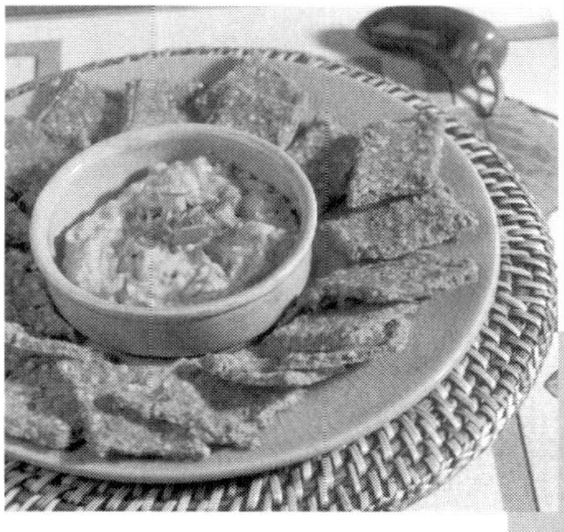

Page suivante →

- Découper en petits losanges et déshydrater 12 heures à 30 °C (86 °F). Finir le séchage sur une toile trouée pendant 2 heures.
- Note: pour une texture plus fine, passer les carottes, les oignons et le céleri à la centrifugeuse, puis réincorporer la moitié du liquide ainsi que les fibres des légumes dans le mélange et déguster le reste du jus.

Croûte à tourtière

INGRÉDIENTS

2 croûtes

- 125 ml (1/2 tasse) de **pignons**
- 9 **demi-tomates séchées**
- 625 ml (2 1/2 tasses) de **kamut germé**
- 45 ml (3 c. à soupe) de **basilic** frais, haché
- 3 ml (3/4 c. à thé) de **sel de mer**
- 125 ml (1/2 tasse) d'**eau pure**

PRÉPARATION

- Tremper les pignons 4 heures et les tomates séchées 6 heures.
- Déshydrater, pendant 6 heures, 125 ml (1/2 tasse) de kamut germé, puis passer au moulin le plus finement possible.
- Égoutter les tomates séchées et les pignons et les hacher grossièrement au couteau.
- Passer au robot les 500 ml (2 tasses) de kamut germé restants en y incorporant 15 ml (1 c. à soupe) d'eau pure à la fois de façon à avoir un mélange le plus lisse possible. Ajouter le basilic haché et continuer à moudre.
- Finir le travail à la main en incorporant les 125 ml (1/2 tasse) de kamut en poudre. Pétrir, puis mouler dans une assiette à tarte jusqu'à 1 cm (1/2 po) d'épaisseur. Déshydrater de 6 à 8 heures à 30 °C (86 °F).

Galettes de kamut et d'avoine

INGRÉDIENTS

2 portions

- 125 ml (1/2 tasse) de **grains d'avoine**
- 125 ml (1/2 tasse) de **grains de kamut**
- 30 ml (2 c. à soupe) de **graines de lin**
- 30 ml (2 c. à soupe) de **graines de sésame**
- 125 ml (1/2 tasse) d'**eau pure**
- 7 ml (1 1/2 c. à thé) de **sel de mer**

PRÉPARATION

- Tremper les grains d'avoine et de kamut pendant 8 heures, puis égoutter et faire germer 2 jours.
- Tremper les graines de lin 15 minutes et les graines de sésame 2 heures, puis égoutter.
- Réduire au robot les grains de kamut d'abord, aussi fin que possible, puis les grains d'avoine. Utiliser une spatule en plastique pour racler les bords du récipient. Doubler la recette au besoin, si la quantité de grains est trop petite pour passer au robot.
- Incorporer les graines de lin, les graines de sésame et le sel de mer, ajouter l'eau pure 30 ml (2 c. à soupe) à la fois.
- Pétrir cette pâte 2 minutes, puis former des boules de 2,5 cm (1 po) de diamètre.
- Aplatir jusqu'à 0,5 cm (1/4 po) d'épaisseur sur une toile allant au déshydrateur et assécher à 30 °C (86 °F) 4 heures sur une face, puis 2 heures sur l'autre.
- Déguster avec des falafels ou des burgers.

Galettes de kamut et de tomates séchées

INGRÉDIENTS

2 portions

- 250 ml (1 tasse) de **grains de kamut**
- 125 ml (1/2 tasse) de **pignons**
- 6 **tomates séchées**
- 30 ml (2 c. à soupe) de **basilic** frais, haché
- 15 ml (1 c. à soupe) de **sel de mer**
- 125 ml (1/2 tasse) d'**eau pure**

PRÉPARATION

- Tremper le kamut 8 heures et faire germer ensuite pendant 2 jours.
- Tremper les pignons 4 heures, puis égoutter.
- Tremper les tomates séchées 4 heures, égoutter, puis hacher au couteau.
- Passer au robot le kamut le plus finement possible.
- Ajouter les pignons, les tomates, le basilic, le sel de mer et finalement l'eau pure 30 ml (2 c. à soupe) à la fois en s'aidant d'une spatule en plastique afin de racler les bords du récipient du robot, et moudre plus finement le mélange. Si la spatule colle aux doigts, badigeonner d'huile d'olive les mains et le plan de travail. Former des boulettes de 5 cm (2 po) de diamètre, puis les aplatir à la main sur la toile allant au déshydrateur jusqu'à environ un 1 cm (1/2 po) d'épaisseur.
- Déshydrater à 30 °C (86 °F) pendant 4 heures sur une face, puis 2 heures sur l'autre.
- Déguster avec des falafels, des burgers ou simplement avec une vinaigrette aux tomates séchées et au basilic.

Pain à l'avoine et au fenouil

INGRÉDIENTS

de 2 à 4 pains

- 375 ml (1 1/2 tasse) de **grains de kamut**
- 30 ml (2 c. à soupe) de **graines de fenouil**
- 250 ml (1 tasse) de **grains d'avoine**
- 30 ml (2 c. à soupe) de **graines de sésame**
- 30 ml (2 c. à soupe) de **graines de lin**
- 3 ml (3/4 c. à thé) de **sel de mer**
- 250 ml (1 tasse) d'**eau pure**

PRÉPARATION

- Faire germer les grains de kamut, les graines de fenouil et les grains d'avoine de 2 ou 3 jours, puis rincer et égoutter.
- Déshydrater 125 ml (1/2 tasse) de grains de kamut à 30 °C (86 °F), puis réduire en poudre au moulin à café et réserver.
- Tremper les graines de sésame et les graines de lin 30 minutes, puis égoutter.
- Passer au robot le reste des grains de kamut germés, les grains d'avoine germés, ainsi que les graines de fenouil et le sel de mer. Racler les bords du récipient avec une spatule en plastique pour moudre le plus finement possible le mélange. Ensuite incorporer l'eau pure 30 ml (2 c. à soupe) à la fois.
- Déposer ce mélange dans un saladier et incorporer le kamut en poudre ainsi que les graines de sésame et les graines de lin entières. Pour éviter que la pâte colle, s'humecter les mains ainsi que la surface de travail d'huile d'olive de première pression.
- Pétrir la pâte pour homogénéiser le mélange. Étaler la pâte à la main ou au rouleau en un rectangle d'environ

Page suivante ➤

1 cm (1/2 po) d'épaisseur, 13 cm (5 po) de largeur et 20 cm (8 po) de hauteur.

- Rouler la pâte sur elle-même, comme un sushi, et déposer dans un moule à pain de 15 cm sur 7 cm (6 po sur 3 po).
- Décorer de graines de fenouil et fendre la surface du pain de quelques coups de couteau.
- Déshydrater 24 heures à 30 °C (86 °F), puis déguster.

Pain au kalongi

INGRÉDIENTS

3 ou 4 pains

- 500 ml (2 tasses) de **grains de kamut**
- 250 ml (1 tasse) d'**eau pure**, ou moins
- 15 ml (1 c. à soupe) de **sel de mer**
- 30 ml (2 c. à soupe) de **graines de sésame**
- 30 ml (2 c. à soupe) de **graines de kalongi** (en vente dans les marchés orientaux)

PRÉPARATION

- Tremper le kamut 8 heures et le faire germer 2 jours.
- Le moudre ensuite le plus finement possible avant de rajouter l'eau et le sel de mer. Moudre de petites quantités à la fois en ajoutant une petite quantité d'eau à la fin du processus. L'eau dans cette recette ne sert qu'à aider à moudre le kamut; les premières fois on peut avoir besoin de plus d'eau, mais au fur et à mesure, la quantité requise diminuera.
- S'humecter les mains avec de l'huile d'olive de première pression et pétrir la pâte délicatement en incorporant les graines de sésame et de kalongi.
- Façonner en 3 ou 4 boules bien rondes et déshydrater à 30 °C (86 °F) 8 heures sur une toile pleine, puis 2 heures sur une toile perforée.
- Note: on peut passer la moitié des graines de kalongi et de sésame au moulin pour une saveur plus prononcée et une meilleure digestibilité.

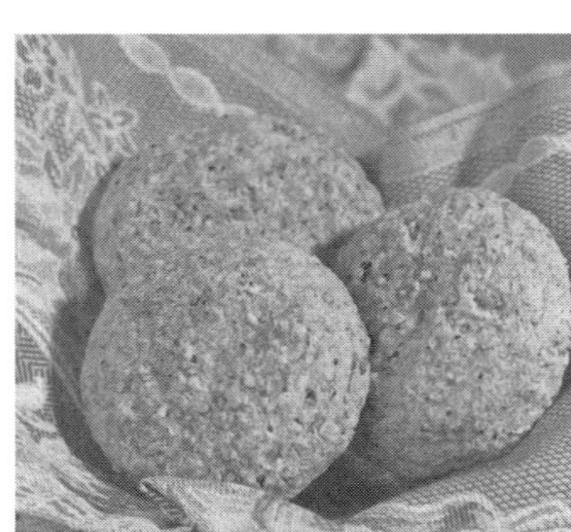

Pain au kamut et aux lentilles germés

INGRÉDIENTS

Environ 5 pains

- 625 ml (2 1/2 tasses) de **grains de kamut**
- 125 ml (1/2 tasse) de **lentilles vertes**
- 30 ml (2 c. à soupe) de **pignons**
- 125 ml (1/2 tasse) de **graines de lin**
- 15 ml (1 c. à soupe) d'**algues dulse**
- 15 ml (1 c. à soupe) de **tomates séchées**
- 30 ml (2 c. à soupe) de **miso** non pasteurisé
- 15 ml (1 c. à soupe) d'**ail** haché
- 15 ml (1 c. à soupe) de **basilic** frais
- 3 ml (3/4 c. à thé) de **sel de mer**
- 250 ml (1 tasse) d'**eau pure**

PRÉPARATION

- Faire germer 500 ml (2 tasses) de grains de kamut et les lentilles.
- Tremper les pignons 4 heures, puis rincer et égoutter.
- Tremper les graines de lin 15 minutes, puis égoutter.
- Tremper le kamut restant 6 heures, déshydrater 2 heures à 30 °C (86 °F), puis réduire en poudre au moulin à café.
- Tremper les algues dulse 30 minutes, égoutter.
- Tremper les tomates séchées 4 heures, égoutter et hacher.
- Déshydrater les lentilles germées 3 heures à 30 °C (86 °F).
- Moudre au robot les 500 ml (2 tasses) de kamut germé le plus finement possible.
- Ajouter graduellement les graines de lin trempées, puis les algues trempées, le miso, l'ail, le basilic, les tomates séchées

Page suivante →

réhydratées, le sel de mer, l'eau pure à raison de 30 ml (2 c. à soupe) à la fois et finalement les lentilles germées séchées.

- Continuer à travailler la pâte à la main en incorporant le kamut préalablement réduit en une fine poudre.
- S'humecter les mains et badigeonner la surface de travail d'huile d'olive de première pression avant d'étaler la pâte à la main ou au rouleau en un rectangle de 20 cm x 13 cm x 1 cm (8 po x 5 po x 1/2 po).
- Découper des bandelettes de 20 cm (8 po) de long et les rouler à la main. Tresser et garnir de graines de lin. Vous pouvez aussi donner la forme que vous voulez.
- Déshydrater au minimum 24 heures à 30 °C (86 °F). Plus le pain sera sec, plus longtemps il se conservera.

Pain aux légumes

INGRÉDIENTS

2 pains

- 500 ml (2 tasses) de **kamut**
- 250 ml (1 tasse) de **seigle**
- 15 ml (1 c. à soupe) de **sel de mer**
- 60 ml (4 c. à soupe) de **pignons**
- 5 ml (1 c. à thé) de **marjolaine** hachée
- 5 ml (1 c. à thé) de **romarin** haché
- 1/2 **poivron rouge** moyen
- 1/2 **poivron vert** moyen
- 1/2 **poivron orange** moyen
- 60 ml (4 c. à soupe) d'**huile d'olive** bio de première pression

PRÉPARATION

- Faire tremper les grains de kamut et de seigle 8 heures, et faire germer 2 jours.
- Les moudre ensuite au robot avec le sel de mer le plus finement possible, un peu à la fois, en s'aidant d'eau pure (le moins possible, sinon la pâte sera trop liquide et la texture du pain moins intéressante).
- Concasser les pignons.
- Dans un grand saladier, incorporer la marjolaine, le romarin, les poivrons, en dés, ainsi que les pignons concassés, au mélange de kamut et de seigle. Travailler la pâte pour en homogénéiser la texture.
- Séparer la pâte en 2 pâtons, puis les travailler à la main pour former 2 boules (se badigeonner les mains d'huile d'olive).

Page suivante →

- Déposer les boules délicatement sur une toile allant au déshydrateur et faire sécher à 30 °C (86 °F) pendant au moins 12 heures.
- Décoller délicatement les pains de la toile pleine et les déposer sur une toile grillagée. Faire sécher pendant au moins 2 heures de plus.
- Note: on peut augmenter le temps de séchage pour obtenir un pain plus sec, qui va se conserver plus longtemps.

Pain aux olives noires crues

INGRÉDIENTS

2 pains

- 750 ml (3 tasses) de **kamut**
- 500 ml (2 tasses) d'**olives noires** bio séchées au soleil
- 125 ml (1/2 tasse) d'**eau pure** ou de **marinade des olives**
- 45 ml (3 c. à soupe) de **basilic** haché
- 45 ml (3 c. à soupe) d'**huile d'olive** bio de première pression à froid

PRÉPARATION

- Tremper les grains de kamut 8 heures et les faire germer 2 jours.
- Moudre ensuite au robot le plus finement possible un peu à la fois, en s'aidant de l'eau pure (ou de l'eau des olives).
- Dénoyauter les olives puis les hacher grossièrement au couteau.
- Dans un grand saladier, incorporer les olives et le basilic au kamut moulu. Travailler la pâte pour en homogénéiser la texture.
- Séparer la pâte en 2 pâtons, puis les travailler à la main pour former 2 boules (se badigeonner les mains d'huile d'olive).
- Déposer les boules délicatement sur une toile allant au déshydrateur et faire sécher à 30 °C (86 °F) pendant au moins 12 heures.
- Décoller délicatement les pains de la toile pleine et les déposer sur une toile grillagée. Faire sécher pendant au moins 2 autres heures.
- Note: on peut augmenter le temps de séchage pour obtenir un pain plus sec, qui va se conserver plus longtemps.

RECETTES
DESSERTS

Baklavas

INGRÉDIENTS

de 4 à 6 portions

«Pâte filo»

- 750 ml (3 tasses) de **purée de chair de jeune noix de coco** (*Thai coconut* en vente dans les marchés asiatiques)
- 125 ml (1/2 tasse) de **sirop d'érable**
- 15 ml (1 c. à soupe) d'**essence de vanille**

Garniture

- 500 ml (2 tasses) de **pistaches crues**
- 125 ml (1/2 tasse) de **purée de chair de jeune noix de coco**
- 125 ml (1/2 tasse) de **miel** non pasteurisé
- 125 ml (1/2 tasse) de **dattes** dénoyautées

PRÉPARATION

«Pâte filo»

- Mélanger tous les ingrédients à la main, puis étendre la préparation sur une ou plusieurs feuilles teflex, ou encore du papier-parchemin, dans le déshydrateur. (Avec un déshydrateur de marque Excalibur, une feuille devrait suffire.) Garder la couche aussi mince que possible tout en recouvrant uniformément la feuille teflex ou le papier-parchemin de ce mélange.
- Déshydrater à 40 °C (104 °F) environ 18 heures, jusqu'à l'obtention d'une texture rappelant celle du cuir. Tourner la feuille de côté et continuer la déshydratation au besoin.
- Si on ne possède pas de déshydrateur, on peut étendre le mélange en une couche mince et uniforme sur du papier-parchemin et laisser au four pas plus chaud qu'à 43 °C (110 °F), jusqu'à

Page suivante ➤

obtenir la consistance du cuir. Allouer un temps de séchage un peu plus long qu'avec le déshydrateur.

Garniture

- Tremper les pistaches environ 6 heures, puis sécher au déshydrateur environ 4 heures à 40 °C (104 °F) ou au four pas plus haut qu'à 40 °C (104 °F) environ 6 heures.
- Passer les pistaches séchées au mélangeur avec le reste des ingrédients. On peut arrêter de mélanger avant que le tout soit totalement homogène; la texture est plus intéressante lorsqu'il reste quelques morceaux de pistaches ou de dattes.
- Pour former les baklavas, couper des languettes de feuille de coco d'environ 20 cm sur 4 cm (8 po sur 2 po).
- Recouvrir chaque languette de préparation aux pistaches, puis rouler comme un sushi, en gardant l'extrémité dépourvue de préparation. (Ainsi, elle adhère mieux et le rouleau ne se déroule pas.)
- Si la forme du déshydrateur ne permet pas de faire des languettes rectangulaires, on peut couper les feuilles de coco en triangles et faire des étages (3 triangles l'un sur l'autre avec la préparation aux pistaches entre chacun).

Variantes

- Plutôt qu'aux pistaches, on peut faire des baklavas en utilisant les mêmes ingrédients mais en remplaçant les 500 ml (2 tasses) de pistaches par la même quantité de noix du Brésil ou de n'importe quelle noix, au choix. Les temps de trempage et de déshydratation varieront selon la noix choisie. Les noix du Brésil, par exemple, devront être trempées 8 heures et déshydratées 8 heures.
- On peut aussi laisser tomber le thème «baklava» et employer de la purée de fruits secs ou de fruits frais au lieu des noix. Si on choisit des fruits secs, réduire la quantité de miel. Si on utilise des fruits frais, la quantité de purée de noix de coco devra être augmentée, car il sera important de prendre aussi peu de fruits frais que possible, juste assez pour qu'ils infusent de leur saveur la purée de noix de coco. Si on met trop de fruits, le mélange ne se tiendra pas.

Biscuits aux dattes et aux pistaches

INGRÉDIENTS

4 portions

- 250 ml (1 tasse) d'**amandes crues**
- 125 ml (1/2 tasse) de **dattes** dénoyautées
- 60 ml (1/4 tasse) de **pistaches crues**
- 90 ml (6 c. à soupe) de **miel** non pasteurisé

PRÉPARATION

- Tremper les amandes et les dattes 8 heures, et les pistaches 4 heures. Égoutter.
- Réduire les dattes en purée et concasser les amandes.
- Hacher les pistaches très grossièrement au couteau.
- Dans un saladier, mélanger tous les ingrédients, puis remplir des moules à biscuits sur 0,5 cm (1/4 po) d'épaisseur.
- Déposer sur une toile et déshydrater à 30 °C (86 °F) 4 heures sur une face, puis 2 heures sur l'autre. Plus les biscuits seront déshydratés, plus ils seront croustillants et plus longtemps ils se conserveront.

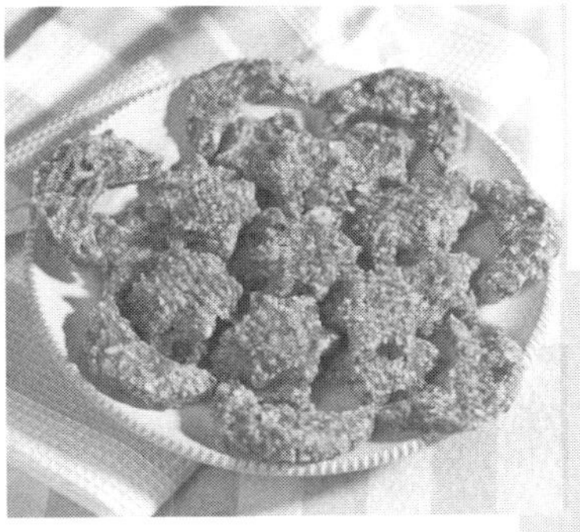

Biscuits aux raisins secs

INGRÉDIENTS

4 portions

- 250 ml (1 tasse) d'**amandes**
- 125 ml (1/2 tasse) de **kamut**
- 250 ml (1 tasse) de r**aisins secs dorés**
- 45 ml (3 c. à soupe) de **raisins de Corinthe**
- 90 ml (6 c. à soupe) de **miel** non pasteurisé

PRÉPARATION

- Faire tremper le kamut 8 heures et ensuite le laisser germer 2 jours.
- Tremper les amandes et les raisins séparément pendant 8 heures, puis égoutter.
- Moudre le kamut le plus finement possible. Moudre de petites quantités à la fois en ajoutant une petite poignée de raisins à la fin du processus. Les raisins aident à moudre le kamut; les premières fois on peut avoir besoin de plus de raisins, mais au fur et à mesure, la quantité requise diminuera.
- Passer le reste des raisins au mélangeur.
- Moudre les amandes grossièrement, puis, dans un saladier, mélanger tous les ingrédients.
- Étaler à la cuillère sur une toile allant au déshydrateur, niveler les biscuits avec le dos de la cuillère et déshydrater à 30 °C (86 °F) 6 heures sur une face, 2 heures sur l'autre.

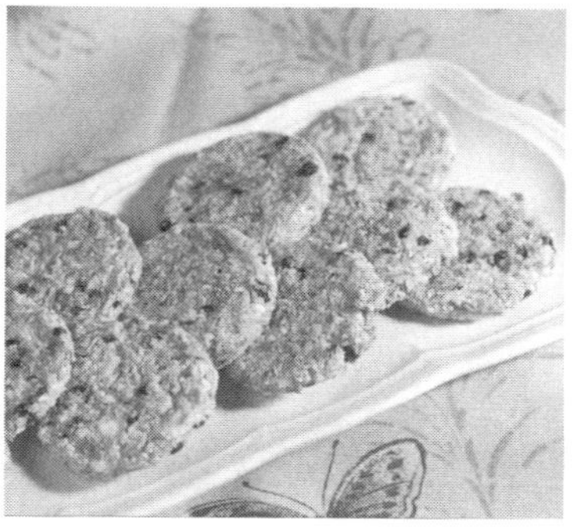

Biscuits soleil

INGRÉDIENTS

12 portions

- 500 ml (2 tasses) d'**avoine** (ou de **kamut**) germé
- 45 ml (3 c. à soupe) de **graines de citrouille**
- 45 ml (3 c. à soupe) de **noix de Grenoble** hachées
- 10 **abricots séchés**
- 45 ml (3 c. à soupe) de **miel** non pasteurisé
- 45 ml (3 c. à soupe) de **raisins secs dorés**
- 45 ml (3 c. à soupe) de **noix de coco râpée**
- 1 **pomme granny smith** râpée finement

PRÉPARATION

- Passer l'avoine germée ou le kamut au robot pour obtenir une pâte lisse.
- Dans un bol, faire tremper les graines de citrouille et les noix de Grenoble pendant 8 heures dans de l'eau pure.
- Dans un autre bol, faire tremper les abricots au moins 2 heures dans de l'eau pure. Égoutter les abricots, puis les réduire en purée, en ajoutant le miel.
- Dans un grand bol, mêler l'avoine, les raisins, la noix de coco râpée, les graines de citrouille et les noix de Grenoble égouttées, de même que la pomme râpée.
- Incorporer la purée d'abricot au miel.
- Façonner des biscuits à l'aide de moules à biscuits.
- Déshydrater à 30 °C (86 °F) pendant 10 heures ou plus, selon la texture désirée.

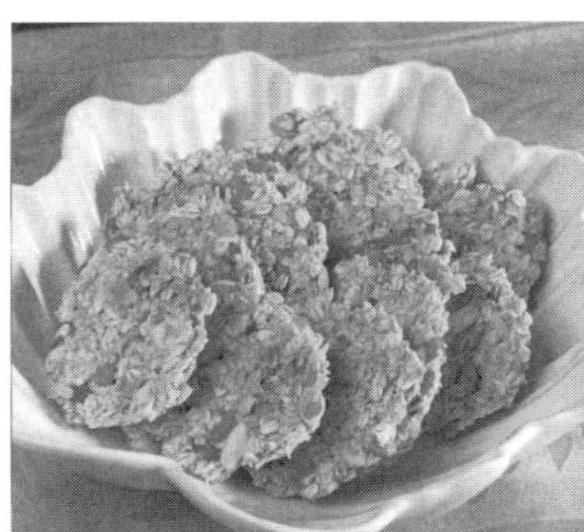

Bouchées coco-bananes

INGRÉDIENTS

de 25 à 30 bouchées

- 2 **bananes** bio bien mûres
- 30 ml (2 c. à soupe) de **caroube crue**
- 15 ml (1 c. à soupe) de **miel** non pasteurisé
- 20 ml (4 c. à thé) de **Sucanat** (en vente dans les magasins d'aliments naturels)
- 500 ml (2 tasses) de **noix de coco râpée** non sucrée et non sulfurisée
- 125 ml (1/2 tasse) de **purée de chair de jeune noix de coco** (*Thai coconut* en vente dans les marchés asiatiques)
- 250 ml (1 tasse) de **raisins secs de marque Flame** (optionnel)
- 60 ml (1/4 tasse) de **miel de bleuets** ou autres non pasteurisé
- 60 ml (1/4 tasse) de **Sucanat**
- 2 ml (1/2 c. à thé) de **cannelle**
- 2 ml (1/2 c. à thé) d'**essence de vanille**

PRÉPARATION

- Couper les bananes en morceaux pour obtenir de 25 à 30 tronçons. Recouvrir uniformément de la caroube et de 15 ml (1 c. à soupe) de miel. Déshydrater au déshydrateur à 40 °C (104 °F) environ 5 heures ou au four sur une plaque

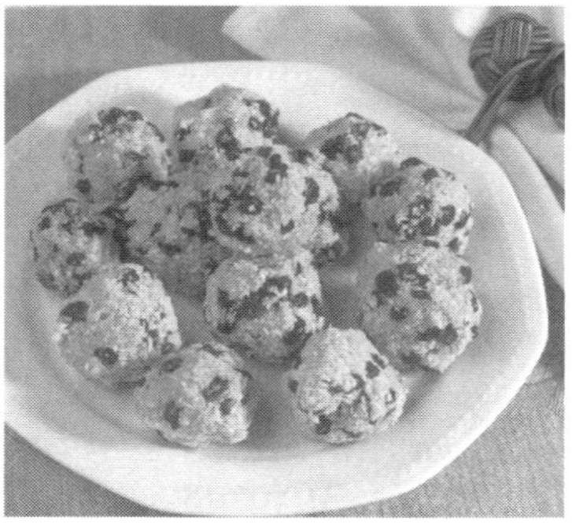

Page suivante →

à biscuits à 43 °C (110 °F) environ 7 heures. Recouvrir chaque bouchée de Sucanat.

- Note: on peut manger ces bouchées telles quelles, sans poursuivre la recette. La déshydratation donne une texture très intéressante aux bananes.

Enrobage:

- Mélanger dans un bol tout le reste des ingrédients (sans les bananes). Une fois que le mélange est bien uniforme, réfrigérer pour qu'il soit facile à travailler.
- Terminer en entourant chacun des morceaux de bananes du mélange à la noix de coco. On obtient ainsi des boules à la noix de coco avec un morceau de banane ferme et onctueux au centre. Si désiré, on peut déshydrater le tout de 2 à 3 heures pour raffermir la surface extérieure, mais cela n'est pas essentiel. Les bouchées resteront assez fermes si réfrigérées.

Bouchées de dattes à la chapelure de noix

INGRÉDIENTS

Environ 12 bouchées

- 60 ml (1/4 tasse) de **noisettes**
- 60 ml (1/4 tasse) de **noix de Grenoble**
- 60 ml (1/4 tasse) de **noix du Brésil**
- 125 ml (1/2 tasse) de **dattes** bio
- 30 ml (2 c. à soupe) de **miel** non pasteurisé
- 125 ml (1/2 tasse) d'**eau pure** (ou moins)
- 60 ml (1/4 tasse) de **noix de coco** non sucrée et non sulfurisée

PRÉPARATION

- Faire tremper les noisettes, les noix de Grenoble et les noix du Brésil environ 8 heures. Les sécher ensuite 12 heures ou plus au déshydrateur à 40 °C (104 °F) ou au four pas plus chaud que 43 °C (110 °F).
- Faire une chapelure de noix en passant au robot les trois sortes de noix. Réserver.
- Au robot, faire une purée avec les dattes et le miel. Ajouter l'eau en petites quantités jusqu'à l'obtention d'une pâte homogène.
- Façonner en petites boules de la grosseur d'une pièce de 25 sous.
- Mélanger la noix de coco avec la chapelure de noix et en enrober les boules de dattes.

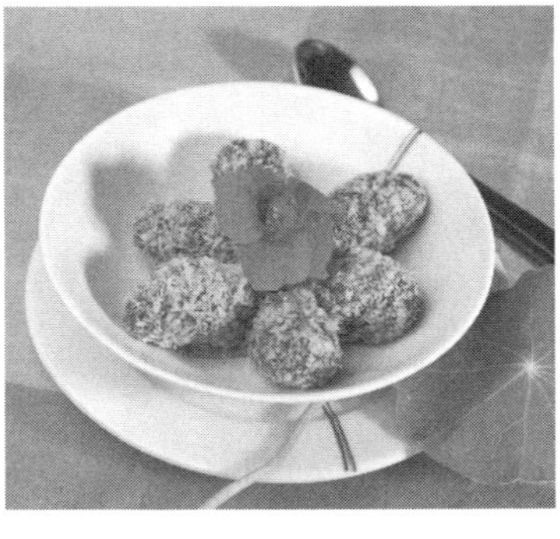

Boules énergétiques à l'avoine et aux noix

INGRÉDIENTS

Environ 15 bouchées

- 250 ml (1 tasse) de **noix de Grenoble**
- 125 ml (1/2 tasse) d'**amandes**
- 80 ml (1/3 tasse) de **Sucanat** (en vente dans les magasins d'aliments naturels)
- 250 ml (1 tasse) de **flocons d'avoine crus**
- 125 ml (1/2 tasse) de **purée de dattes**
- 60 ml (1/4 tasse) de **miel** non pasteurisé
- 60 ml (1/4 tasse) de **sirop d'érable**

PRÉPARATION

- Faire tremper les noix de Grenoble et les amandes 8 heures, puis déshydrater à environ 40 °C (104 °F) pendant 10 heures (ou plus, afin qu'elles soient bien sèches).
- Au mélangeur, réduire les amandes, le Sucanat, ainsi que la moitié des noix de Grenoble en une poudre fine. Couper le reste des noix de Grenoble en petits morceaux (ou les passer au mélangeur brièvement et arrêter avant qu'elles atteignent un état poudreux).
- Mélanger tous ces ingrédients dans un bol, puis incorporer les autres. Bien remuer. Quand la préparation est bien homogène, réfrigérer, puis former des boules de la grosseur désirée.
- Note: on peut donner des saveurs variées à cette collation en ajoutant des baies, des morceaux de banane ou des raisins secs, par exemple. Les boules se conserveront moins longtemps si des fruits frais sont rajoutés; on peut donc faire la recette de base, puis y incorporer les fruits et former les boules peu avant de servir.

Boules granola épicées

Environ 20 bouchées

- 500 ml (2 tasses) de **sarrasin** décortiqué
- 375 ml (1 1/2 tasse) d'**amandes crues** trempées pendant 10 heures (jeter l'eau de trempage)
  ou 250 ml (1 tasse) de **beurre d'amande crue**
- 250 ml (1 tasse) de **raisins secs de marque Flame**
- 125 ml (1/2 tasse) de **raisins de Corinthe**
- 125 ml (1/2 tasse) de **miel** non pasteurisé
- 30 ml (2 c. à soupe) de **concentré de pomme** ou de **beurre de pommes**
- 10 ml (2 c. à thé) d'**essence de vanille**
- 7 ml (1 1/2 c. à thé) de **piment de Cayenne**
- 5 ml (1 c. à thé) de **cannelle**

PRÉPARATION

- Faire tremper le sarrasin dans l'eau 15 minutes. Rincer, puis mettre à la noirceur dans un plat recouvert d'un linge opaque. Rincer abondamment avec de l'eau pure 3 ou 4 fois par jour jusqu'à ce qu'il soit germé. Déshydrater ensuite jusqu'à ce qu'il soit bien sec, au déshydrateur à 40 °C (104 °F) de 6 à 8 heures ou au four sur une plaque à biscuits à 43 °C (110 °F) 8 heures ou plus, au besoin.
- Faire tremper les amandes environ 10 heures, puis les déshydrater avec la même méthode qu'à l'étape précédente. Au besoin, allonger le temps de déshydratation afin d'ob-

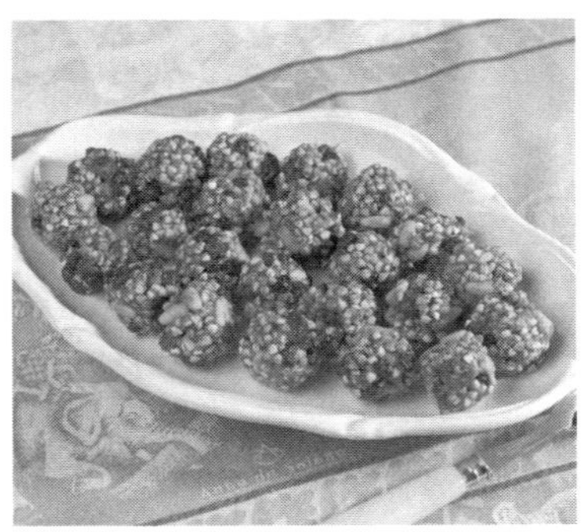

Page suivante →

tenir des amandes bien sèches. Passer les amandes au robot, au mélangeur ou à la centrifugeuse conçue pour fabriquer également des beurres de noix.

- Note: à la place, on peut utiliser du beurre d'amandes crues, ce qui évitera l'étape précédente.
- Mélanger le sarrasin et le beurre d'amandes ainsi obtenu. Ajouter le reste des ingrédients jusqu'à ce que le mélange soit bien homogène.
- Réfrigérer quelques heures, puis former des boules.

Cakes fourrés à la crème, glaçage aux dattes

3 portions

INGRÉDIENTS

Cakes

- 125 ml (1/2 tasse) de **sarrasin** germé, puis déshydraté
- 250 ml (1 tasse) de **noix de Grenoble** trempées, déshydratées, puis coupées en morceaux
- 80 ml (1/3 tasse) de **sirop d'érable**
- 80 ml (1/3 tasse) de **purée de dattes**
- 80 ml (1/3 tasse) de **poudre de caroube crue**

Crème de coco

- 5 ml (1 c. à thé) de **miel** non pasteurisé
- 125 ml (1/2 tasse) de **purée de jeunes noix de coco** (*Thai coconut* en vente dans les marchés asiatiques)

Glaçage aux dattes

- 60 ml (1/4 tasse) de **purée de dattes**
- 15 ml (1 c. à soupe) de **sirop d'érable**
- 2 ml (1/2 c. à thé) de **gingembre**
- 60 ml (1/4 tasse) de **jus de pomme** fraîchement extrait ou d'**eau**
- **Cerises rouges**, pour décorer

Page suivante →

PRÉPARATION

Cakes

- Au mélangeur, réduire en fine poudre le sarrasin et les noix de Grenoble.
- Dans un bol, mélanger cette poudre avec le reste des ingrédients, jusqu'à ce que la préparation soit homogène. Réfrigérer, puis former 3 «biscuits» ou cakes d'environ 6 cm (2 1/2 po) de diamètre, et 3 autres d'environ 8 cm (3 po) de diamètre. Les garder réfrigérés pour qu'ils se tiennent.

Crème de coco

- Après avoir mélangé le miel et la purée de jeunes noix de coco, séparer la préparation en trois et la déposer au centre des 3 biscuits les moins larges.
- Ensuite, poser les 3 biscuits les plus larges sur les biscuits recouverts de crème de coco. Essayer de garder la crème à l'intérieur (en enlever un peu si elle déborde trop). On obtient donc trois biscuits fourrés à la crème de coco.

Glaçage aux dattes

- Mélanger tous les ingrédients au mélangeur (utiliser plus de jus ou d'eau si la texture est trop épaisse), puis étendre la préparation sur les cakes. Décorer avec une belle cerise rouge.
- Variantes: la crème à l'intérieur des cakes peut aussi être faite d'ingrédients plus facilement accessibles, comme de la noix de coco râpée additionnée d'un peu de miel, de la crème de banane ou encore des fruits séchés passés au mélangeur avec un peu de noix et de l'eau.

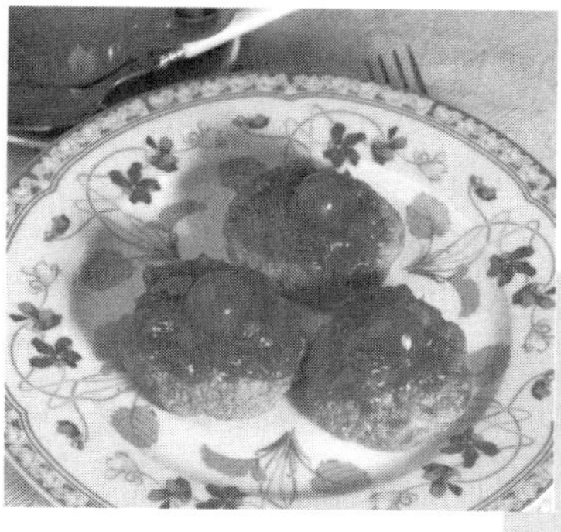

Clafoutis aux bleuets

Environ 10 portions

Partie inférieure

- 250 ml (1 tasse) d'**amandes**
- 125 ml (1/2 tasse) de **noix du Brésil**
- 250 ml (1 tasse) de **figues Lerida** (ou autre) coupées en deux
- 125 ml (1/2 tasse) de **flocons d'avoine crus**

Partie supérieure

- 125 ml (1/2 tasse) de **pacanes**
- 80 ml (1/3 tasse) de **noix de macadamia**
- 250 ml (1 tasse) de **bleuets**
- 80 ml (1/3 tasse) de **Sucanat** (en vente dans les magasins d'aliments naturels)
- 60 ml (1/4 tasse) de **sirop d'érable**
- 5 ml (1 c. à thé) d'**essence de vanille**

PRÉPARATION

Partie inférieure

- Faire tremper les amandes et les noix du Brésil 8 heures, puis les déshydrater 8 heures ou plus. Passer au mélangeur jusqu'à ce qu'il ne reste que de très petits morceaux, puis ajouter les figues. Continuer à mixer jusqu'à ce que celles-ci soient bien mélangées, puis incorporer les flocons d'avoine.

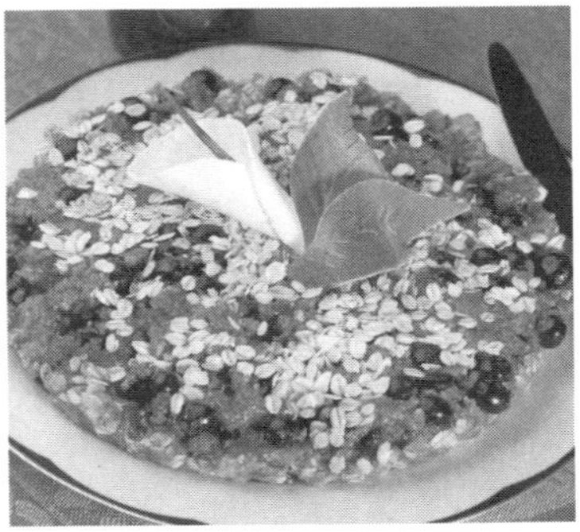

Page suivante →

- Étendre cette préparation dans un moule à flan (ou une assiette à tarte facile à démouler) de 23 cm (9 po).

Partie supérieure

- Faire tremper les pacanes et les noix de macadamia 8 heures, puis faire déshydrater au moins 8 heures (elles doivent être bien sèches). Réduire ces noix en poudre au mélangeur. Dans un bol, mélanger la poudre obtenue avec le reste des ingrédients et étendre cette préparation sur la partie précédente, déjà dans le moule.
- Répandre quelques flocons d'avoine additionnels sur le dessus du clafoutis maintenant terminé, puis réfrigérer. Plus consistant, il sera ainsi plus facile à servir.

Crème aux bananes et à l'avocat

INGRÉDIENTS

4 portions

- 3 **bananes** bien mûres
- 1/2 **avocat** bien mûr
- 30 ml (2 c. à soupe) de **jus de citron ou de lime**
- 45 ml (3 c. à soupe) de **miel** non pasteurisé
- 2 ou 3 **fraises** pour garnir

PRÉPARATION

- Au robot, réduire en crème les bananes, l'avocat, le jus de citron et le miel en une purée lisse et onctueuse.
- À moins de servir ce dessert immédiatement, couvrir avec une pellicule plastique directement en contact avec la préparation et réfrigérer.
- Verser dans des coupes et décorer avec les fraises coupées en éventail.

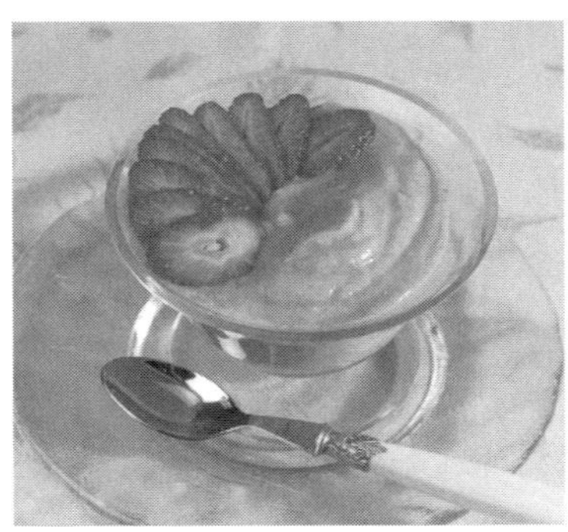

«Crème glacée» à la caroube et aux pistaches

INGRÉDIENTS

de 2 à 4 portions

- 2 **bananes**
- 15 ml (1 c. à soupe) de **pistaches natures**
- 30 ml (2 c. à soupe) de **poudre de caroube crue**

Feuille de raisins dorés

- 250 ml (1 tasse) de **raisins dorés**

Sauce à la caroube et aux noisettes

- 125 ml (1/2 tasse) de **noisettes**
- 125 ml (1/2 tasse) d'**eau pure**
- 15 ml (1 c. à soupe) de **poudre de caroube crue**
- 45 ml (3 c. à soupe) de **miel** non pasteurisé

PRÉPARATION

- Congeler les bananes pelées enveloppées dans une pellicule plastique 4 heures.
- Tremper les pistaches 4 heures, puis égoutter.
- Couper les bananes, puis les passer au robot en ajoutant la caroube. Si le mélange est trop mou, faire reprendre au congélateur, puis incorporer les pistaches.
- Former des boules et déposer délicatement sur une feuille de raisins dorés. Napper de sauce à la caroube et aux noisettes.

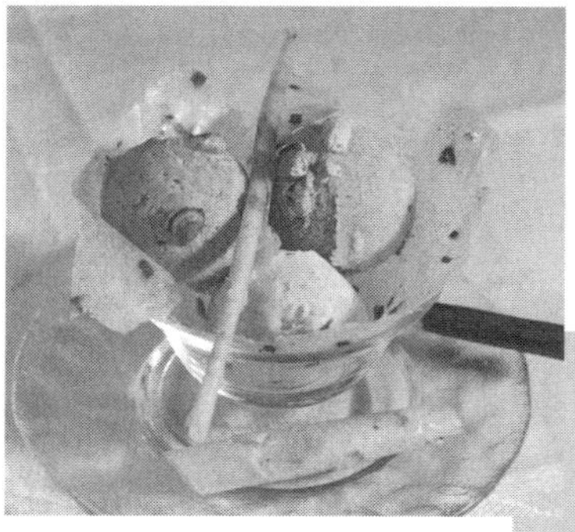

Page suivante →

Feuille de raisins dorés

- Tremper les raisins 8 heures, puis égoutter.
- Hacher au robot, puis au mélangeur le plus finement possible. Passer à travers une passoire, pour ôter la peau, puis étaler sur une toile pleine (feuille teflex ou papier-parchemin) allant au déshydrateur. Plus la couche de pulpe sera fine, plus beau sera l'effet de transparence. Éliminer l'excédent de raisins et déshydrater de 6 à 8 heures à 30 °C (86 °F).
- Décoller délicatement la feuille de raisins, la retourner et poursuivre le séchage 2 heures sur l'autre face.
- Pour une texture moins malléable, plus croustillante, sécher plus longtemps. Pour obtenir des croustilles de raisins, poursuivre le séchage sur une toile trouée.

Sauce à la caroube et aux noisettes

- Tremper les noisettes 4 heures, puis égoutter et moudre au robot le plus finement possible avec l'eau.
- Filtrer à travers une étamine.
- Transférer cette crème de noisettes dans un mélangeur, ajouter la caroube, le miel, puis mélanger intimement.
- Note: ajouter du miel si on désire une saveur plus sucrée.

«Crème glacée» à la mangue et à l'ananas

INGRÉDIENTS

4 portions

- 375 ml (1 1/2 tasse) d'**amandes**
- 1 **mangue**
- 1/8 d'**ananas**
- 1 pincée de **stevia vert** (en vente dans les magasins d'aliments naturels)

PRÉPARATION

- Tremper les amandes 8 heures, puis les éplucher.
- Couper la mangue et l'ananas en dés, puis passer les fruits au robot jusqu'à l'obtention d'une purée lisse.
- Passer les amandes au mélangeur et moudre aussi finement que possible.
- Incorporer les amandes moulues finement à la purée de fruits et mélanger jusqu'à homogénéité, avec le stevia.
- Étaler la purée en une fine couche sur une toile allant au congélateur. Couvrir d'une pellicule plastique, congeler 4 heures.
- Défaire la purée congelée et la passer au robot. À l'aide d'une cuillère à crème glacée, former des boules.
- Pour une texture plus ferme, replacer les boules au congélateur 2 heures avant de déguster.
- Note: ajouter du miel pour une saveur plus sucrée, si désiré.
- *Sur l'illustration ci-contre, les boules de «crème glacée» sont présentées sur une feuille séchée de bananes à la caroube décorée de mangue; voir recette page 224.*

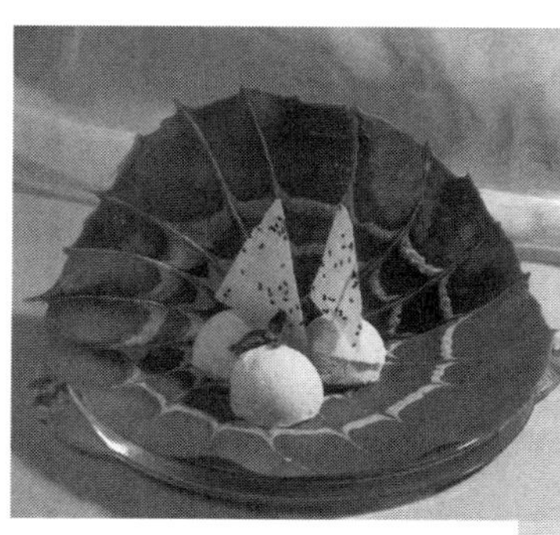

«Crème glacée» à la vanille

INGRÉDIENTS

2 portions

- 1 gousse de **vanille** de 1 cm (1/2 po) de long
- 2 **bananes** moyennes

PRÉPARATION

- Tremper le morceau de vanille en le fendant, comme pour dénoyauter une datte, 6 heures.
- Égoutter, puis hacher au couteau ou au mélangeur. Plus la vanille sera moulue, plus sa saveur sera rehaussée.
- Réduire les bananes en purée et étaler sur une toile allant au congélateur. Couvrir d'une pellicule plastique et congeler 2 heures.
- Concasser la plaque de bananes, ajouter la vanille et passer au robot, puis à l'aide d'une cuillère à crème glacée former des boules et faire reprendre au congélateur 30 minutes avant de servir.

Croustillant aux bananes

INGRÉDIENTS

de 4 à 6 portions

Partie inférieure

- 250 ml (1 tasse) de **graines de chanvre**
- 15 ml (1 c. à soupe) de **Sucanat** (en vente dans les magasins d'aliments naturels)
- 30 ml (2 c. à soupe) de **beurre d'amandes crues**
- 1 c. soupe (15 ml) de **miel** non pasteurisé
- 1 pincée de **sel**

Partie supérieure

- 1 1/2 **banane**
- 125 ml (1/2 tasse) de **flocons d'avoine crus**
- 125 ml (1/2 tasse) de **poudre d'amandes**
- 60 ml (1/4 tasse) de **sirop d'érable**
- 15 ml (1 c. à soupe) de **miel** non pasteurisé

PRÉPARATION

Partie inférieure

- Mélanger tous les ingrédients à la main et aplatir dans un moule à gâteau à ressort de 12 cm (5 po).

Partie supérieure

- Couper la banane en rondelles, et verser dessus les autres ingrédients, en mélangeant délicatement. Remplir le reste du moule de cette préparation et garnir de flocons d'avoine additionnels.

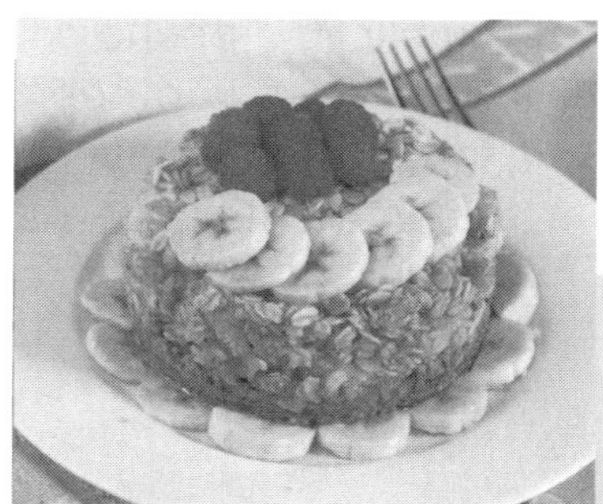

Feuille séchée de bananes à la caroube décorée de mangue

INGRÉDIENTS

de 2 à 4 portions

- 4 **bananes**
- 15 ml (1 c. à soupe) de **caroube**
- 75 ml (5 c. à soupe) d'**eau pure**
- 1 pincée de **stevia** (facultatif)
- 1 **mangue**

PRÉPARATION

- Couper les bananes en morceaux.
- Passer au mélangeur les bananes, la poudre de caroube et le stevia, incorporer 30 ml (2 c. à soupe) d'eau, un peu à la fois. Mélanger jusqu'à obtention d'une purée lisse.
- Étaler le mélange sur une toile allant au déshydrateur.
- Éplucher et dénoyauter la mangue, puis la couper en morceaux.
- Passer la mangue au mélangeur, puis incorporer 45 ml (3 c. à soupe) d'eau, un peu à la fois. Mélanger jusqu'à ce que la mangue soit réduite en une purée lisse de la même texture que la purée de bananes.
- Remplir une poche à douilles, tracer 3 ou 4 cercles concentriques avec la purée de mangues sur la feuille de bananes à la caroube et rayer avec un couteau. Déshydrater la feuille de bananes à la caroube décorée de mangue à 30 °C (86 °F) pendant 8 heures.

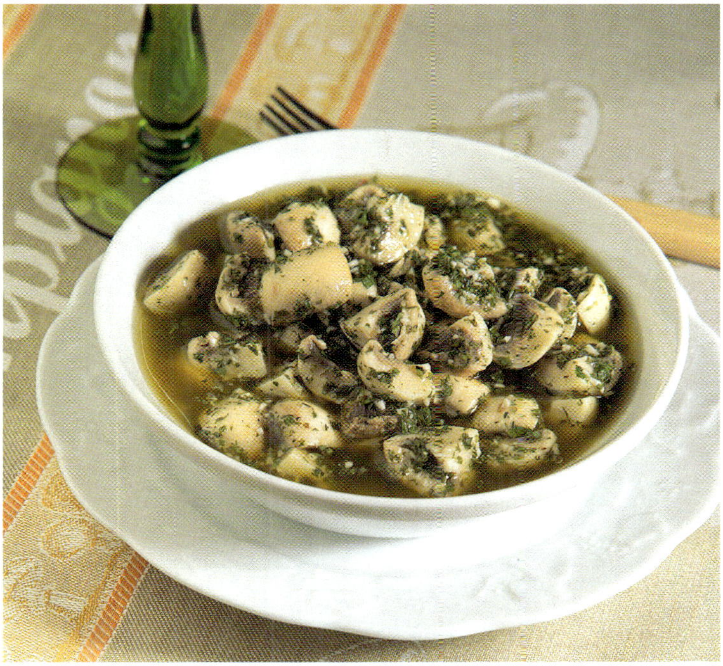

Champignons marinés, p. 147

Chayote farcie, p. 148

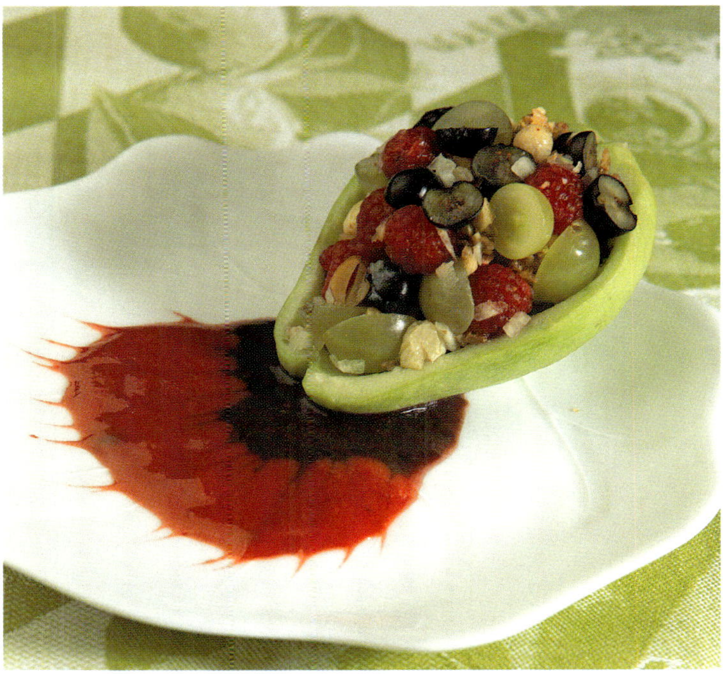

Chutney aux légumes, p. 150

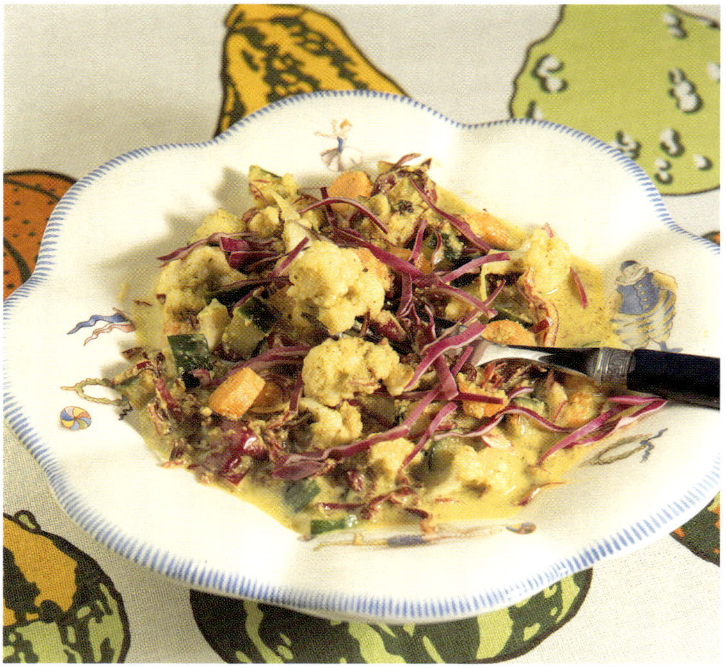

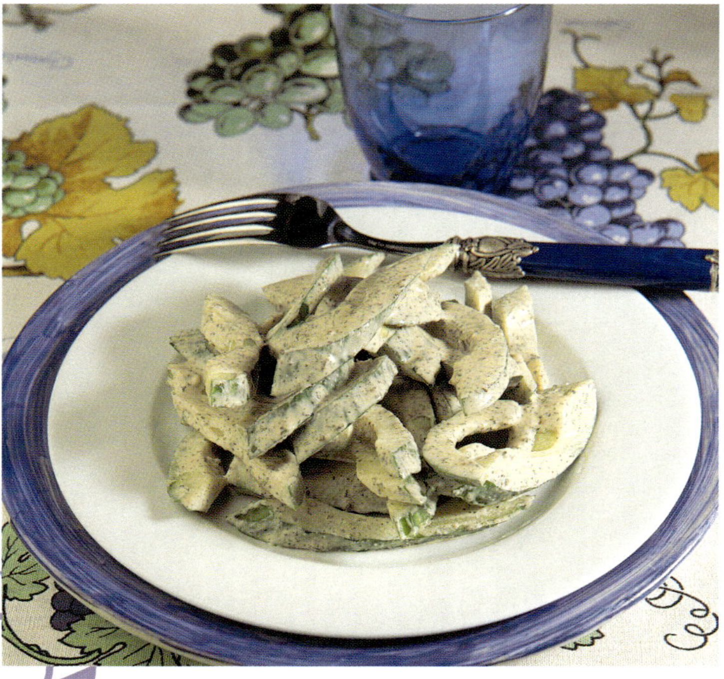

Concombre au tahini, p. 152

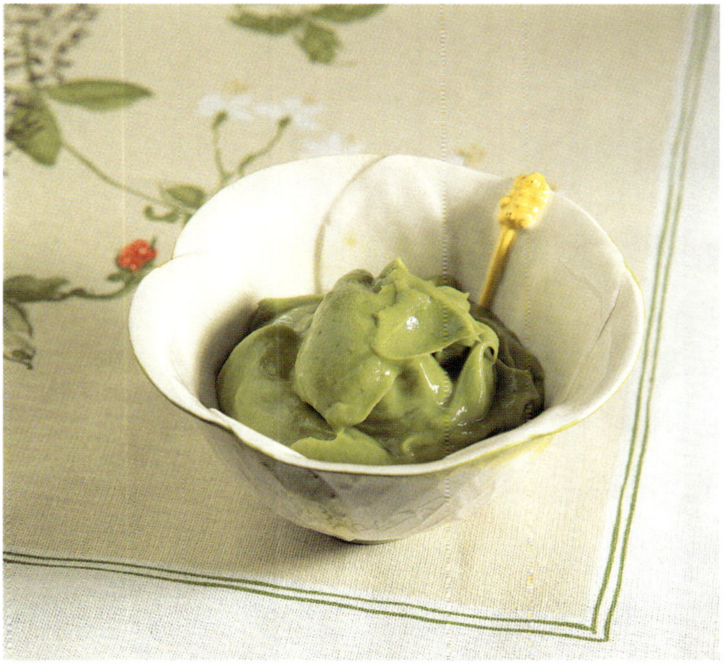

Crème d'avocats, p. 153

Potage aux courgettes et à la menthe, p. 154

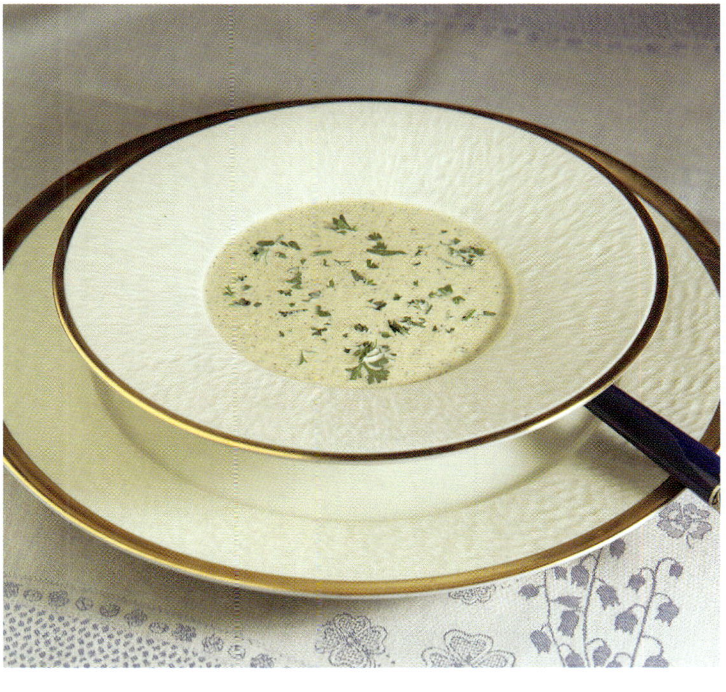

Salade au jicama et à la pomme, p. 156

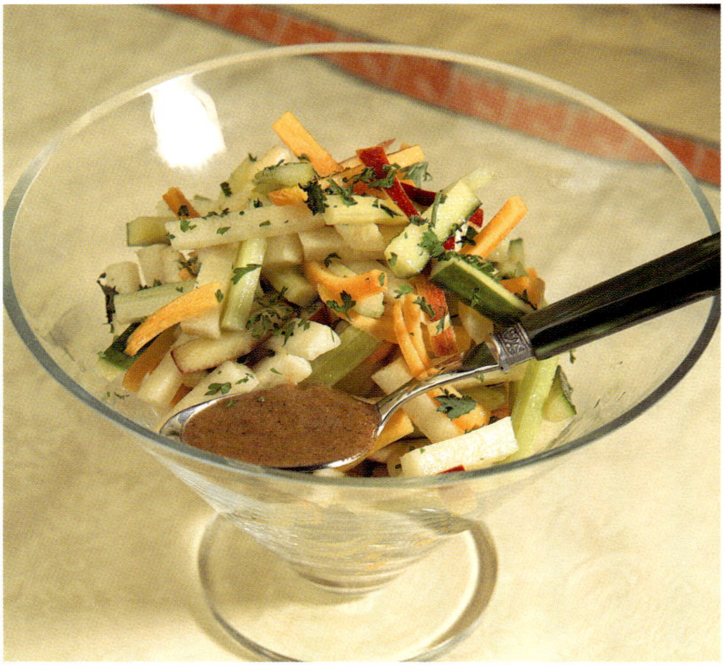

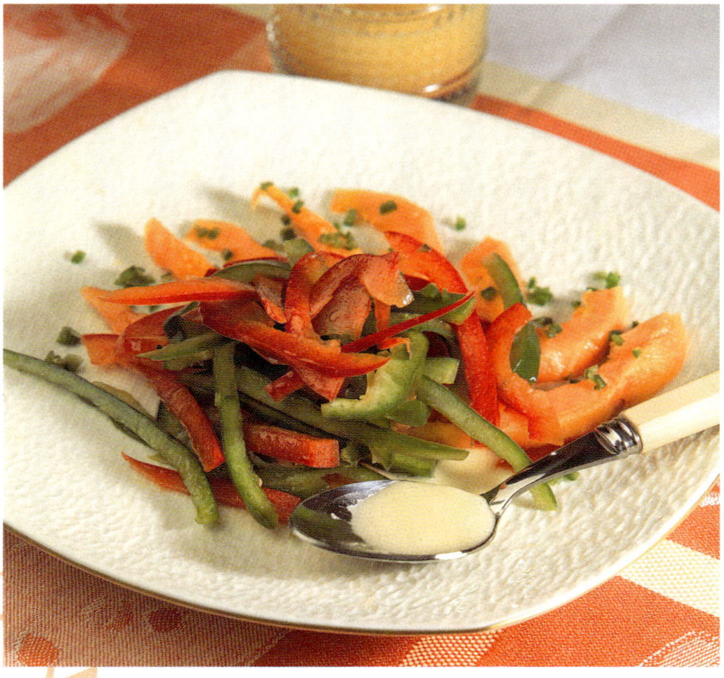

Salade de papaye, p. 157

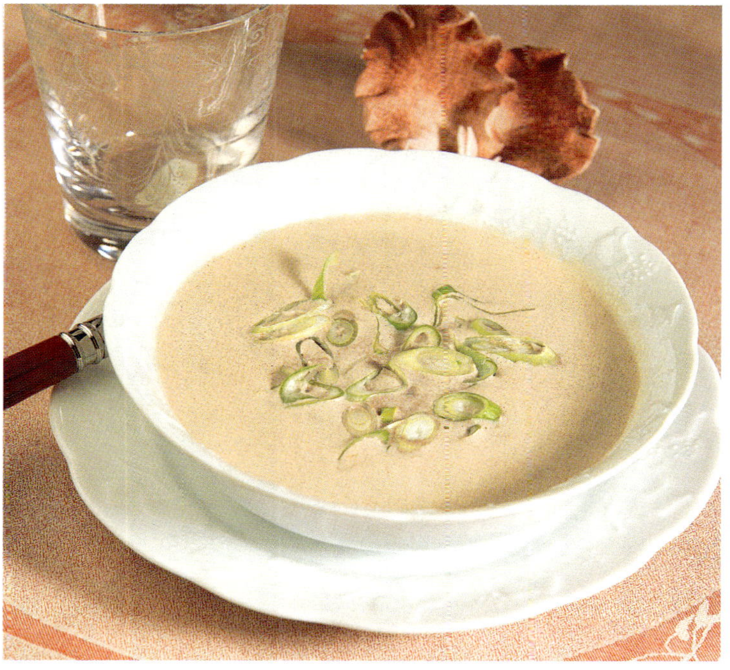

Soupe au miso et aux algues dulse, p. 158

Tacos aux légumes, p. 159

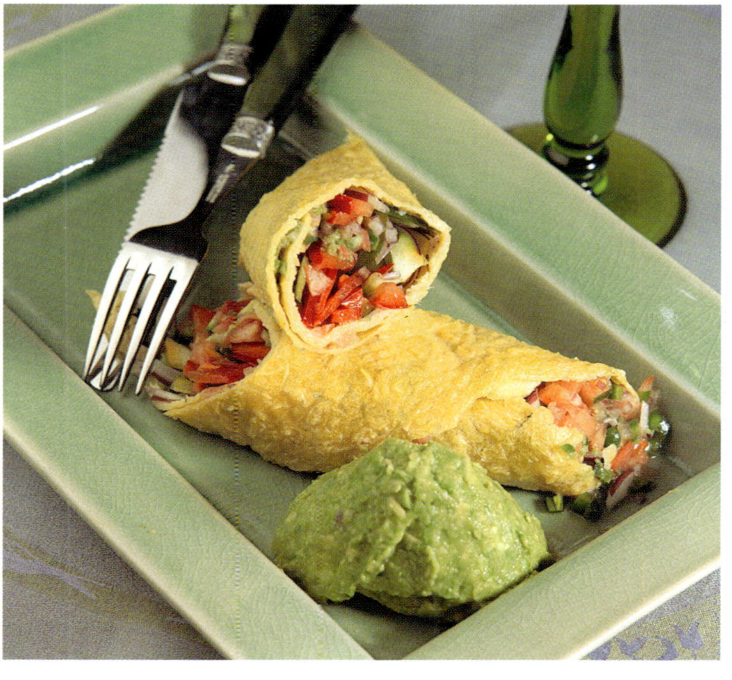

Cottage au basilic et au lait de jeune noix de coco (A), p. 163
Fromage aux amandes et au tournesol (B), p. 167

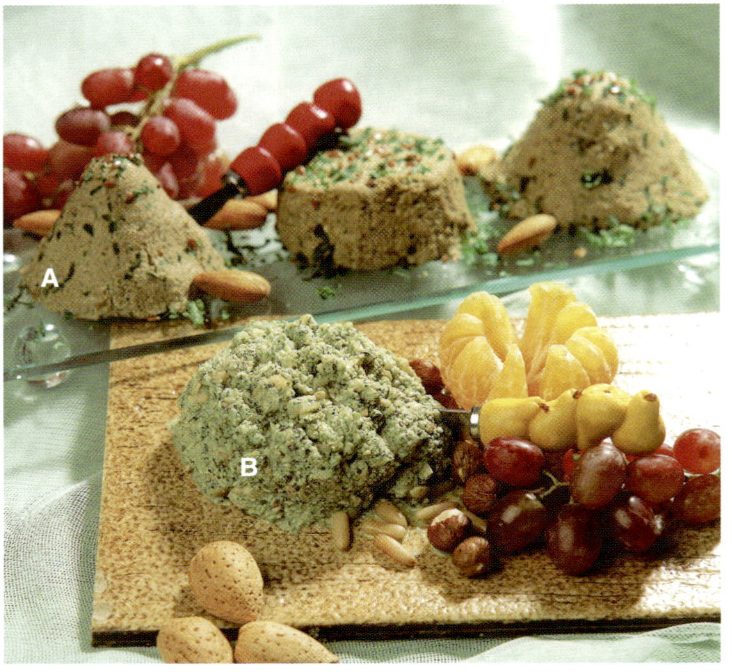

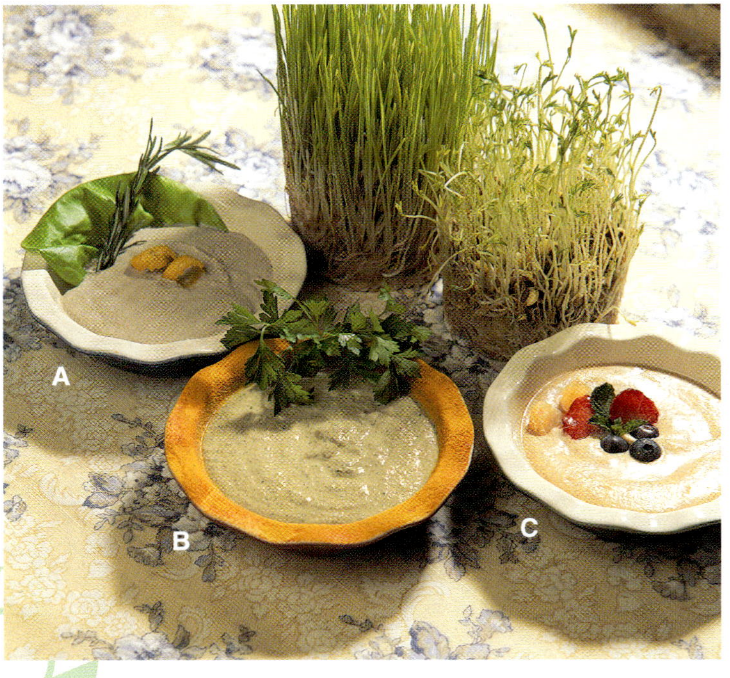

Mayonnaise tomate et basilic (A), p. 168
Crème sure aux graines de tournesol germées (B), p. 165
Crème fouettée aux dattes (C), p. 164

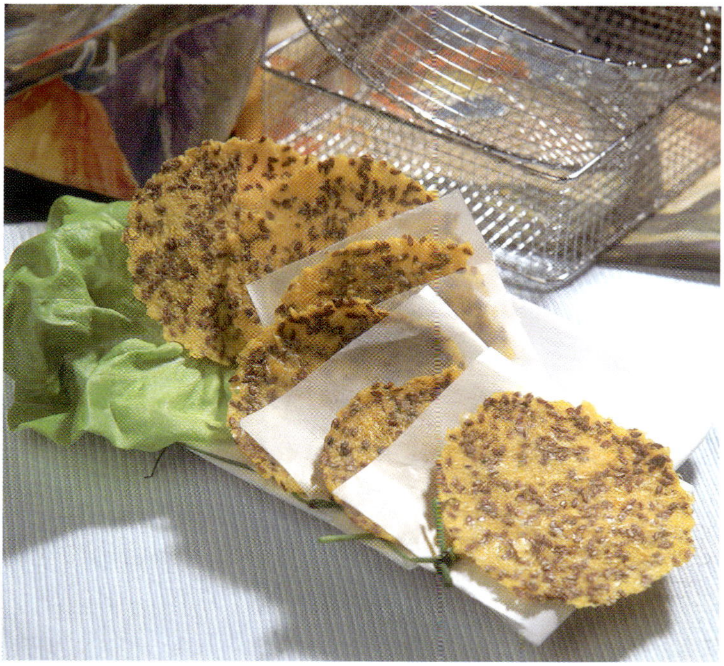

Fromage au maïs pour burger, p. 166

Ricotta aux tomates séchées, p. 169

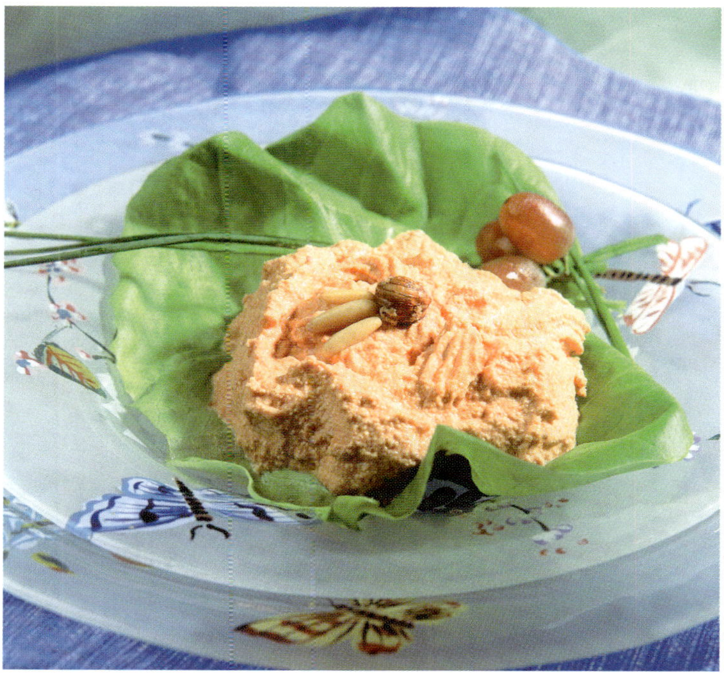

Lait d'amandes crues, p. 178

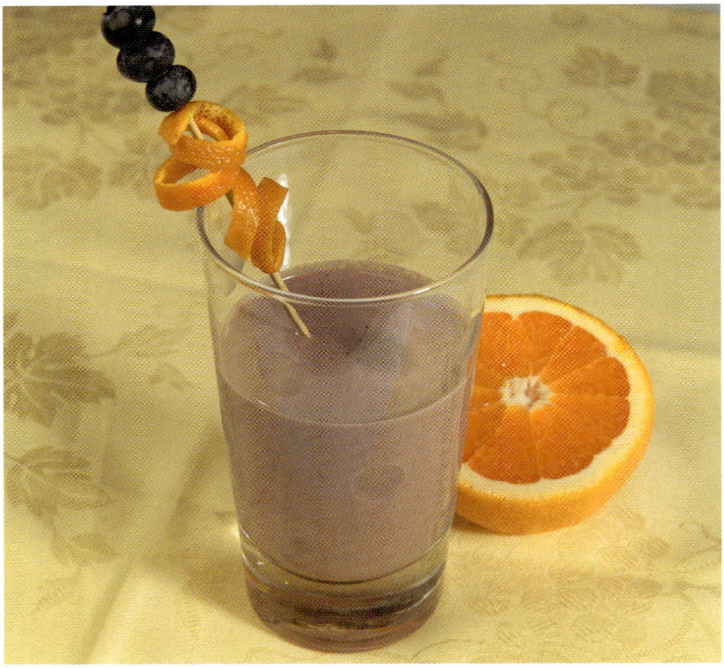

Lait de noisettes crues, p. 179

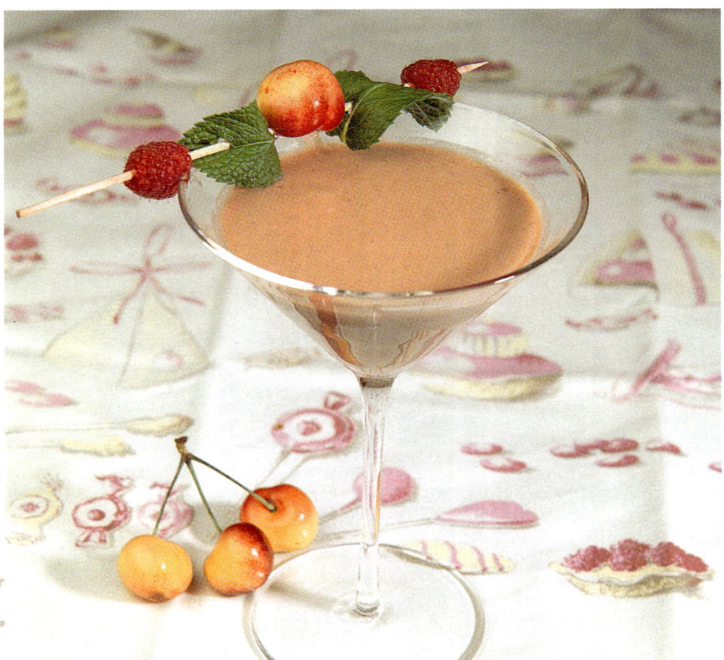

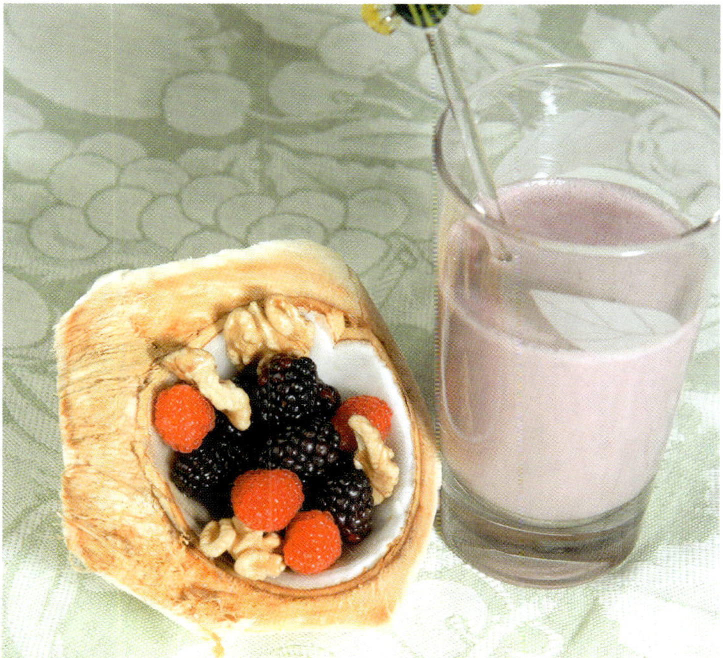

Lait de noix aux mûres bio et au sarrasin germé, p. 180

Lait de pistaches crues, p. 181

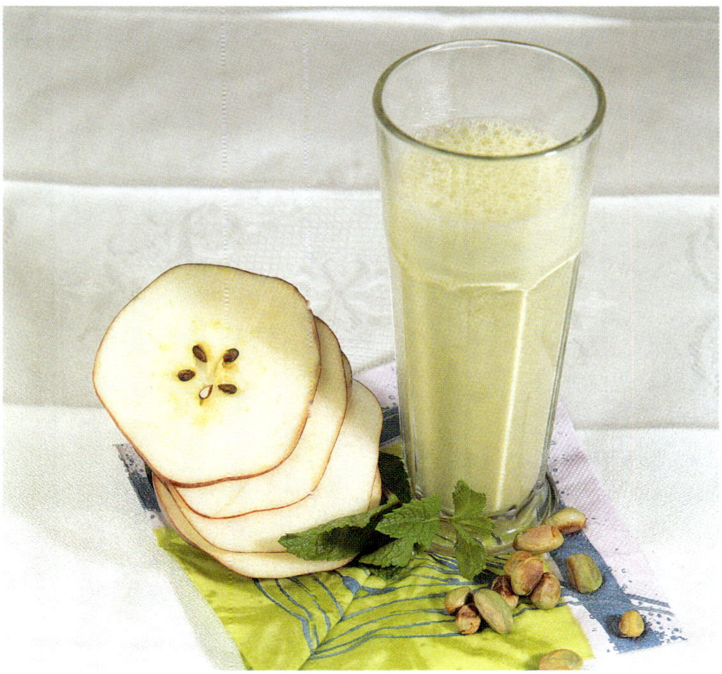

Craquelins aux graines de chanvre (A), p. 185
Craquelins aux graines de lin (B), p. 186

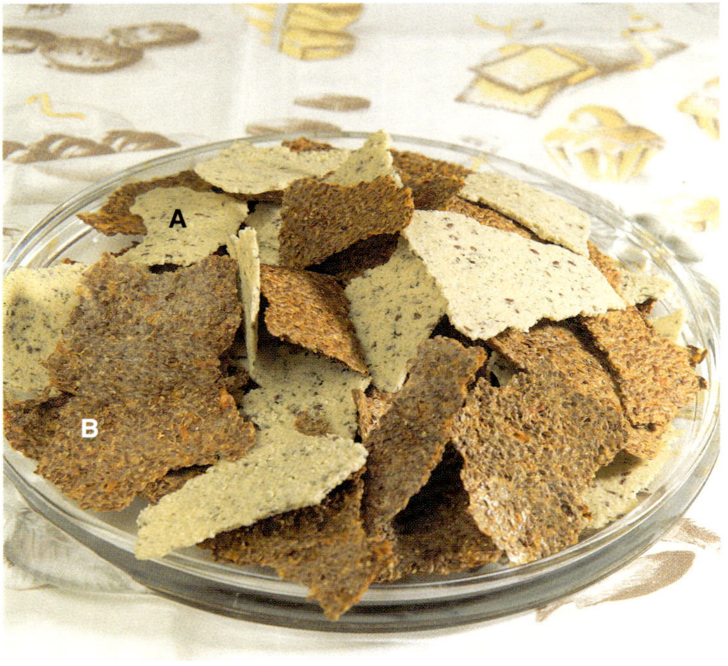

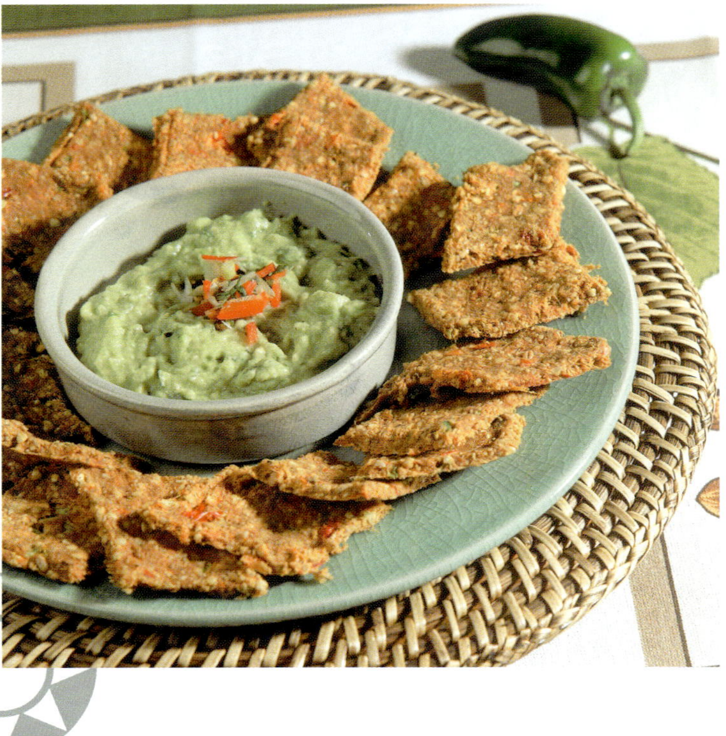

Croquettes à la carotte et au tournesol, p. 187

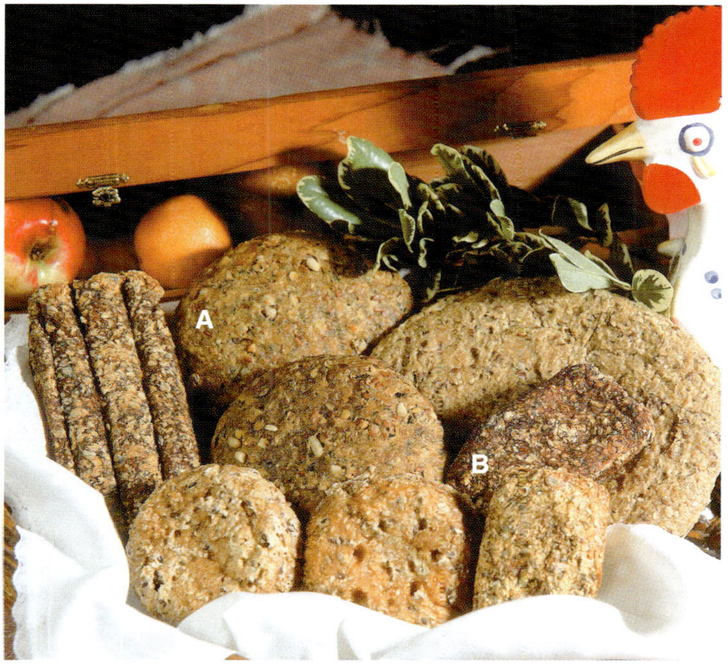

Pain à l'avoine et au fenouil (A), p. 192
Pain au kamut et aux lentilles germés (B), p. 195

Pain au kalongi, p. 194

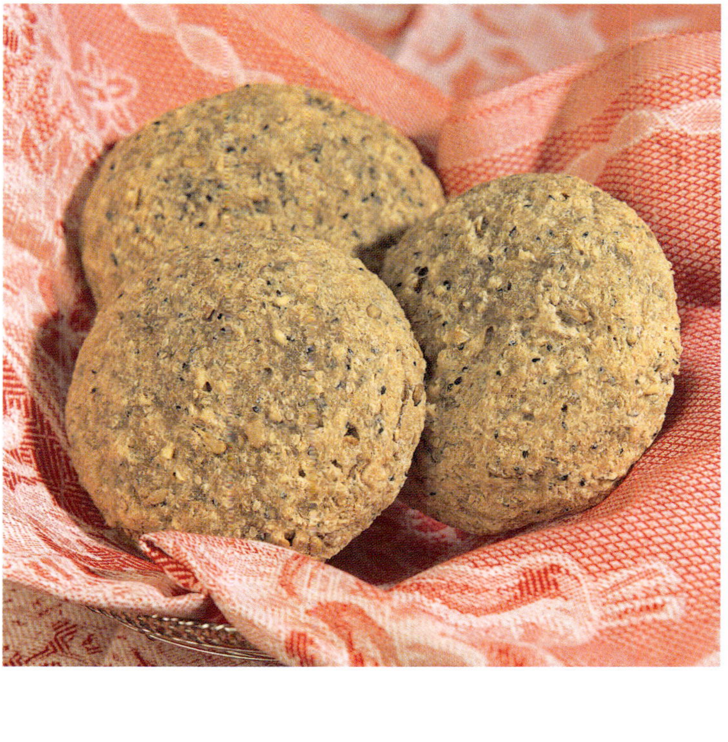

Pain aux légumes (A), p. 197
Pain aux olives noires crues (B), p. 199

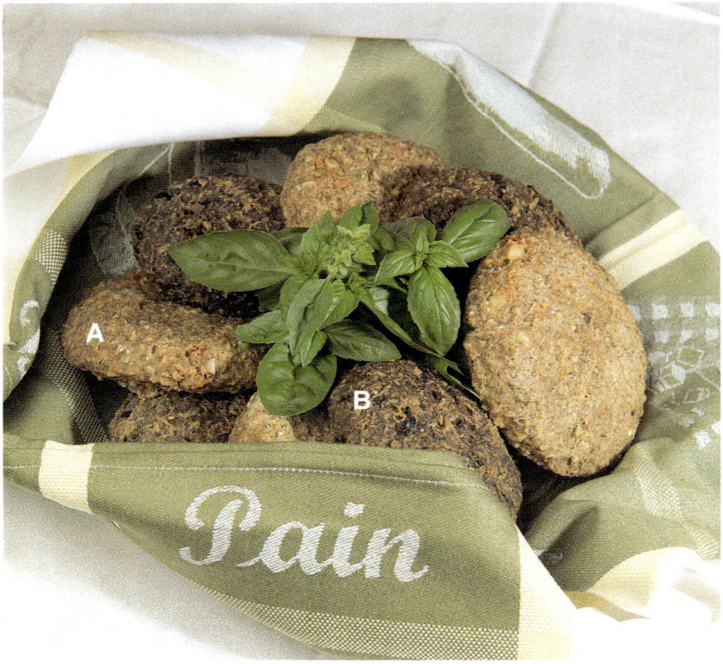

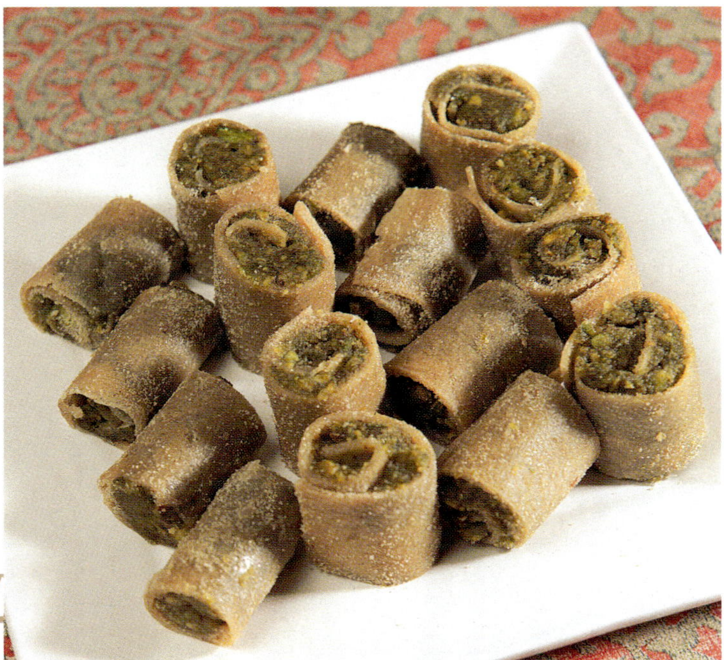

Baklavas, p. 203

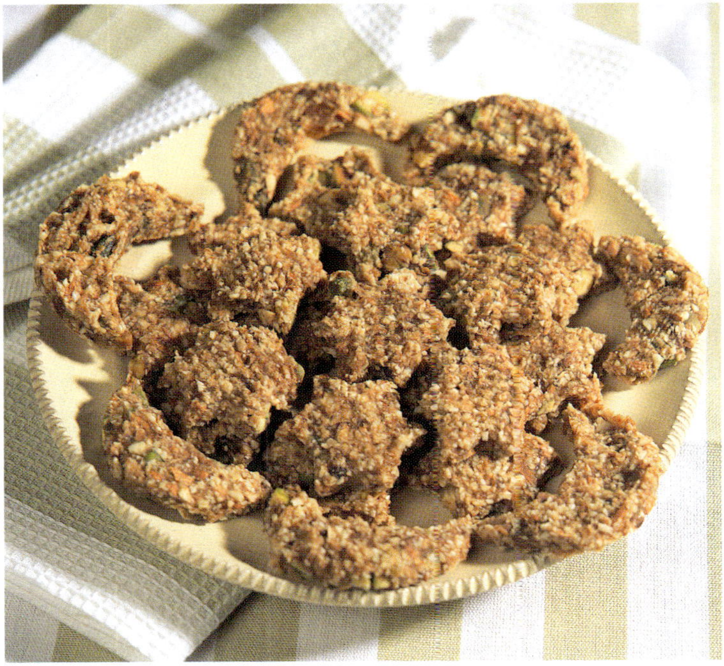

Biscuits aux dattes et aux pistaches, p. 205

Biscuits aux raisins secs, p. 206

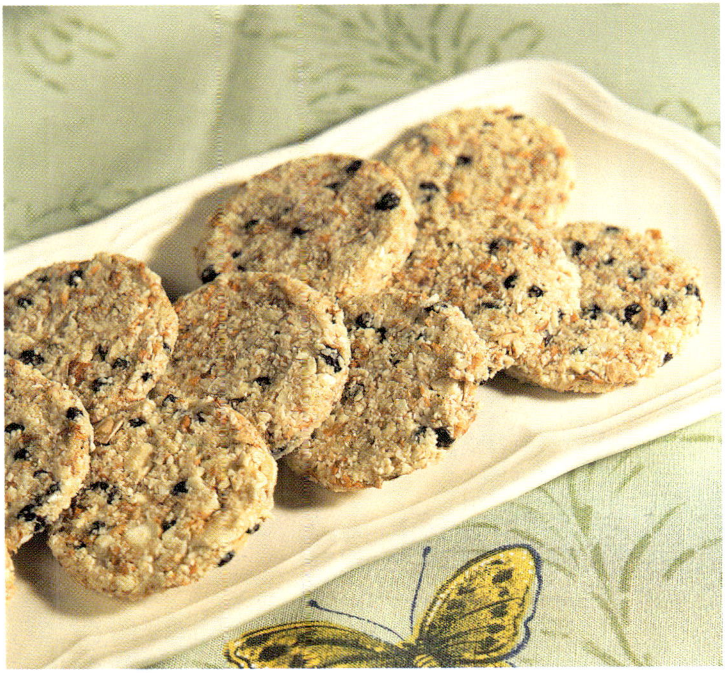

Biscuits soleil, p. 207

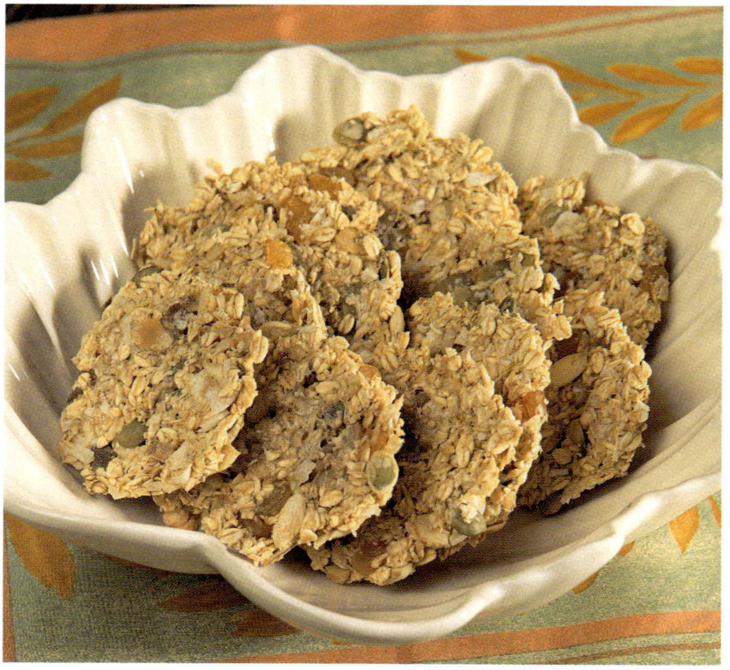

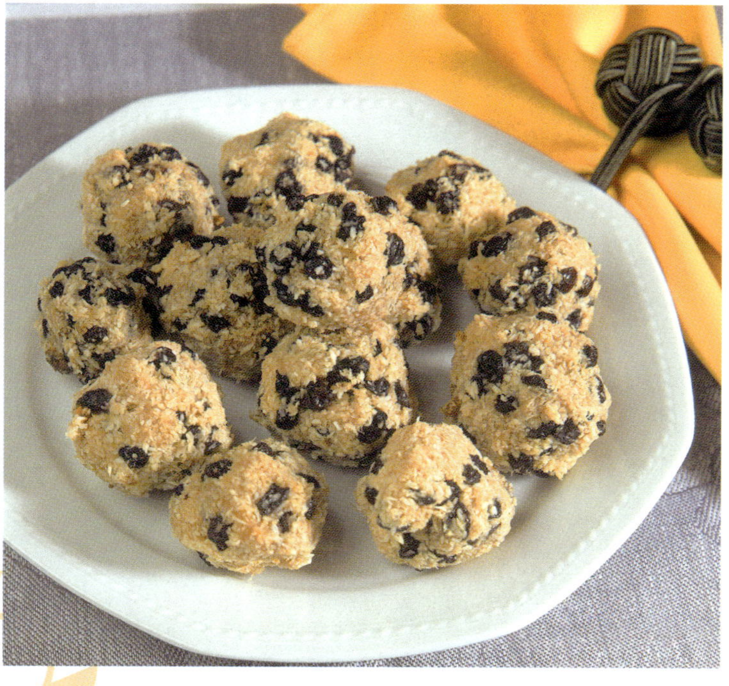

Bouchées coco-bananes, p. 208

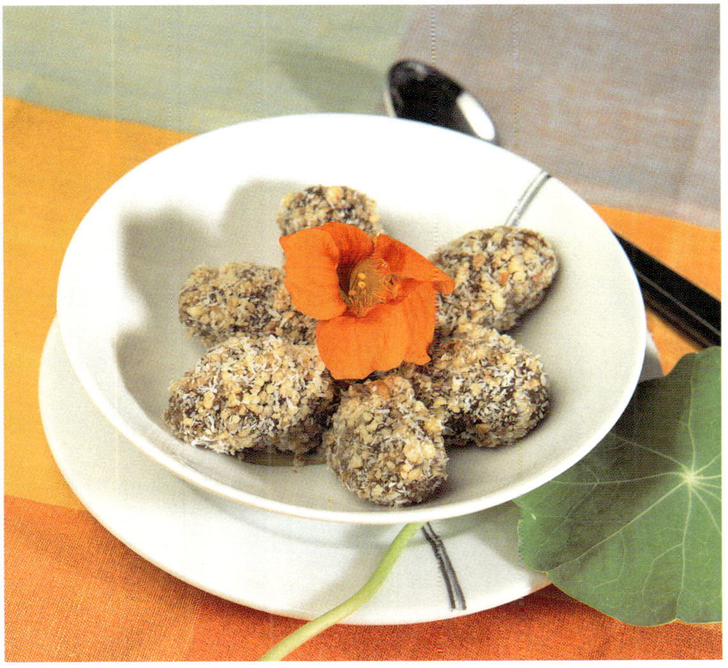

Bouchées de dattes à la chapelure de noix, p. 210

Boules énergétiques à l'avoine et aux noix, p. 211

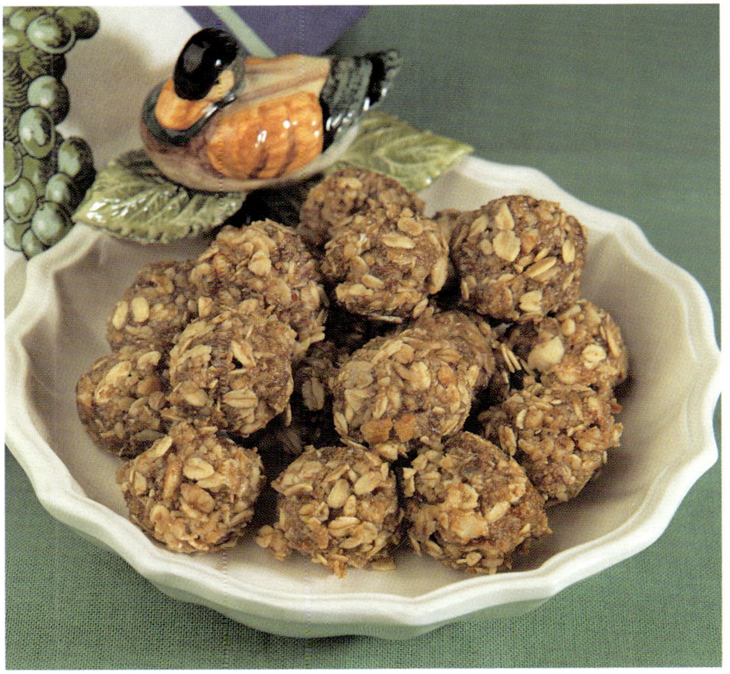

Boules granola épicées, p. 212

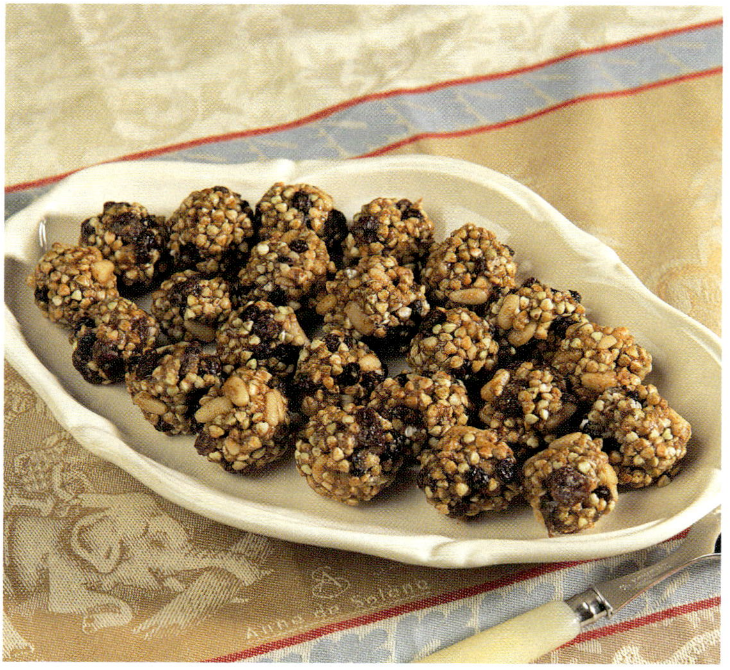

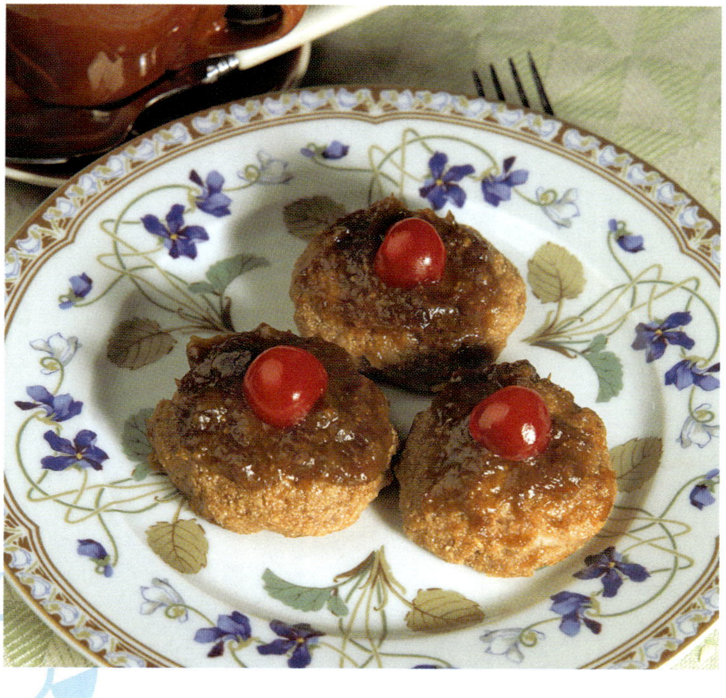

Cakes fourrés à la crème, glaçage aux dattes, p. 214

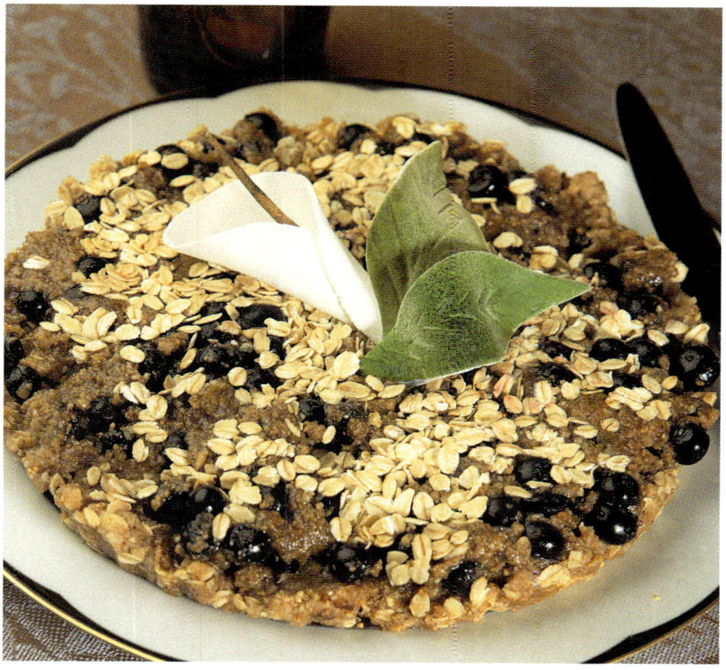

Clafoutis aux bleuets, p. 216

Crème aux bananes et à l'avocat, p. 218

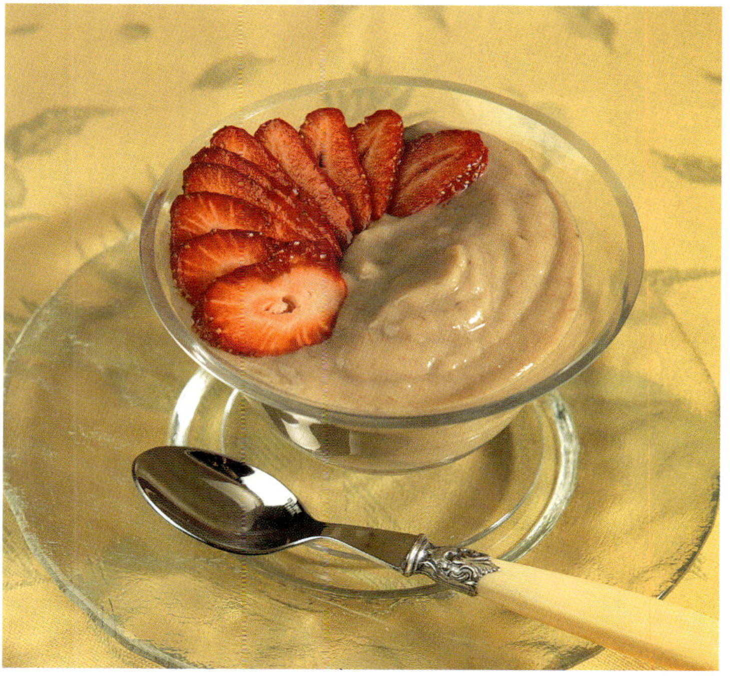

«Crème glacée» à la caroube et aux pistaches, p. 219

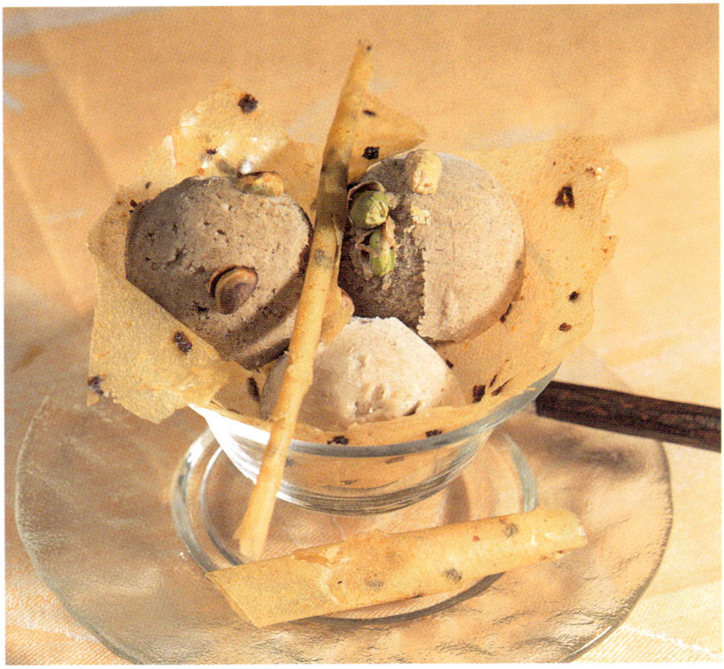

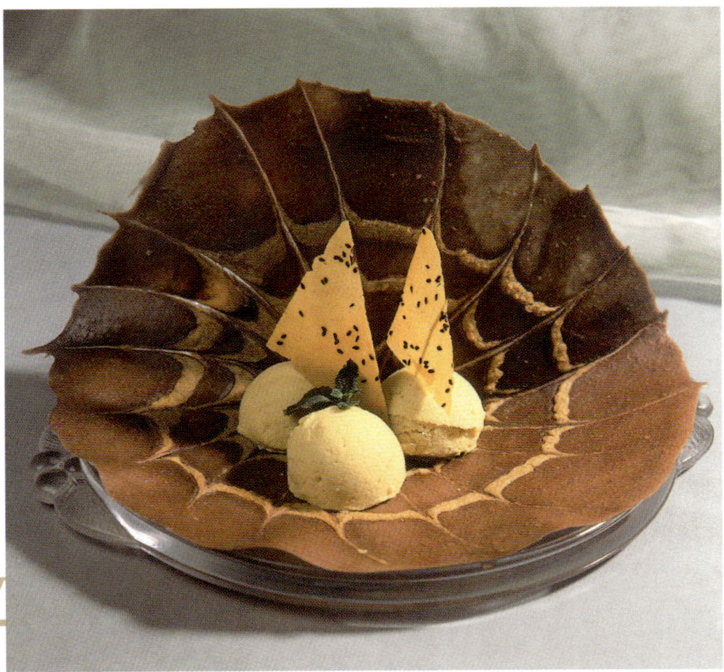

«Crème glacée» à la mangue et à l'ananas, p. 221

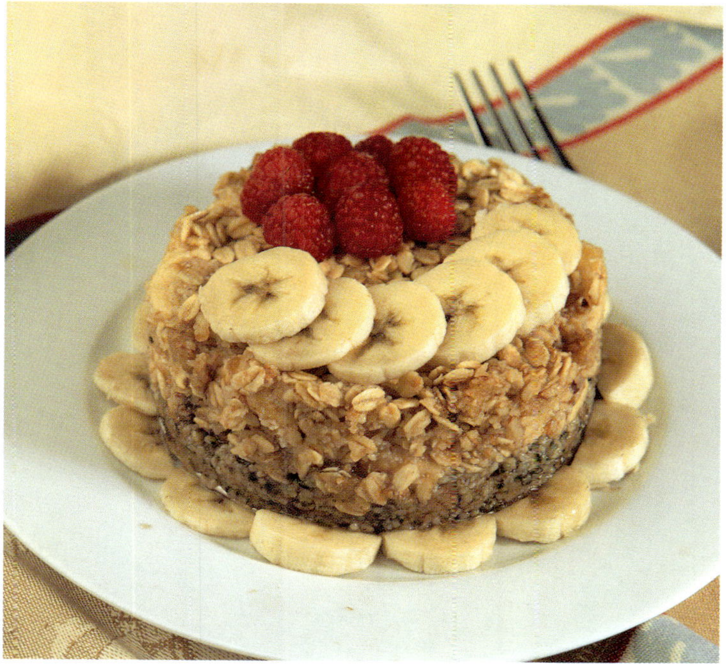

Croustillant aux bananes, p. 223

Gâteau à la papaye, p. 225

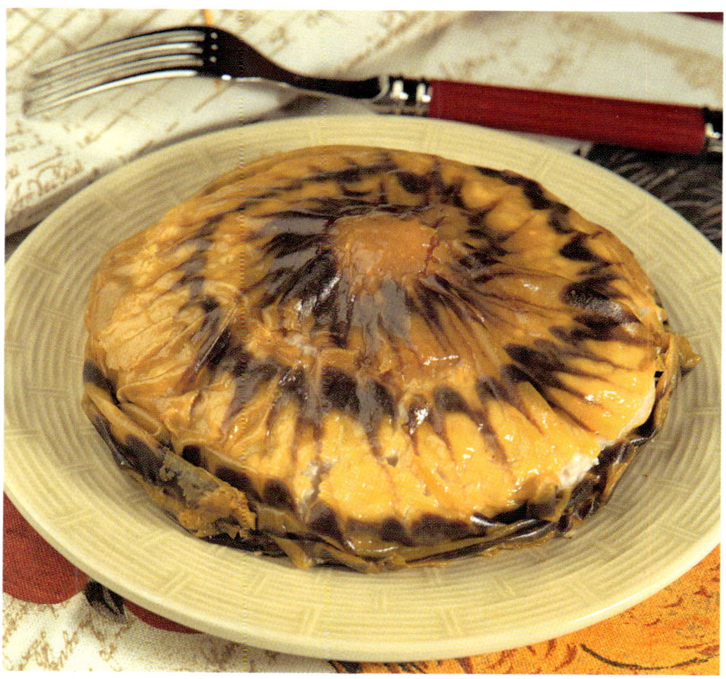

Gâteau au citron, p. 227

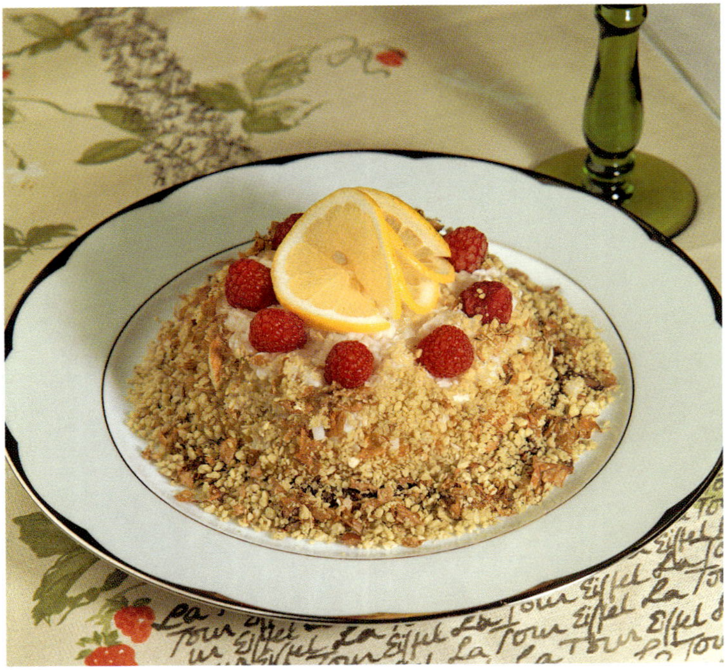

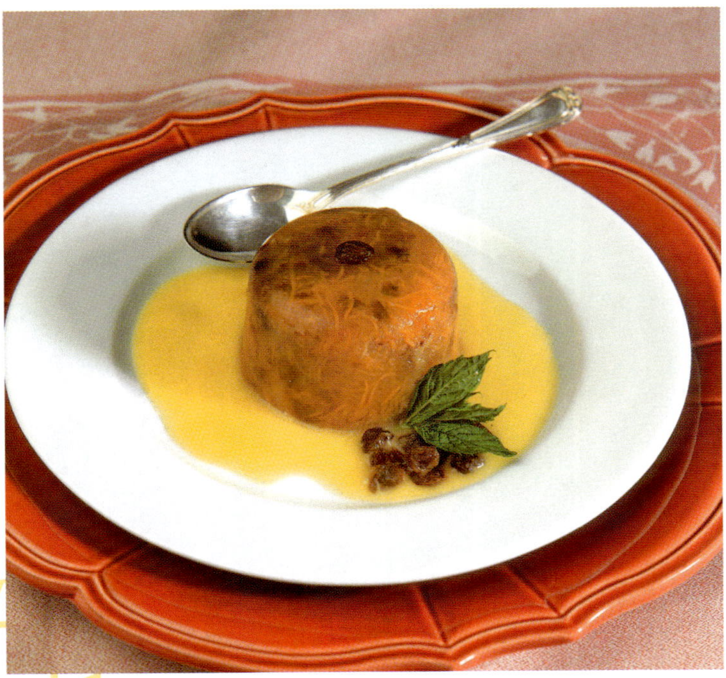

Gâteau aux carottes et aux raisins secs, p. 229

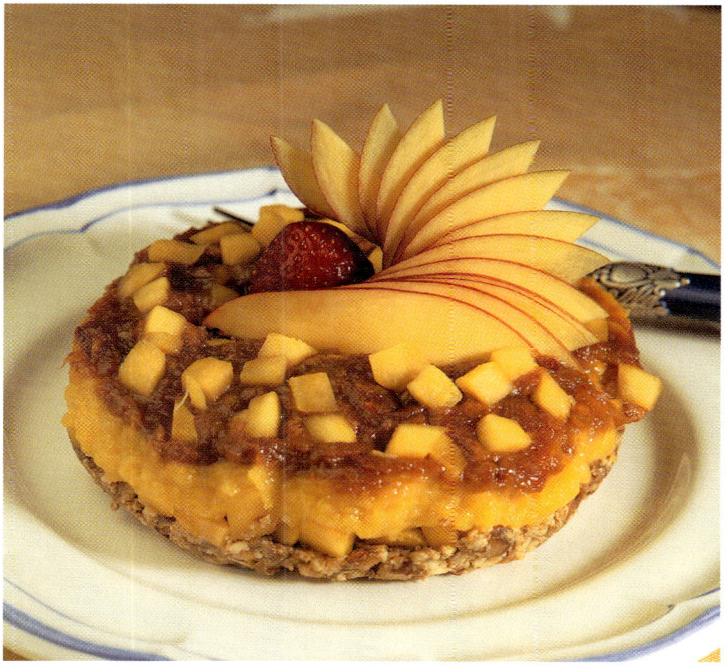

Gâteau aux mangues et aux pêches, p. 230

Gâteau croquant aux dattes et aux noix, p. 232

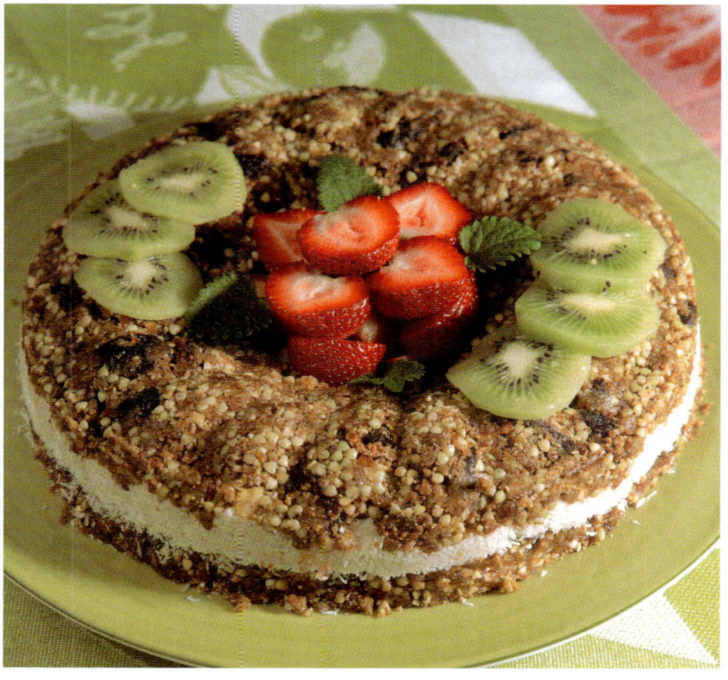

Gâteau glacé à la crème de bananes et aux mangues,
p. 234

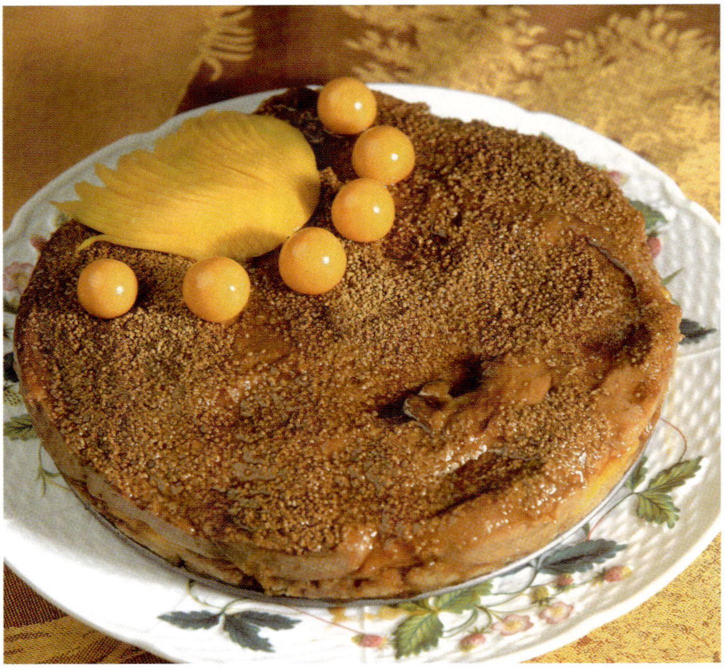

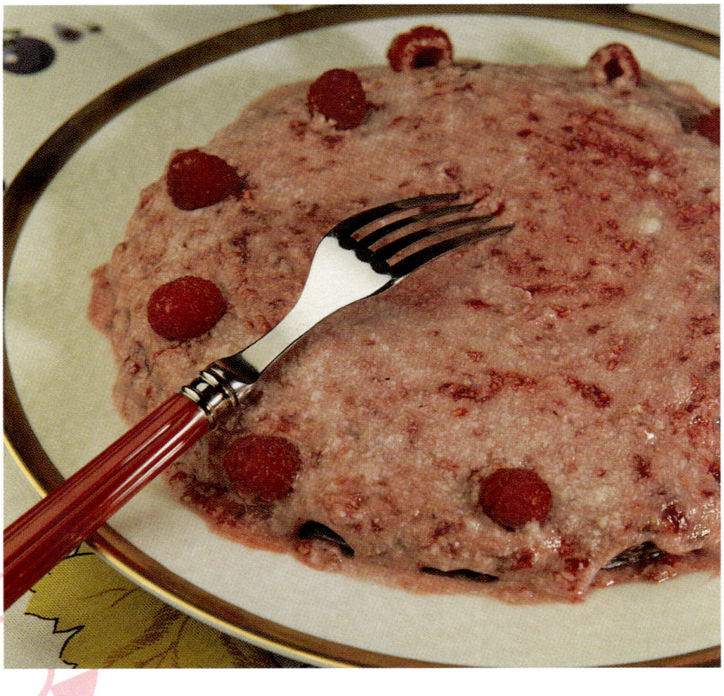

Gâteau glacé à la crème de framboises,
p. 236

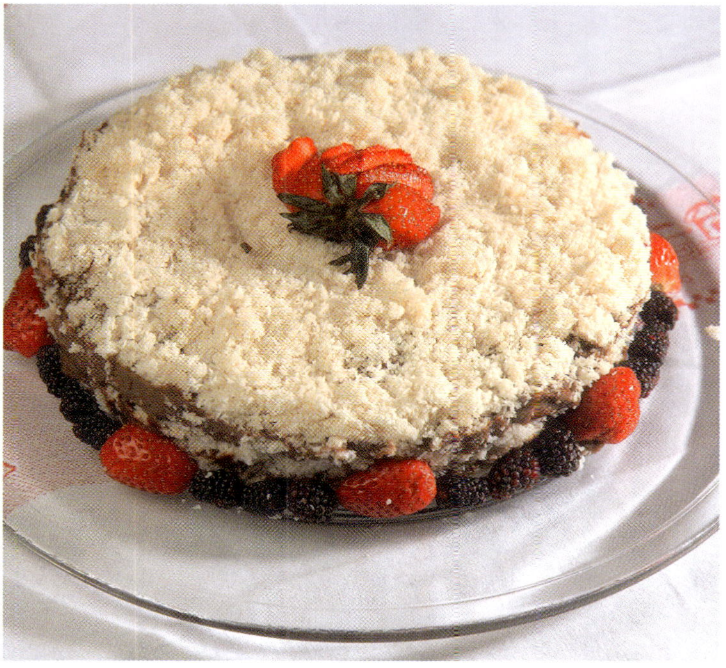

Gâteau onctueux aux figues et à la noix de coco, p. 238

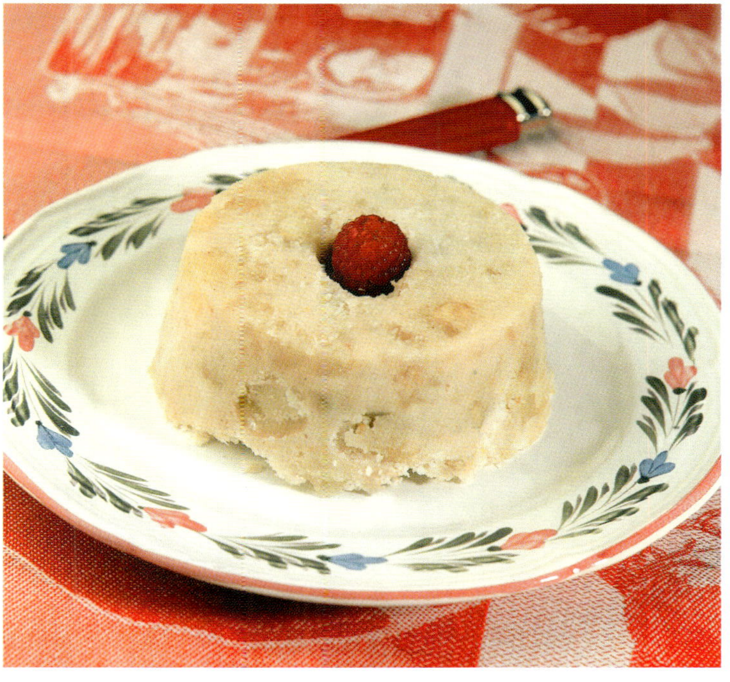

Gâteau tropical aux ananas et aux noix de macadamia, p. 240

Granola,
p. 241

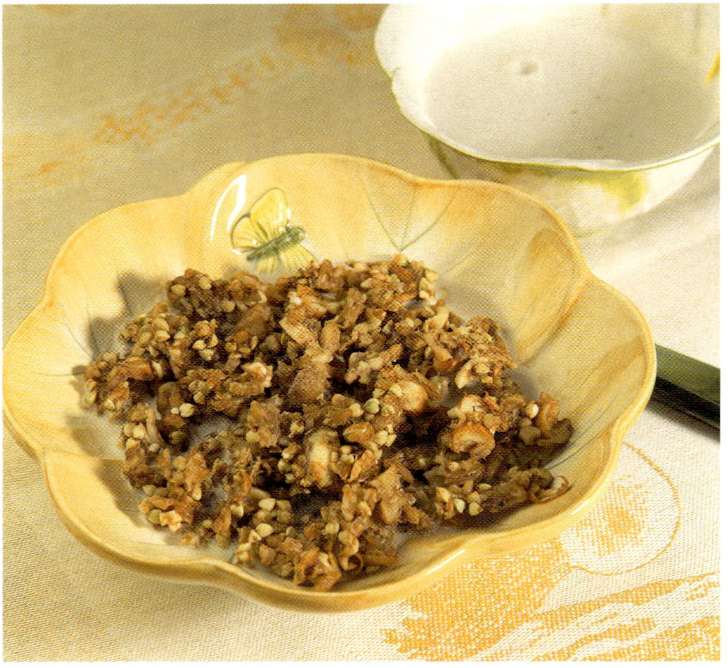

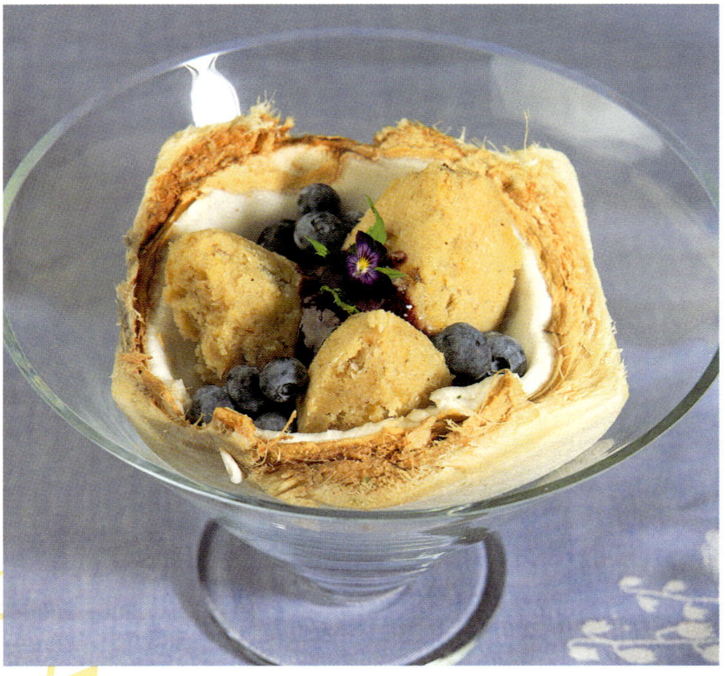

Jeune coco à la mousse de bananes et de dattes avec coulis de bleuets,
p. 242

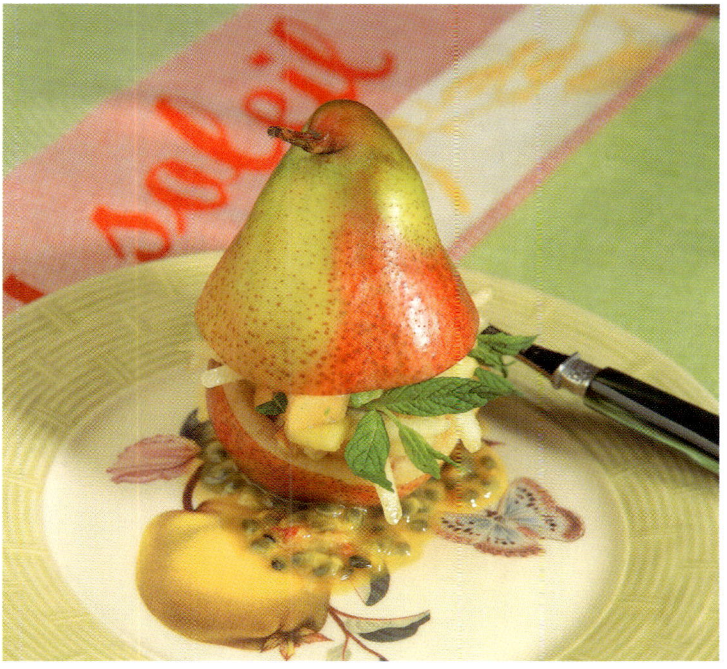

Poires farcies et leurs allumettes, salsa de fruits, p. 243

Pommes cortland fourrées aux amandes, p. 244

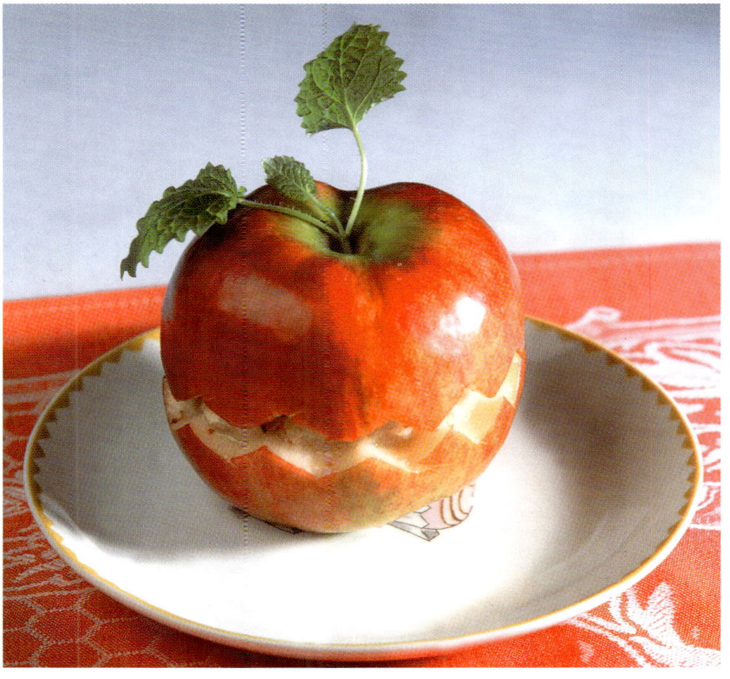

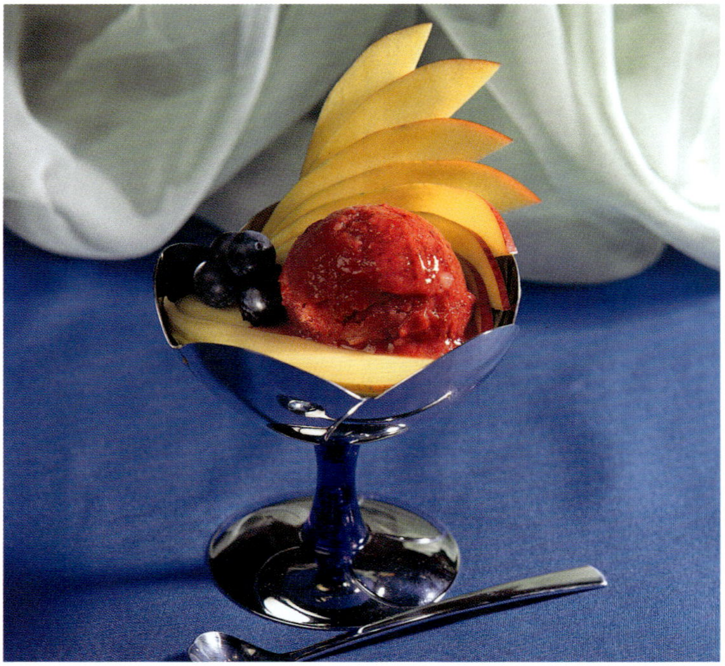

Sorbet aux fraises, p. 245

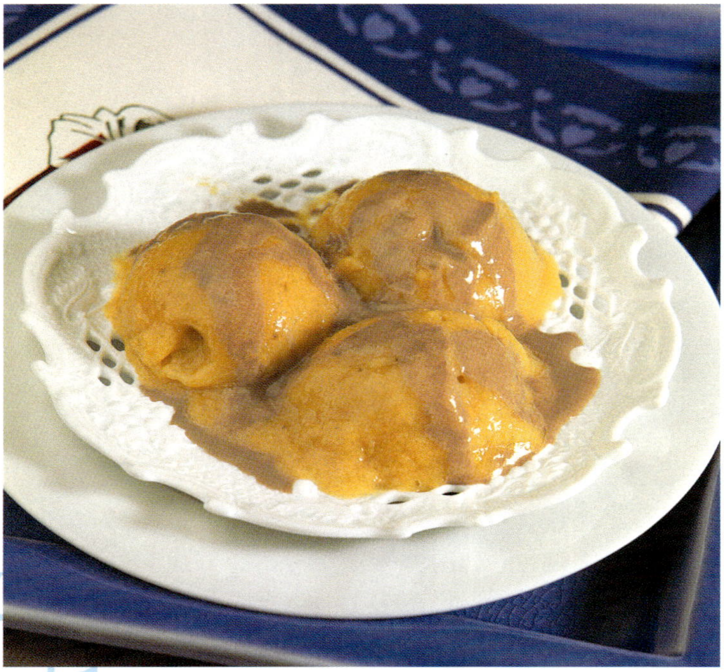

Sundae à la mangue et à la caroube, p. 246

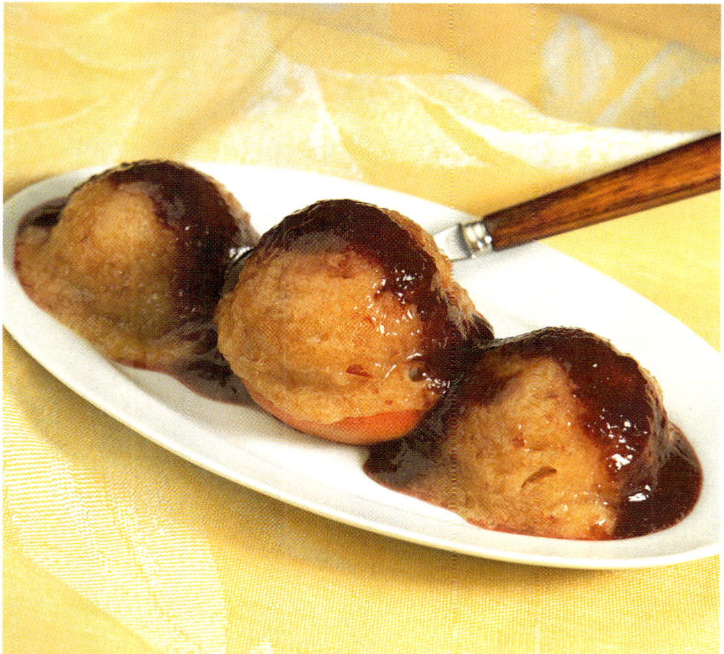

Sundae à la papaye, sauce aux prunes noires, p. 247

Sundae aux pommes, sauce aux framboises, p. 248

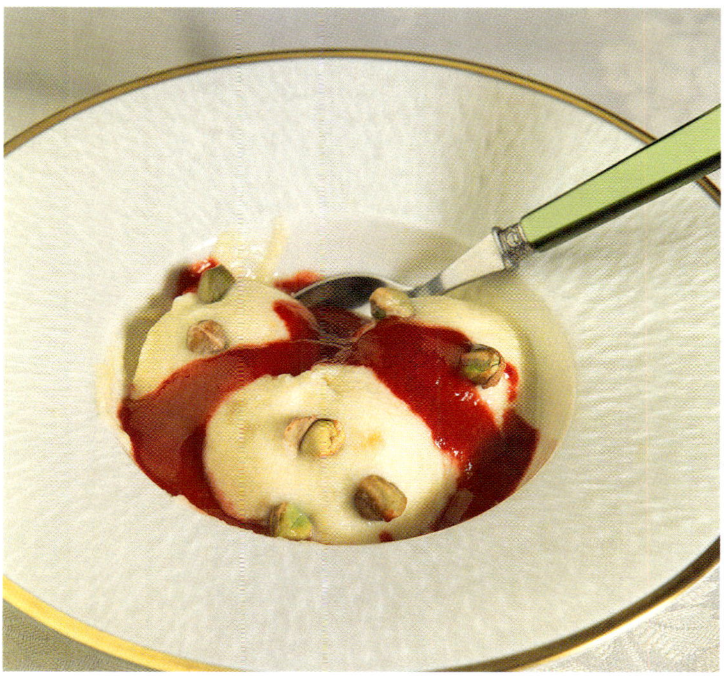

Tarte au sucre,
p. 252

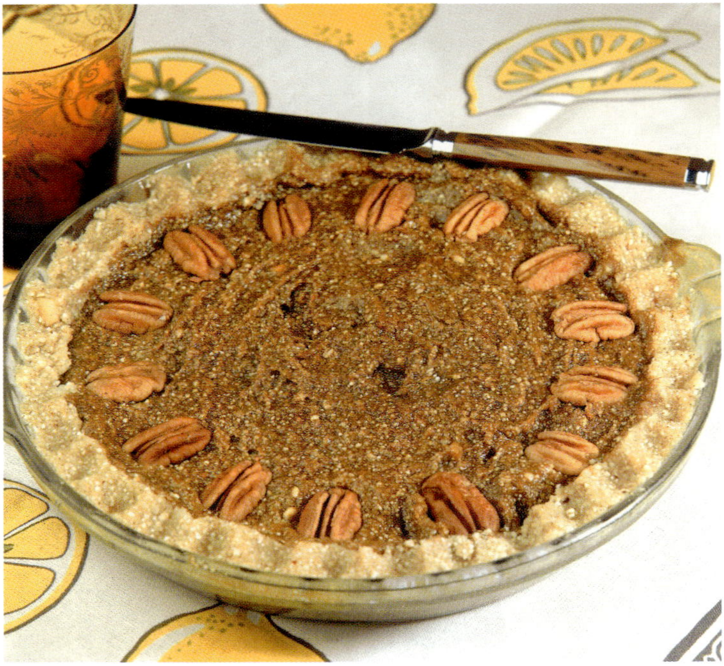

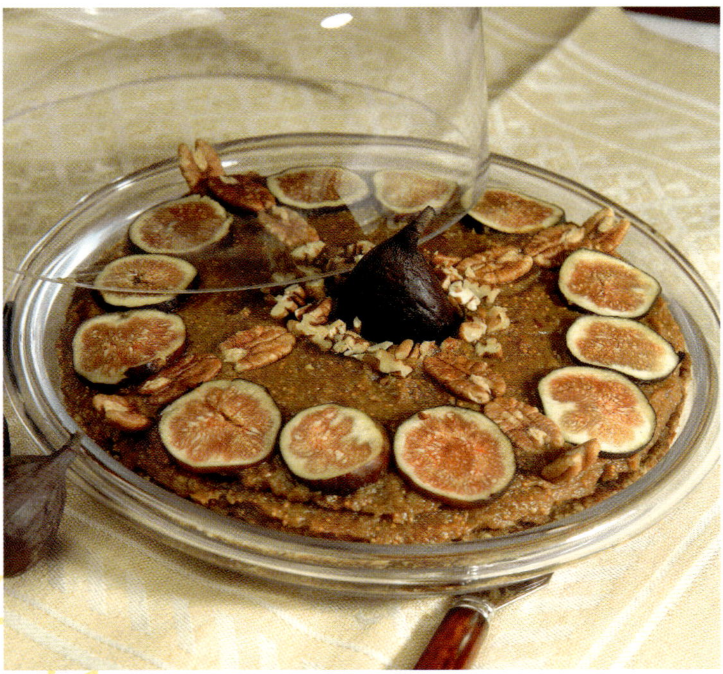

Tarte aux noix,
p. 254

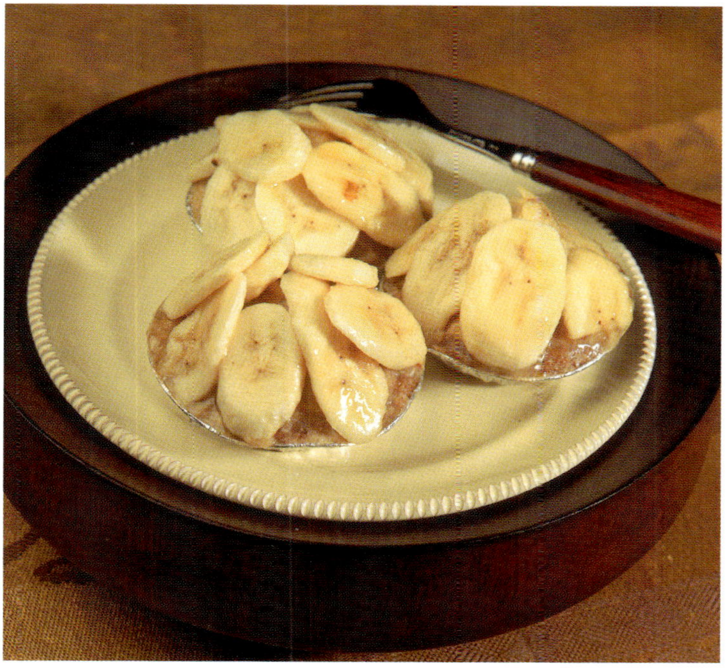

Tartelettes aux bananes, p. 256

Truffes aux dattes, p. 257

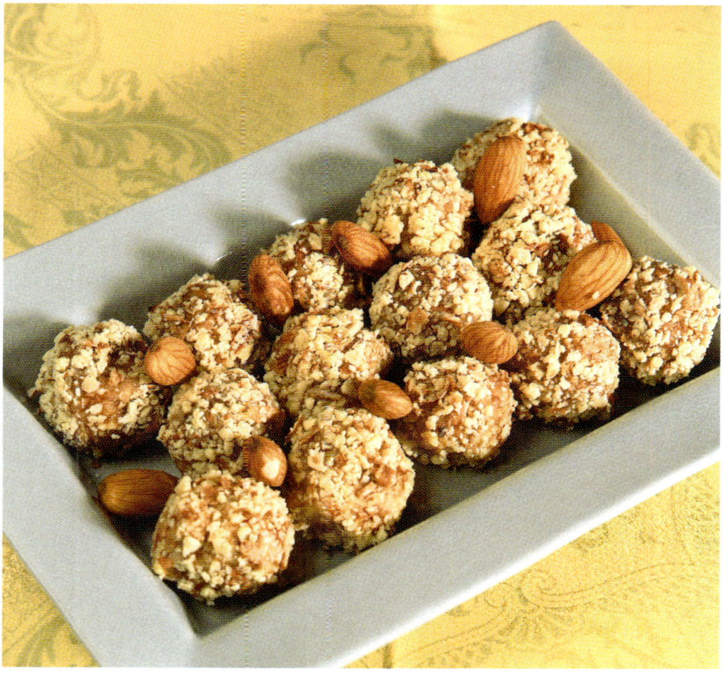

Truffes tropicales, p. 258

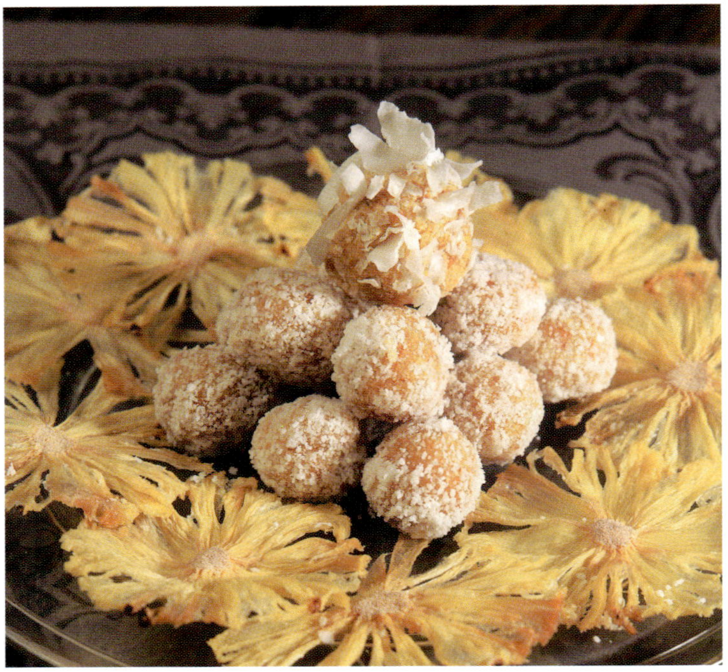

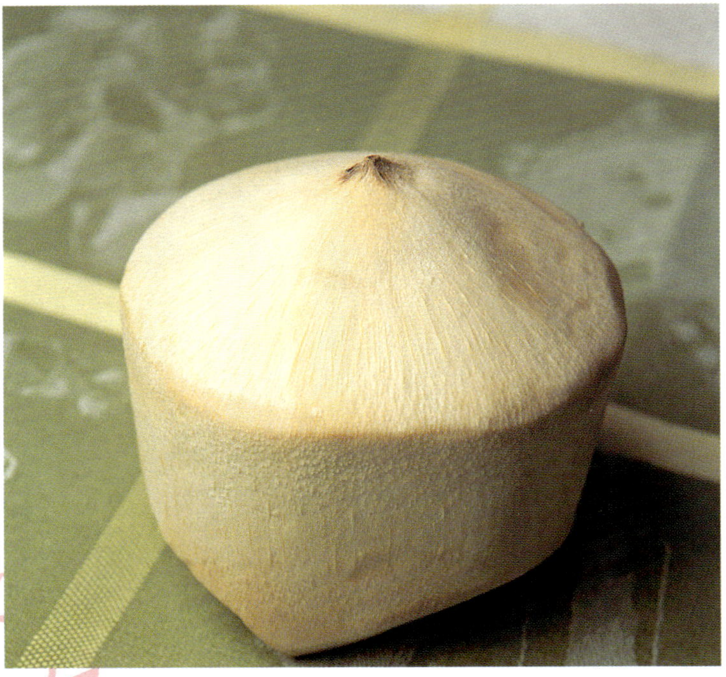

Jeune noix de coco (*Thai coconut*)

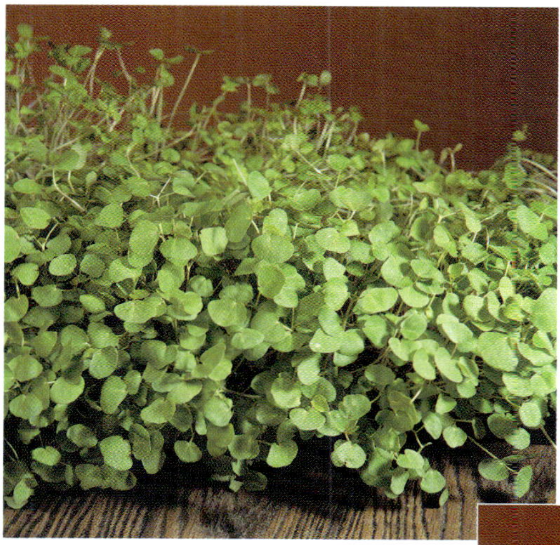

Pousses de sarrasin

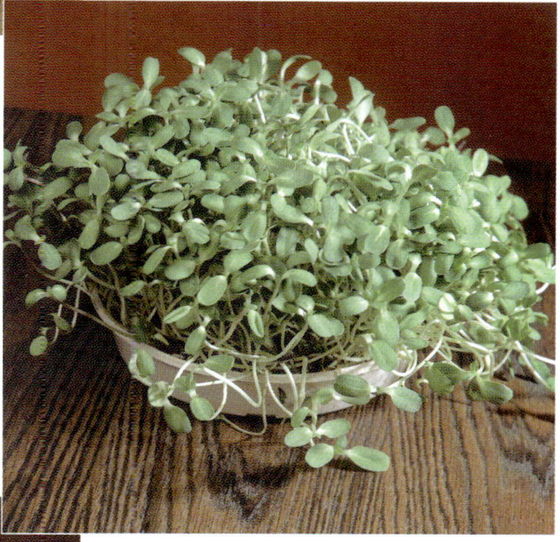

Pousses de tournesol

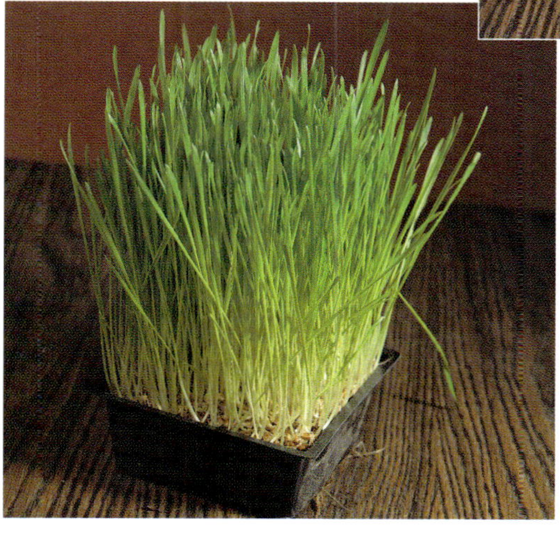

Herbe de blé

Samir Tidjani est chef professionnel et propriétaire, avec **Isabelle Salib**, des «Ateliers de cuisine logique». Ensemble, ils offrent une variété de cours de cuisine dont la diversité est à l'image même de leur mission première: l'éducation alimentaire.
Ateliers de cuisine logique,
Samir Tidjani et Isabelle Salib
Tél.: (514) 526-8852

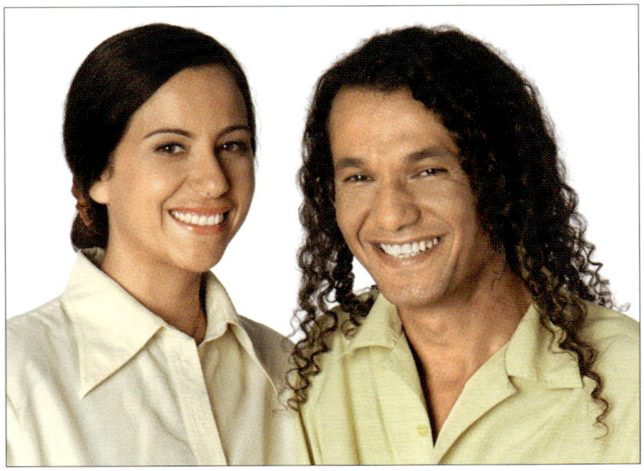

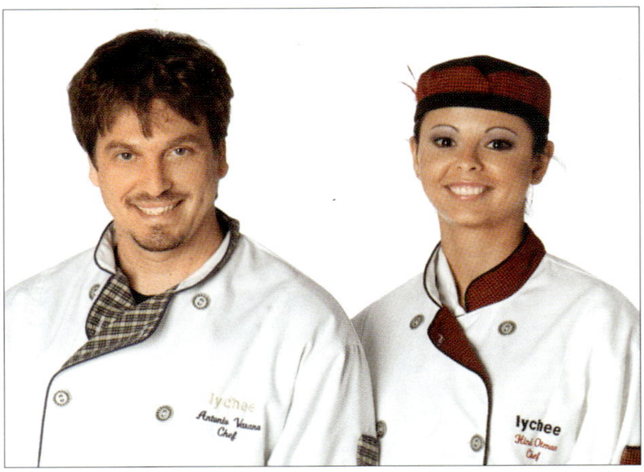

Antonio Varano, surnommé familièrement «Tony» et sa collaboratrice **Hind Otman** ont travaillé comme chefs cuisiniers dans plusieurs restaurants renommés. Ils offrent maintenant un service traiteur: "Service traiteur Otman/Varano".
Pour informations:
(514) 217-5514

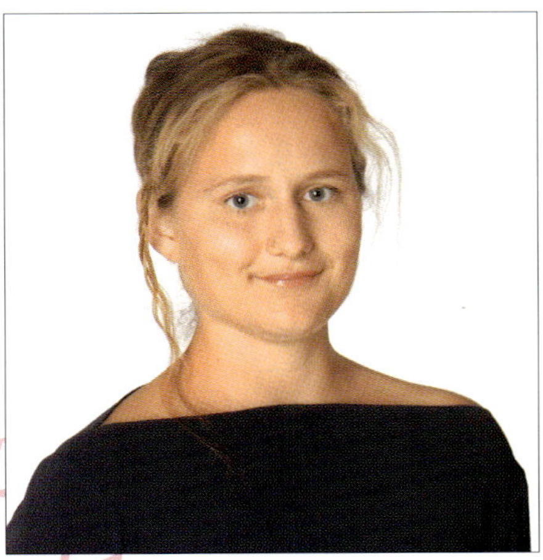

Très créatrice dans les desserts «crus», mais surtout coach et éducatrice en santé de formation, **Marie-Pier Charron** accompagne ceux qui désirent élever leurs standards de vie et leur bien-être, sur le plan personnel tout autant que sur le plan alimentaire.
Pour informations : www.implosions.net
Tél. : 450-297-4638

Gâteau à la papaye

INGRÉDIENTS

de 8 à 10 portions

- 500 ml (2 tasses) de **noisettes**
- 250 ml (1 tasse) de **raisins de Corinthe**
- 500 ml (2 tasses) de **raisins dorés**
- 250 ml (1 tasse) de **dattes**
- 500 ml (2 tasses) de **chair de jeune noix de coco** (*Thai coconut* en vente dans les marchés asiatiques)
- 1/2 **papaye** moyenne
- 5 cm (2 po) de **racine de gingembre** râpée
- 90 ml (6 c. à soupe) de **miel** non pasteurisé
- 5 ml (1 c. à thé) de **cannelle en poudre**
- 3 ml (3/4 c. à thé) de **cardamome en poudre**

PRÉPARATION

- Tremper les noisettes et les raisins séparément pendant 8 heures, puis égoutter et rincer.
- Moudre au robot les noisettes une moitié grossièrement, une moitié finement.
- Passer les dattes au robot, puis incorporer avec les noisettes. Utiliser cette pâte comme base du gâteau.
- Dégager les chairs de noix de coco et de papaye. Passer la chair de noix de coco au robot.
- Mélanger le gingembre haché, le miel, la cannelle et la cardamome au robot aussi finement que possible. Incorporer ensuite les épices à la chair de papaye.
- Dans un moule à gâteau, étaler la pâte de noisettes et l'aplatir jusqu'à 1 cm (1/2 po) d'épaisseur. Mettre la chair de noix de

Page suivante →

coco au centre en dôme, puis la chair de papaye assaisonnée tout autour.

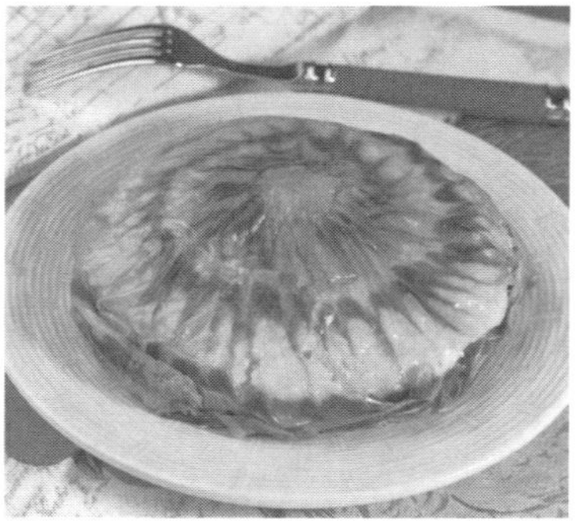

- Passer au robot le plus finement possible les 500 ml (2 tasses) de raisins dorés, ensuite filtrer dans une passoire et étaler ce liquide épais sur une toile allant au déshydrateur.
- Procéder de la même façon avec les 250 ml (1 tasse) de raisins de Corinthe, puis avec une grosse seringue, utiliser ce liquide foncé pour décorer la feuille aux raisins dorés. Déshydrater à 30 °C (86 °F) au moins 6 heures.
- Couvrir le gâteau de cette feuille de raisins dorés.

Gâteau au citron

INGRÉDIENTS

8 portions

- 500 ml (2 tasses) de **noix moulues**
- 500 ml (2 tasses) de **raisins de Corinthe secs**
- 250 ml (1 tasse) d'**abricots**
- **Jus de 1/2 citron** fraîchement pressé
- 30 ml (2 c. à soupe) de **miel** non pasteurisé
- 1 pincée de **muscade**
- 15 ml (1 c. à soupe) d'**huile de noisette** bio de première pression à froid
- 250 ml (1 tasse) de **chair de jeune noix de coco** (*Thai coconut* en vente dans les marchés asiatiques)

Garniture

- 250 ml (1 tasse) d'**amandes**
- 1 pincée de **stevia**
- Quelques **framboises**, pour décorer
- Rondelle de **citron**, pour décorer

PRÉPARATION

- Tremper séparément les noix, les raisins de Corinthe, les abricots, les amandes, dans trois fois leur volume en eau pure pendant 8 heures. Rincer, puis égoutter.
- Passer au robot grossièrement les noix, puis réserver.
- Réduire en pâte les raisins secs, puis incorporer au robot le jus de citron, le miel, la muscade et l'huile de noisette.
- Mélanger à la main les raisins aromatisés et les noix concassées pour en faire une pâte. Aplatir en une abaisse de 1 cm

Page suivante →

(1/2 po) d'épaisseur. Déshydrater 4 heures à 30 °C (86 °F).

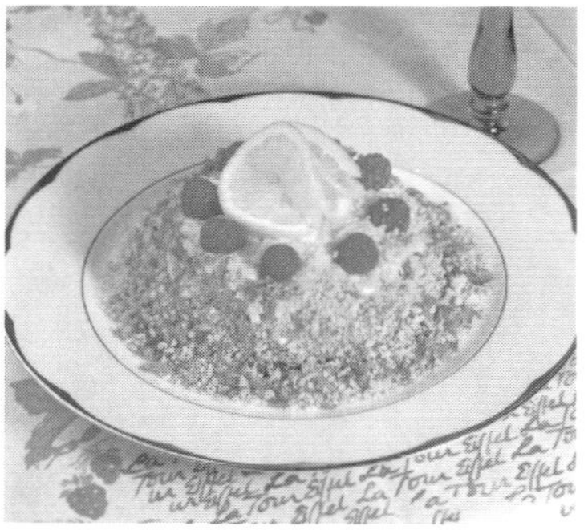

- Hacher les abricots.
- Vider la jeune noix de coco de son lait, le boire ou le réserver pour une autre utilisation. Dégager la chair et la hacher grossièrement.
- Dans un moule à gâteau, étaler d'abord la couche de pâte aux noix et aux raisins déshydratée, puis la chair de noix de coco hachée au centre, ensuite tout autour les abricots.

Garniture

- Passer au robot les amandes et le stevia, puis étaler sur une toile de déshydrateur et sécher au moins 2 heures à 30 °C (86 °F).
- Couvrir le gâteau de cette «chapelure» d'amandes au stevia.
- Ensuite décorer de framboises et d'une fine rondelle de citron incisée jusqu'au centre, puis tordue en «s».

Gâteaux aux carottes et aux raisins secs

INGRÉDIENTS

2 portions

- 250 ml (1 tasse) de **carotte** râpée très finement
- 60 ml (1/4 tasse) de **raisins secs** bio
- **Jus de 1 orange** fraîchement pressée
- 30 ml (2 c. à soupe) de **miel** bio non pasteurisé
- 30 ml (2 c. à soupe) d'**agar-agar** (algue gélatineuse)
- **Eau pure**
- 60 ml (1/4 tasse) d'**abricots secs**
- 125 ml (1/2 tasse) de **mangue** fraîche

PRÉPARATION

- Râper la carotte très finement, ajouter les raisins secs concassés, la moitié du jus d'orange et le miel.
- Faire fondre l'agar-agar dans 60 ml (1/4 tasse) d'eau en laissant mijoter doucement environ 5 minutes jusqu'à dissolution complète.
- Ajouter le mélange de carottes à l'agar-agar et verser dans 2 petits moules (2 petites tasses feront l'affaire).
- Réfrigérer 1 heure.
- Pendant ce temps, faire la sauce d'accompagnement en commençant par réhydrater les abricots dans de l'eau tiède pendant 5 minutes. Essorer une fois ramollis.
- Passer au robot les abricots et la mangue avec 60 ml (1/4 tasse) d'eau et en faire une sauce lisse.
- Napper le fond de deux assiettes avec la sauce. Démouler les petits gâteaux et les déposer au centre de chaque assiette. Décorer avec quelques raisins secs.

Gâteau aux mangues et aux pêches

INGRÉDIENTS

Environ 6 portions

- 250 ml (1 tasse) de **figues séchées**
- 250 ml (1 tasse) d'**amandes**
- 125 ml (1/2 tasse) de **noisettes**
- 2 **mangues**
- 10 **pêches**
- 90 ml (6 c. à soupe) de **miel** non pasteurisé
- 1/2 **mangue**, pour décorer
- 1 **framboise**, pour décorer

PRÉPARATION

- Tremper les figues, les amandes et les noisettes pendant 8 heures.
- Réduire les figues égouttées en purée.
- Moudre les noisettes et les amandes grossièrement au robot, puis incorporer aux figues.
- Abaisser à la main pour faire une croûte à tarte de 1 cm (1/2 po) d'épaisseur, l'étaler sur une toile allant au déshydrateur, puis sécher 2 heures.
- Nettoyer les fruits, puis réduire en purée, séparément, 1 mangue avec 45 ml (3 c. à soupe) de miel, et 5 pêches avec 45 ml (3 c. à soupe) de miel, puis déshydrater ces purées de fruits pendant 2 heures à 30 °C (86 °F).
- Couper la mangue et les pêches restantes en petits dés.
- Étaler la croûte au fond d'un moule à gâteau, remplir de la purée de mangues et de pêches en dés, puis de la purée de pêches additionnée de la mangue en dés.

Page suivante ➤

- Couper une demi-mangue en fines tranches, puis l'étirer en éventail et la poser sur le dessus du gâteau en exerçant une petite pression.
- Décorer d'une framboise pour la couleur.
- Note: pour une saveur plus sucrée, ajouter du miel.

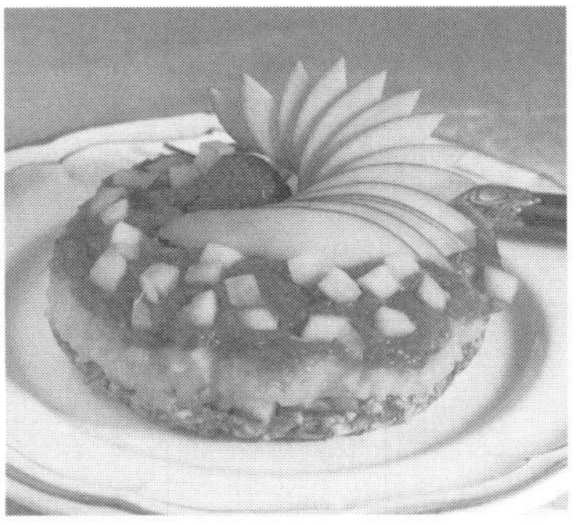

Gâteau croquant aux dattes et aux noix

INGRÉDIENTS

Environ 10 portions

Partie supérieure

- 375 ml (1 1/2 tasse) de **noisettes** trempées 8 heures et déshydratées
- 80 ml (1/3 tasse) de **purée de chair de jeune noix de coco** (aussi appelée *Thai coconut*)
- 60 ml (1/4 tasse) de **miel** non pasteurisé
- 15 ml (1 c. à soupe) de **vanille**
- 250 ml (1 tasse) de **dattes Honey ou Barhi** dénoyautées
- 250 ml (1 tasse) de **sarrasin** germé et déshydraté

Partie centrale

- 750 ml (3 tasses) de **noix de coco** râpée
- 80 ml (1/3 tasse) de **purée de chair de jeune noix de coco**
- 125 ml (1/2 tasse) de **sirop d'érable**

Partie inférieure

- 375 ml (1 1/2 tasse) de **noix de Grenoble** trempées 8 heures et déshydratées
- 80 ml (1/3 tasse) de **purée de chair de jeune noix de coco**
- 125 ml (1/2 tasse) de **dattes Honey ou Barhi** dénoyautées
- 125 ml (1/2 tasse) de **miel** non pasteurisé
- 250 ml (1 tasse) de **sarrasin** germé et déshydraté
- 20 **figues Black Mission**

Page suivante →

PRÉPARATION

Partie supérieure

- Au mélangeur (ou au robot), réduire les noisettes en poudre. Dans un bol, incorporer à cette poudre la chair de jeune noix de coco, le miel, la vanille, ainsi que les dattes coupées en petits morceaux. Bien pétrir avec les mains afin que ces dernières soient bien amalgamées. Ajouter le sarrasin et mélanger jusqu'à ce qu'il soit également réparti dans la préparation.

Partie centrale

- Mélanger les ingrédients dans un bol.

Partie inférieure

- Comme pour la partie supérieure, réduire les noix en poudre, puis ajouter la chair de jeune noix de coco, les dattes coupées en petits morceaux et le miel. Mélanger fermement avec les mains. Par la suite, ajouter le sarrasin et les figues Black Mission coupées en morceaux (si elles sont dures, les faire tremper dans l'eau 2 heures au préalable). Mélanger jusqu'à ce que les ingrédients soient également répartis dans la préparation.
- La dernière étape est d'étendre les couches en alternance dans un moule au choix. Afin qu'il se tienne bien, ce gâteau doit être réfrigéré.

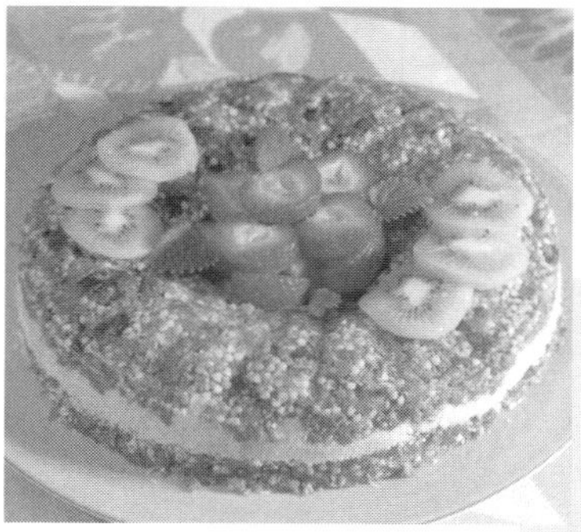

Gâteau glacé à la crème de bananes et aux mangues

de 8 à 10 portions

INGRÉDIENTS

Partie inférieure

- 500 ml (2 tasses) de **blé**
- 500 ml (2 tasses) de **dattes dénoyautées**
- 125 ml (1/2 tasse) de **sirop d'érable**
- 125 ml (1/2 tasse) de **chair de jeune noix de coco** (*Thai coconut*)
- 7 ml (1 1/2 c. à thé) de **miel** non pasteurisé
- 2 **mangues** tranchées en languettes
- **Eau pure**, au besoin

Partie supérieure

- 250 ml (1 tasse) de **sarrasin**
- 500 ml (2 tasses) d'**amandes**
- 4 **bananes** mûres
- 125 ml (1/2 tasse) de **beurre de macadamia cru**
- 250 ml (1 tasse) de **figues Lerida**
- 175 ml (3/4 tasse) de **miel** non pasteurisé

PRÉPARATION

Partie inférieure

- Laisser tremper le blé 8 heures, rincer, puis faire germer environ 8 heures, à la noirceur. Rincer de nouveau, puis déshydrater environ 6 heures (jusqu'à ce qu'il soit bien sec).
- Réduire le blé déshydraté en poudre fine au mélangeur. Ajouter le reste des ingrédients, à l'exception des mangues,

Page suivante →

dans le mélangeur et homogénéiser bien le tout. Ajouter de l'eau au besoin, mais parcimonieusement (sinon la préparation ne se tiendra pas).

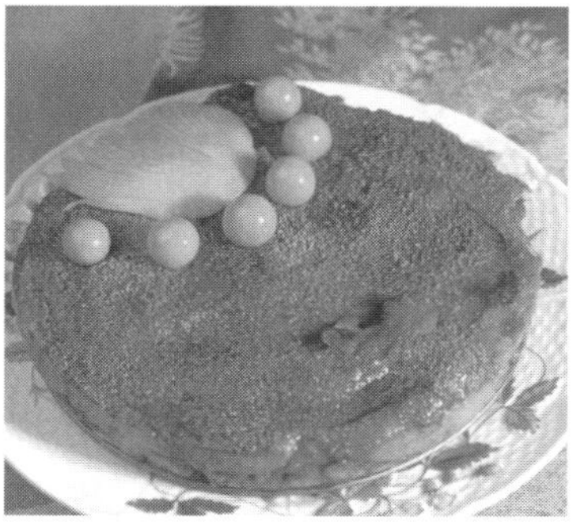

- Étendre et aplatir cette préparation dans le fond d'un moule à gâteau à ressort de 20 cm (8 po), puis étendre les languettes de mangues sur ce premier étage.

Partie supérieure

- Tremper le sarrasin 15 minutes et faire germer ensuite 2 ou 3 jours en rinçant 3 ou 4 fois par jour. Déshydrater environ 6 heures. Moudre finement.
- Laisser les amandes tremper dans l'eau 8 heures, puis déshydrater autant d'heures. Réduire les amandes en poudre au mélangeur, puis ajouter la poudre de sarrasin, les bananes, le beurre de macadamia, les figues, ainsi que le miel. Homogénéiser le tout. Si le mélangeur ne peut supporter une telle densité, ajouter une quantité minimale d'eau.
- Une fois prête, verser cette préparation sur la partie inférieure (recouverte des mangues), puis congeler le tout. Ce gâteau est servi congelé, mais doit dégeler un peu à la température de la pièce quelques minutes avant d'être servi.

Gâteau glacé à la crème de framboises

INGRÉDIENTS

Environ 8 portions

Croûte

- 250 ml (1 tasse) de **noisettes en poudre**
- 125 ml (1/2 tasse) de **poudre de caroube crue**
- 125 ml (1/2 tasse) de **coco râpée**
- 60 ml (1/4 tasse) de **purée de dattes**
- 60 ml (1/4 tasse) de **sirop d'érable** ou de **miel** non pasteurisé
- 60 ml (1/4 tasse) de **porto** (facultatif)
- 1 pincée de **sel**, de **cannelle** et de **piment de Cayenne**

Crème de framboises

- 500 ml (2 tasses) de **framboises**
- 500 ml (2 tasses) de **purée de chair de jeune noix de coco**
- 80 ml (1/3 tasse) de **miel** non pasteurisé (plus ou moins, selon le goût des framboises)

PRÉPARATION

Croûte

- Mélanger tous les ingrédients et aplatir la préparation uniformément dans un moule à gâteau à ressort de 20 cm (8 po). Cette préparation peut aussi être roulée en boules et dégustée de cette façon.

Page suivante ➤

Crème de framboises

- Écraser les framboises à la fourchette, puis les mélanger avec la chair de coco et le miel. Verser la préparation sur la croûte, dans le moule à gâteau. Congeler. Sortir du congélateur quelques minutes avant de servir.
- Note: ce gâteau peut aussi être fait sans croûte, en augmentant la quantité de crème de framboises.

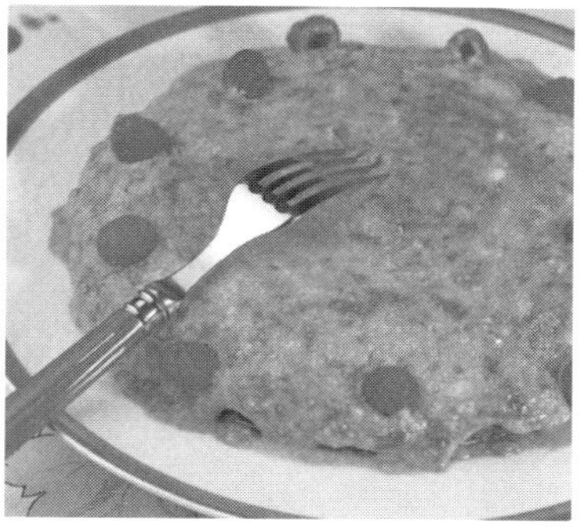

Gâteau onctueux aux figues et à la noix de coco

de 8 à 10 portions

INGRÉDIENTS

1er mélange

- 1 l (4 tasses) de **noix de coco râpée** non sucrée et non sulfurisée
- 250 ml (1 tasse) de **purée de chair de jeune noix de coco** (*Thai coconut*)
- 125 ml (1/2 tasse) de **miel de bleuets** non pasteurisé
- 2 ml (1/2 c. à thé) de **cannelle**

2e mélange

- 500 ml (2 tasses) de **figues Black Mission** trempées pendant la nuit dans 300 ml (1 1/4 tasse) d'**eau**
- 175 ml (3/4 tasse) de **purée de chair de jeune noix de coco**
- 80 ml (1/3 tasse) de **Sucanat** (en vente dans les marchés d'aliments naturels)

PRÉPARATION

- Mêler tous les ingrédients du 1er mélange à la main.
- Passer tous les ingrédients du 2e mélange au mélangeur, incluant l'eau de trempage des figues. Ajouter de l'eau au besoin pour obtenir une consistance onctueuse mais qui se tient.
- Une fois les deux parties prêtes, séparer la préparation à la noix de coco en trois et la préparation aux figues en deux.

Page suivante ➤

- Dans un moule à gâteau à ressort de 20 cm (8 po), étager les préparations en les alternant, de façon à débuter et à terminer par la préparation à la noix de coco.
- Laisser reposer au réfrigérateur quelques heures afin que le gâteau raffermisse.
- Démouler et décorer avec des fruits frais avant de servir. De fines tranches de figue peuvent être utilisées pour former un motif floral au centre du gâteau et annoncer ainsi sa saveur aux convives.

Variante

La partie aux figues de ce gâteau peut être faite avec n'importe quel fruit séché. Si on désire un gâteau à saveur de pruneaux, voici comment procéder:

- 250 ml (1 tasse) de **pruneaux dénoyautés** et 250 ml (1 tasse) de **dattes dénoyautées**, le tout trempé quelques heures dans 250 ml (1 tasse) d'**eau**
- 125 ml (1/2 tasse) de **purée de chair de jeune noix de coco**
- 80 ml (1/3 tasse) de **Sucanat**
- 250 ml (1 tasse) de **pruneaux dénoyautés** non trempés

- Passer au mélangeur tous les ingrédients, sauf la tasse de pruneaux non trempés, en incluant l'eau de trempage des dattes et des pruneaux.
- Ajouter de l'eau au besoin pour obtenir une consistance onctueuse, mais qui se tient.
- Couper les pruneaux non trempés en petits morceaux et les inclure dans le reste du mélange. S'ils sont trop durs, les faire tremper préalablement 1/2 heure, en n'incorporant pas l'eau de trempage au mélange par la suite.

Gâteau tropical aux ananas et aux noix de macadamia

INGRÉDIENTS

6 portions

- 250 ml (1 tasse) de **noix de coco râpée**
- 125 ml (1/2 tasse) de **noix de macadamia** séparées en deux (ou très grossièrement hachées)
- 80 ml (1/3 tasse) de **petits morceaux d'ananas déshydratés** sans sucre ajouté
- 80 ml (1/3 tasse) de **chair de jeune noix de coco** (*Thai coconut*)
- 30 ml (2 c. à soupe) de **miel** non pasteurisé

PRÉPARATION

- Mélanger tous les ingrédients bien uniformément, puis verser dans un moule de 10 cm (4 po) avec un trou à l'intérieur et un fond amovible qui facilite le démoulage. Sinon, choisir un petit moule au choix, en autant que son fond soit amovible.
- Note: ce dessert est très dense, les portions individuelles n'ont donc pas à être importantes.

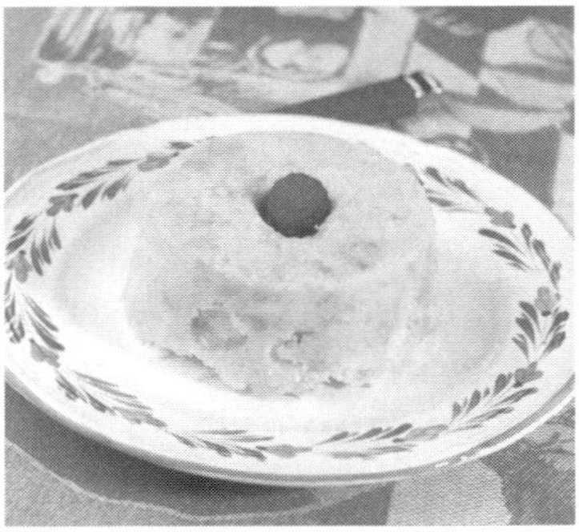

Granola

INGRÉDIENTS

4 portions

- 125 ml (1/2 tasse) de **kamut germé**
- 125 ml (1/2 tasse) de **sarrasin germé**
- 125 ml (1/2 tasse) de **noix de Grenoble**
- 125 ml (1/2 tasse) d'**amandes**
- 250 ml (1 tasse) de **noisettes**
- 125 ml (1/2 tasse) de **raisins secs**
- 125 ml (1/2 tasse) de **dattes**
- **Eau pure**, pour trempage
- 45 ml (3 c. à soupe) de **miel** non pasteurisé

PRÉPARATION

- Faire tremper le kamut pendant 8 heures et le faire ensuite germer 2 jours.
- Faire tremper le sarrasin 15 minutes et le faire germer 2 jours.
- Tremper séparément les noix de Grenoble, les amandes, les noisettes, les raisins secs ainsi que les dattes 8 heures, dans de l'eau pure.
- Passer les noisettes au robot le plus finement possible, puis ajouter 750 ml (3 tasses) d'eau pure aux noisettes avant de mélanger encore, puis filtrer dans une étamine pour récupérer le lait de noisettes.
- Concasser les noix de Grenoble et les amandes grossièrement.
- Passer au robot les raisins, le miel et les dattes égouttées, jusqu'à l'obtention de la texture la plus lisse possible; incorporer le kamut, le sarrasin, les noix de Grenoble et les amandes, et déshydrater 2 heures ou plus, selon le goût, à 30 °C (86 °F).
- Consommer avec le lait de noisettes additionné de 45 ml (3 c. à soupe) de miel non pasteurisé, ou au goût.

Jeune coco à la mousse de bananes et de dattes avec coulis de bleuets

INGRÉDIENTS

2 portions

- 1 **jeune noix de coco** (*Thai coconut*)
- 125 ml (1/2 tasse) de **dattes** biologiques
- 45 g (1 1/2 oz) de **graines de tournesol** crues et bio
- 15 ml (1 c. à soupe) de **miel** non pasteurisé
- 10 ml (2 c. à thé) de **jus de citron** frais
- 2 **bananes**
- 175 ml (3/4 tasse) de **bleuets** frais
- **Eau** en quantité suffisante
- **Feuilles de baume** ou de **menthe** fraîches, pour décorer

PRÉPARATION

- Couper la jeune noix de coco en deux et conserver le lait. Gratter pour bien retirer la chair.
- Au robot, faire une purée avec les dattes, les graines de tournesol préalablement trempées 4 heures, la chair de noix de coco. Assaisonner de miel et de jus de citron. À la toute fin, ajouter les bananes.
- Fixer un emporte-pièce dans le creux de la coquille de chaque moitié de la noix de coco à l'aide d'un ruban plastique et le remplir de mousse. Réfrigérer environ 1 heure.
- Pendant ce temps, préparer le coulis de bleuets au robot avec un peu de miel et d'eau, diluer.
- Verser un peu de coulis dans le creux de la coquille de la noix de coco. Retirer l'emporte-pièce. Décorer de quelques feuilles de baume ou de menthe.

Poires farcies et leurs allumettes, salsa de fruits

INGRÉDIENTS

2 portions

- 3 **poires** moyennes
- **Jus de 2 citrons** fraîchement pressés
- 60 ml (1/4 tasse) de **brunoise** (cubes miniatures) **de mangues**
- 60 ml (1/4 tasse) de **brunoise de fraises**
- 60 ml (1/4 tasse) de **brunoise de pommes**
- 60 ml (1/4 tasse) de **brunoise de cantaloup**
- 6 **feuilles de menthe** fraîches, dont 4 hachées
- **Jus de 2 oranges** fraîchement pressées
- 15 ml (1 c. à soupe) de **miel** non pasteurisé

PRÉPARATION

- Couper 2 des poires dans le sens de la largeur et évider à l'aide d'une cuillère. Arroser d'un peu de jus de citron.
- Éplucher l'autre poire et en faire de fines tranches. Couper ces tranches dans le sens de la longueur pour en faire des allumettes. Arroser de jus de citron.
- Couper les fruits en brunoise et mélanger aux allumettes.
- Ajouter la menthe hachée, le jus d'orange et le miel.
- Farcir une moitié de la poire de ce mélange et refermer avec l'autre moitié.
- Décorer de feuilles de menthe.

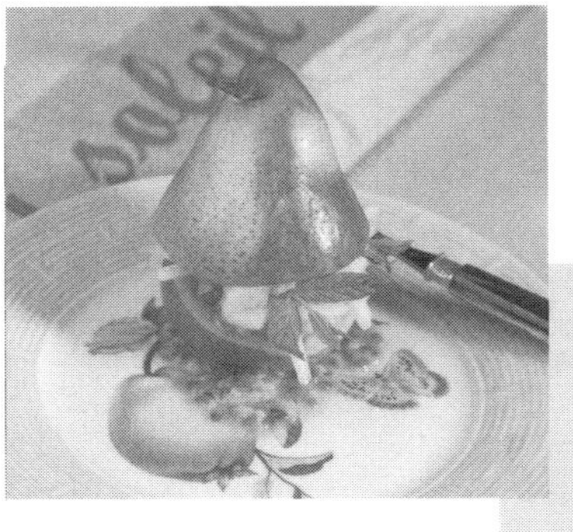

Pommes cortland fourrées aux amandes

INGRÉDIENTS

2 portions

- 3 **pommes cortland** à la température de la pièce
- 15 ml (1 c. à soupe) de **jus de citron** frais
- 40 ml (2 1/2 c. à soupe) de **miel** non pasteurisé
- 30 g (1 oz) d'**amandes** préalablement trempées au moins 8 heures
- **Menthe** fraîche pour décorer

PRÉPARATION

- Couper 2 pommes en moitié en formant des dents de loup.
- Arroser l'intérieur des pommes de jus de citron.
- Passer au robot la chair de la troisième pomme, le miel, les amandes et le reste du jus de citron frais.
- Farcir les demi-pommes et recouvrir de l'autre moitié.
- Décorer de menthe.

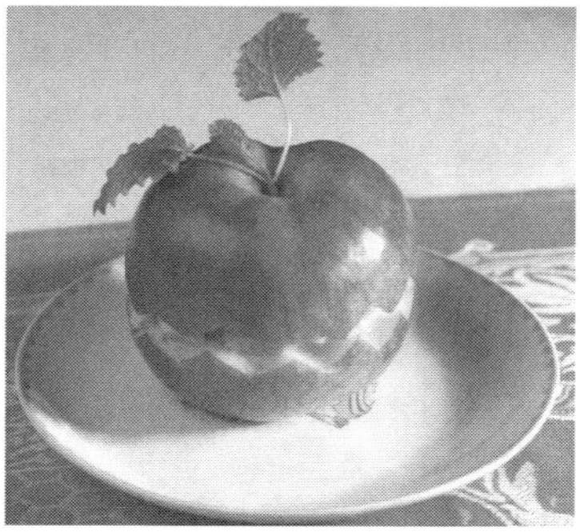

Sorbet aux fraises

INGRÉDIENTS

2 portions

- 1 litre (4 tasses) de **fraises**
- 30 à 45 ml (2 à 3 c. à soupe), ou plus si désiré, de **miel** non pasteurisé
- Mangue

PRÉPARATION

- Équeuter les fraises, puis les passer au robot en ajoutant le miel non pasteurisé. Mélanger jusqu'à l'obtention d'une purée lisse.
- Étaler la purée en une fine couche sur une toile allant au congélateur. Couvrir d'une pellicule plastique, congeler 4 heures.
- Défaire la purée congelée et la passer au robot. À l'aide d'une cuillère à crème glacée, former des boules.
- Pour une texture plus ferme, replacer les boules de sorbet aux fraises au congélateur.
- Déguster dans une demi-mangue dénoyautée.

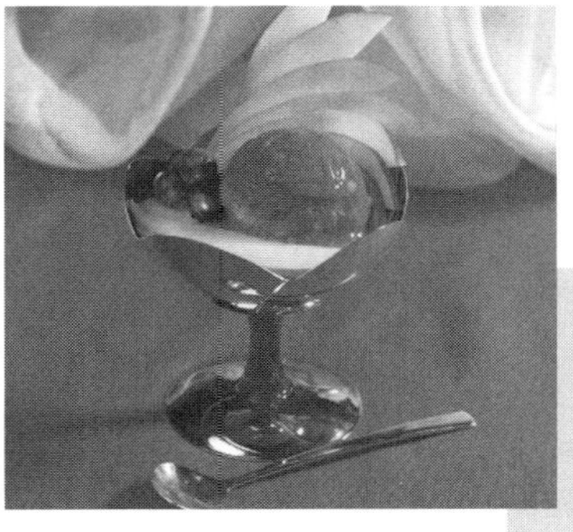

Sundae à la mangue et à la caroube

INGRÉDIENTS

2 portions

- **1 mangue**
- **1 banane**

Sauce

- 250 ml (1 tasse) de **noisettes**
- 250 ml (1 tasse) de **lait de jeune noix de coco** (*Thai coconut*)
- 15 ml (1 c. à soupe) de **poudre de caroube** crue de préférence
- 60 ml (4 c. à soupe) de **miel** non pasteurisé

PRÉPARATION

- Passer la mangue et la banane au robot et verser sur une plaque.
- Couvrir d'une pellicule plastique, puis congeler.
- Concasser la purée de fruits ainsi congelée, puis la ramollir au robot.
- À l'aide d'une cuillère à crème glacée, former des boules de cette purée de fruits, puis recongeler 2 heures.

Sauce

- Passer les noisettes, préalablement trempées environ 8 heures, au robot le plus finement possible, ajouter le lait de noix de coco, et transférer le tout au mélangeur pour pulvériser complètement les noisettes, puis filtrer ce liquide dans une étamine.
- À ce liquide, ajouter la caroube, le miel, puis mélanger intimement. Ajouter plus de miel pour une saveur plus sucrée.
- Verser cette sauce sur la crème glacée de mangues et de bananes.

Sundae à la papaye, sauce aux prunes noires

INGRÉDIENTS

2 portions

- 250 ml (1 tasse) de **lait d'amandes**
- 1 **papaye** moyenne

Sauce

- 3 **prunes noires**
- 60 ml (4 c. à soupe) de **miel** non pasteurisé
- 45 ml (3 c. à soupe) d'**eau pure**

PRÉPARATION

- Faire un lait d'amande avec 125 ml (1/2 tasse) d'amandes trempées et 250 ml (1 tasse) d'eau pure, en les mélangeant dans le mélangeur jusqu'à ce que les amandes soient complètement pulvérisées. Filtrer ensuite dans une étamine. Le liquide obtenu s'appelle le lait d'amandes.
- Passer la papaye au robot, ajouter le lait d'amandes, mélanger intimement, verser sur une plaque, puis congeler 4 heures.
- Concasser la purée de papaye et de lait d'amandes congelés, puis ramollir au robot pendant 2 minutes.
- À l'aide d'une cuillère à crème glacée, former des boules de cette purée, puis recongeler 2 heures.

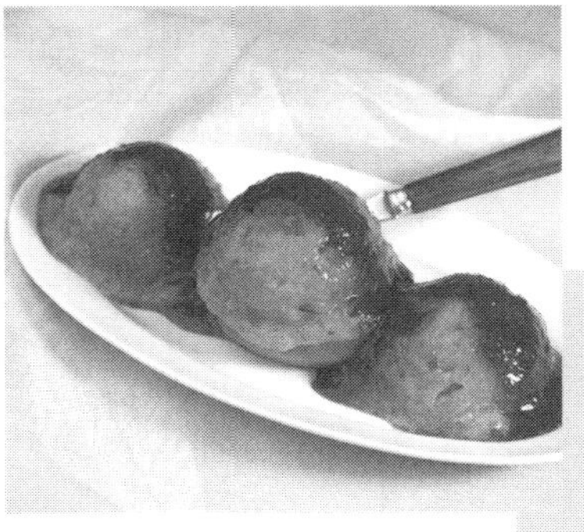

Sauce

- Écraser les prunes au robot le plus possible et filtrer dans une étamine.
- Ajouter le miel et l'eau pure, puis mélanger intimement.
- Verser cette sauce sur la crème glacée à la papaye.

Sundae aux pommes, sauce aux framboises

INGRÉDIENTS

2 portions

- 30 ml (2 c. à soupe) d'**amandes**
- 30 ml (2 c. à soupe) de **pistaches**
- 3 **pommes**
- 1 **banane**
- 125 ml (1/2 tasse) d'**eau pure**

Sauce

- 500 ml (2 tasses) de **framboises**
- **Miel** non pasteurisé au goût
- 45 ml (3 c. à soupe) d'**eau pure**
- 3 ou 4 **pistaches**, pour décorer

PRÉPARATION

- Moudre les pistaches et les amandes préalablement trempées 8 heures, au robot le plus finement possible, ajouter 125 ml (1/2 tasse) d'eau pure, transférer le tout dans le mélangeur et continuer à mélanger jusqu'à ce que les noix soient complètement pulvérisées. Filtrer ensuite dans une étamine. Le liquide obtenu s'appelle le lait. Vous pouvez conserver la pulpe pour un usage ultérieur.
- Écraser au robot les pommes et la banane le plus possible, ajouter le lait d'amande et de pistache, verser sur une tôle et couvrir d'une pellicule plastique avant de congeler 4 heures.
- Concasser la purée ainsi congelée, puis la ramollir au robot pendant 2 minutes. À l'aide d'une cuillère à crème glacée, former des boules de cette purée, puis recongeler 1 heure.

Page suivante ➤

Sauce

- Pulvériser les framboises au robot le plus possible, puis filtrer dans une étamine.
- Ajouter le miel et l'eau pure, puis mélanger intimement.
- Verser cette sauce sur la crème glacée aux pommes.
- Décorer de pistaches.

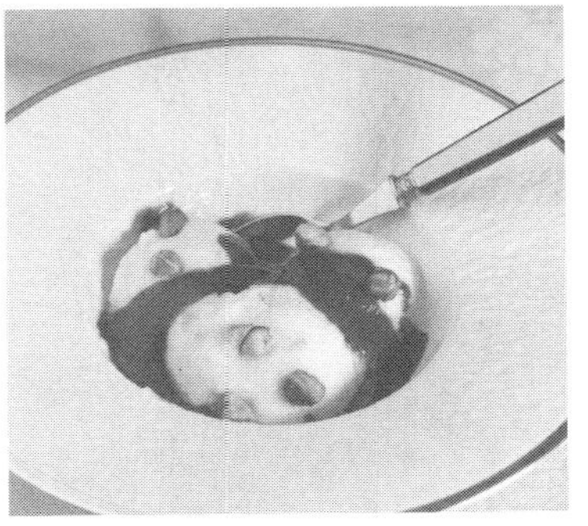

Tarte au citron

INGRÉDIENTS

de 6 à 8 portions

Croûte

- 250 ml (1 tasse) de **sarrasin décortiqué**
- 250 ml (1 tasse) de **noix de Grenoble**
- 175 ml (3/4 tasse) de **noisettes**
- 5 ml (1 c. à thé) de **gingembre**
- 80 ml (1/3 tasse) de **purée de dattes**
- 80 ml (1/3 tasse) de **miel** non pasteurisé
- 1 pincée de **sel**

Intérieur

- 375 ml (1 1/2 tasse) de **chair de jeune noix de coco** (*Thai coconut*)
- 30 ml (2 c. à soupe) de **miel** non pasteurisé
- 15 ml (1 c. à soupe) de **sirop d'érable**
- Zeste de **1 gros ou 2 petits citrons**
- 2 ml (1/2 c. à thé) de **gingembre**

PRÉPARATION

Croûte

- Faire tremper le sarrasin environ 15 minutes, rincer, puis laisser germer environ 2 jours, à la noirceur, en rinçant 3 ou 4 fois par jour. Rincer de nouveau, puis déshydrater environ 6 heures. Réduire en poudre fine au mélangeur.
- Faire tremper les noix de Grenoble et les noisettes 8 heures, jeter l'eau, puis déshydrater environ 10 heures. Réduire en poudre fine au mélangeur à leur tour, avec le gingembre.

Page suivante →

- Mélanger dans un bol les «farines» de noix et de sarrasin avec le reste des ingrédients.
- Étendre sur une assiette à tarte d'environ 23 cm (9 po).

Intérieur

- Passer tous les ingrédients au mélangeur afin d'obtenir une préparation onctueuse et uniforme. Verser dans la croûte à tarte et réfrigérer le tout pour donner plus de consistance.
- Note: avec son délicat goût de citron, cette tarte est rafraîchissante, servie froide.

Tarte au sucre

INGRÉDIENTS

Environ 10 portions

Croûte

- 500 ml (2 tasses) de **noix du Brésil**
- 425 ml (1 3/4 tasse) d'**orge**
- 1 pincée de **sel**
- 160 ml (2/3 tasse) de **miel** non pasteurisé

Préparation au sucre

- 250 ml (1 tasse) d'**orge**
- 250 ml (1 tasse) d'**amandes**
- 400 ml (1 2/3 tasse) de **Sucanat** (en vente dans les marchés d'aliments naturels)
- 250 ml (1 tasse) de **chair de jeune noix de coco** (*Thai coconut*)

PRÉPARATION

Croûte

- Faire tremper les noix du Brésil 8 heures, puis déshydrater à environ 40 °C (104 °F) 10 heures. Réduire en poudre fine au mélangeur.
- Faire tremper l'orge environ 5 heures, rincer, puis laisser germer environ 8 heures, à la noirceur. Rincer de nouveau, puis déshydrater environ 6 heures. Réduire cet orge germé et déshydraté en poudre fine au mélangeur, comme les noix du Brésil.
- Mélanger les deux «farines» avec le miel, ajouter une pincée de sel, et mélanger jusqu'à ce que le miel soit bien incorporé.
- La croûte est maintenant prête et convient à une assiette à tarte de 25 cm (10 po).

Page suivante ➤

Préparation au sucre

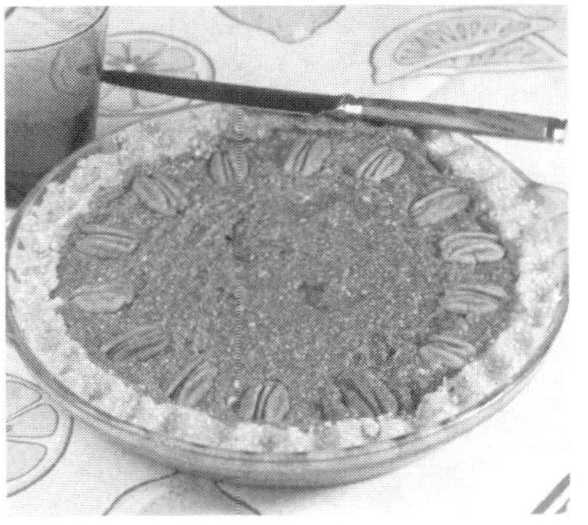

- Procéder avec l'orge de la même façon qu'à l'étape précédente.
- Procéder avec les amandes comme on l'a fait avec les noix du Brésil pour la croûte.
- Réduire l'orge et les amandes en une poudre très fine au mélangeur, puis réserver.
- Combiner au mélangeur le Sucanat et la chair de noix de coco. Le sucre de canne (Sucanat) étant granulé, il y gagnera en texture.
- Ajouter à cette préparation la poudre d'amande et d'orge qui a été réservée. Bien mélanger, puis verser cette préparation onctueuse dans la croûte. Réfrigérer le tout.
- Note: si on préfère, on peut plutôt former des biscuits avec les ingrédients de la croûte. Givrés avec une généreuse quantité de la préparation au sucre, ceux-ci feront un vrai régal. Ils gagneront par contre à être déshydratés quelque peu.

Tarte aux noix

Environ 10 portions

- 250 ml (1 tasse) de **pacanes** trempées
- 250 ml (1 tasse) d'**amandes** trempées
- 500 ml (2 tasses) de **figues** trempées
- 500 ml (2 tasses) de **dattes** trempées
- 30 ml (2 c. à soupe) d'**huile de noisette** de première pression à froid
- 15 ml (1 c. à soupe) de **graines de fenugrec** trempées
- 15 ml (1 c. à soupe) de **miel** non pasteurisé ou bien 30 ml (2 c. à soupe) de **sirop d'érable**

PRÉPARATION

Croûte à tarte

- Tremper les noix, les graines et les fruits séchés, séparément dans de l'eau pure pendant 8 heures. Rincer et égoutter. Réserver quelques pacanes et quelques amandes pour décorer.
- Réduire la moitié des amandes et des pacanes au robot grossièrement, et l'autre moitié plus finement.
- Mélanger les 2 textures de noix avec 250 ml (1 tasse) de dattes.
- Étaler cette préparation dans un moule à gâteau démontable préalablement graissé avec l'huile de noisette de première pression à froid.
- Avec le bout des doigts, former la croûte à tarte en aplatissant le fond et en remontant les bords.
- Sécher à 30 °C (86 °F) pendant 6 heures. Démouler délicatement et remettre à sécher 2 heures sur une toile trouée allant au déshydrateur.

Page suivante →

Remplissage

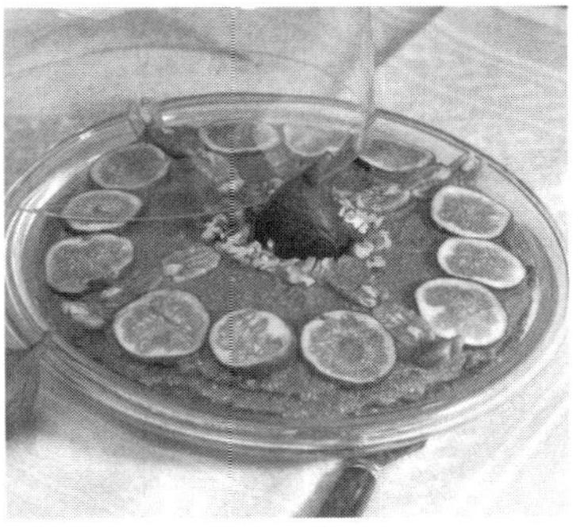

- Passer les graines de fenugrec au moulin et les ajouter aux 500 ml (2 tasses) de figues et aux 250 ml (1 tasse) de dattes restantes.
- Passer cette préparation au robot, l'étaler sur une toile allant au déshydrateur et sécher à 30 °C (86 °F) pendant 2 heures.
- Repasser cette même préparation au robot pour en homogénéiser la texture, puis en remplir la croûte à tarte.
- Décorer avec les noix réservées et des figues fraîches, coupées en fines tranches.

Tartelettes aux bananes

INGRÉDIENTS

4 portions

- 60 ml (1/4 tasse) de **noisettes**
- 60 ml (1/4 tasse) de **pignons**
- 30 ml (2 c. à soupe) de **miel** bio non pasteurisé
- 125 ml (1/2 tasse) de **bananes sèches**
- 4 **bananes** fraîches, moyennes et bien mûres
- 125 ml (1/2 tasse) de **noix de coco** fraîchement râpée
- 30 ml (2 c. à soupe) de **jus de citron** frais
- 30 ml (2 c. à soupe) de **jus d'orange** frais

PRÉPARATION

- Faire tremper les noisettes et les pignons environ 6 heures puis jeter l'eau.
- Au robot, hacher les noisettes et les pignons avec le miel et faire un mélange homogène.
- Réhydrater les bananes sèches avec un peu d'eau tiède 5 minutes et bien essorer.
- Faire une purée de trois bananes fraîches et des bananes sèches. Ajouter la noix de coco, les jus d'orange et de citron afin d'obtenir un mélange lisse.
- Faire des rondelles minces avec la quatrième banane et les laisser macérer dans un peu de jus de citron quelques minutes.
- Remplir de petits moules à tarte avec la purée et garnir de rondelles de bananes.

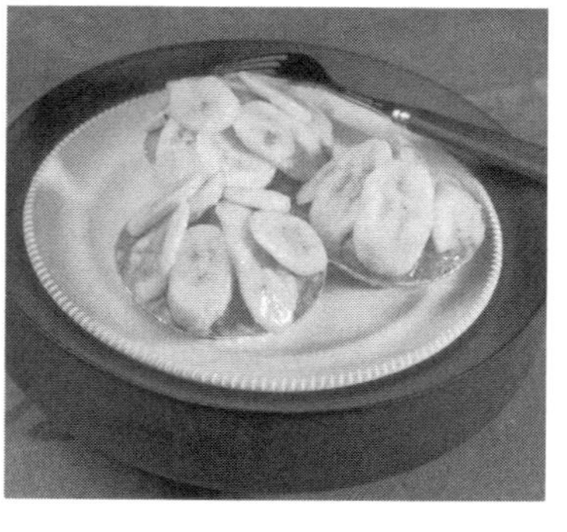

Truffes aux dattes

INGRÉDIENTS

Environ 24 bouchées

- 250 ml (1 tasse) de **noix de Grenoble** ou d'**amandes**
- 250 ml (1 tasse) de **dattes séchées**
- 30 ml (2 c. à soupe) d'**amandes**

PRÉPARATION

- Tremper les noix et les dattes respectivement 8 et 2 heures dans de l'eau pure, puis égoutter.
- Déshydrater 30 ml (2 c. à soupe) d'amandes pendant 2 heures, puis réduire en poudre.
- Passer les noix au robot jusqu'à l'obtention de la texture la plus lisse possible.
- Ajouter les dattes et réduire en purée.
- Façonner de petites boules avec le mélange, puis les rouler dans les amandes moulues.

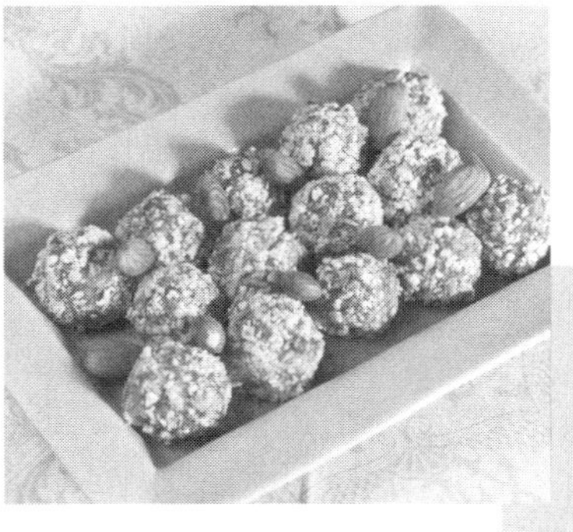

Truffes tropicales

INGRÉDIENTS

36 bouchées

- 125 ml (1/2 tasse) d'**ananas** frais
- 125 ml (1/2 tasse) d'**abricots séchés**
- 30 ml (2 c. à soupe) de **miel** non pasteurisé
- 500 ml (2 tasses) d'**amandes** trempées 8 heures et égouttées
- 125 ml (1/2 tasse) de **noix de coco** râpée

PRÉPARATION

- Réduire au robot l'ananas, les abricots et les amandes en une pâte homogène.
- Façonner de petites boules avec le mélange.
- Rouler dans la noix de coco râpée. Réfrigérer.

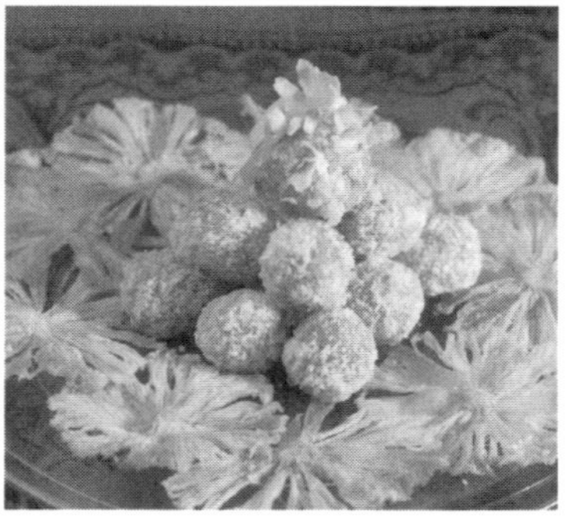

PETIT LEXIQUE

Agar-agar: algue gélatineuse qui remplace avantageusement la gélatine animale et dont on se sert pour faire des aspics ou autre. En vente dans les magasins d'aliments naturels.

Caroube crue: la caroube est une gousse qui a un goût semblable au chocolat et que l'on utilise pour retrouver cette saveur. Voir les «Bonnes adresses» pour vous la procurer.

Jeune noix de coco: aussi appelée *Thai coconut*, la jeune noix de coco contient une eau délicieuse remplie d'électrolytes, et sa chair un peu gélatineuse est une protéine de première qualité. Vous la trouverez dans les marchés asiatiques.

Stevia: plante qui a un goût très sucré. Même les diabétiques peuvent la consommer sans danger. Vous pouvez vous la procurer dans les magasins d'aliments naturels sous forme de poudre mais vous pouvez aussi acheter la plante dans les pépinières, puis faire sécher vous-même les feuilles au déshydrateur.

Sucanat®: sucre de canne déshydraté à froid. Rempli de minéraux. On peut se le procurer dans les magasins d'aliments naturels.

BONNES ADRESSES

Big Tree Organic Farms
Tél.: (209) 669-3678
Courriel: Wdelosia@bigtreeorganic.com

- *Pour des amandes biologiques, fraîches, directement du producteur.*

SunOrganic Farm
Tél.: (888) 269-9888

- *Pour des noix/graines bio, fruits séchés au soleil, spécialement leurs délicieuses figues et leurs abricots, leurs beurres d'amande crue, de macadamia cru, de tahini cru, leur nama shoyu, leur caroube crue, etc.*

The Date People
P.O. Box 808
Niland CA 92257
Tél.: (760) 359-3211

- *Pour des dattes absolument délicieuses, biologiques, directement du producteur.*

Live Live
Tél.: (212) 505-5504
Courriel: live-live@verizon.net

- *Pour des crèmes faciales que vous pouvez manger tellement elles sont naturelles — en fait, elles ne contiennent aucun pro-*

duit chimique et aucun parfum, et font une peau merveilleuse. Ils offrent également beaucoup d'autres produits comme le beurre de graines de citrouille qui est tout simplement délicieux.

Joël et Lyne
Tél.: (450) 470-9844
Courriel: lynepjoelt@hotmail.com

- *Pour des savons entièrement faits avec des huiles végétales pressées à froid, des huiles à massage, des huiles essentielles, des crèmes pour le visage et le contour des yeux, 100 % «vivants», bio, sans aucun produit chimique, et beaucoup d'autres produits à venir.*

RawVegan
6595, rue Saint-Hubert
C.P. 59053,
Montréal (Québec)
H2S 3P5
Site Web: www.rawvegan.com
Courriel: info@rawvegan.com

- Just Eat an Apple, *un magazine de langue anglaise dont l'éditeur est Frédéric Patenaude, lui-même auteur d'un livre de recettes d'alimentation vivante:* The Sunfood Cuisine. *La revue est en vente par abonnement seulement et aborde, d'un couvert à l'autre, tous les aspects relatifs à l'alimentation vivante.*

Denis Letendre
Tél.: (514) 898-8273
Courriel: info@aliv-e.com

- *Pour une mine de renseignements concernant l'alimentation vivante, les* pot luck, *les événements spéciaux, des articles intéressants qui touchent la santé, abonnez-vous gratuitement au bulletin électronique de Denis Letendre, rédigé en français et en anglais. Bien connu du milieu, Denis organise lui-même des événements spéciaux comme la venue des Boutenko, entre autres, et des soirées d'information chez lui et à l'extérieur. Il offre, en supplément, de délicieux mets pour goûter la bonne saveur de cette délicieuse cuisine à ses participants. Il reçoit également, les soirs de fins de semaine, des petits groupes désirant prendre un repas gastronomique cuisiné par son épouse, qui est un véritable chef et qui a son propre livre de recettes «vivantes». Sa maison se convertit alors en restaurant temporaire. Il vend également des déshydrateurs, Saladaco, Barley Life et autres, ainsi qu'un mini-mélangeur de voyage.*

Terra Bella
6570, rue Somerled
Montréal (Québec)
H4V 1S9
Tél.: (514) 240-8026 ou (514) 484-8228

- *Un marché bio à prix plus que raisonnables, situé à Montréal, dans le quartier Notre-Dame-de-Grâce. Il a en plus une cuisine sur place et prépare des mets, qu'ils soient crus ou cuits. Terra Bella offre également la livraison sur la Rive-Sud, ainsi qu'à Montréal et à Laval.*

Une excellente émission de radio hebdomadaire, format magazine, le samedi matin de 11 h à 12 h 15 à Radio Ville-Marie, 91,3 à Montréal et 100,3 à Sherbrooke, est animée par Céline Goudreau. Vous entendrez parler de tous les événements et obtiendrez des renseignements, que ce soit dans le domaine de l'alimentation vivante, de l'énergie propre, des moteurs non polluants, de l'économie, des moyens naturels de santé, de la prévention active des maladies, de l'écologie, de l'environnement, des divers ateliers. À ne pas manquer!

Si vous désirez vous inscrire à des ateliers d'introduction à l'alimentation vivante, ainsi qu'à divers ateliers en préparation, composez le (514) 951-8007. Courriel: solangelaurin@yahoo.ca

TABLE DES MATIÈRES

Recettes

Imprimé au Canada